高等职业教育创新教材

Psychiatric Nursing

精神科护理学

供护理、助产等专业用 （第4版）

主　编　袁　俐　贾新静

副主编　虞　珏　徐志芳　陆雪痕　苏晓云

编　委（以姓氏笔画排序）

王　艳（泰州职业技术学院）

苏晓云（山西医科大学汾阳学院）

杨　纯（钟山职业技术学院）

张莹莹（滁州城市职业学院）

陆雪痕（常州卫生高等职业技术学校）

明伟佳（南京六合中等专业学校）

郑曼曼（江苏省宿迁卫生中等专业学校）

袁　俐（南通卫生高等职业技术学校）

贾新静（泰山护理职业学院）

徐志芳（泰州职业技术学院）

唐　倩（南通卫生高等职业技术学校）

董瑞婕（无锡卫生高等职业技术学校）

覃　涛（江西医学高等专科学校）

虞　珏（南通卫生高等职业技术学校）

江苏凤凰科学技术出版社 · 南京

凤凰医学
Phoenix MedPub

图书在版编目(CIP)数据

精神科护理学 / 袁俐,贾新静主编. —4 版. —南京:江苏凤凰科学技术出版社,2023.1

高等职业教育创新教材

ISBN 978 - 7 - 5713 - 3333 - 1

Ⅰ. ①精… Ⅱ. ①袁… ②贾… Ⅲ. ①精神病学—护理学—高等职业教育—教材 Ⅳ. ①R473.74

中国版本图书馆 CIP 数据核字(2022)第 232164 号

精神科护理学

主 编	袁 俐 贾新静	
责 任 编 辑	楼立理	
责 任 校 对	仲 敏	
责 任 监 制	刘文洋	

出 版 发 行	江苏凤凰科学技术出版社	
出版社地址	南京市湖南路 1 号 A 楼,邮编:210009	
出版社网址	http://www.pspress.cn	
照 排	南京紫藤制版印务中心	
印 刷	镇江恒华彩印包装有限责任公司	

开 本	880 mm×1 240 mm 1/16	
印 张	12.5	
字 数	350 000	
版 次	2023 年 1 月第 4 版	
印 次	2023 年 1 月第 1 次印刷	

标 准 书 号	ISBN 978 - 7 - 5713 - 3333 - 1	
定 价	49.90 元	

图书如有印装质量问题,可随时向我社印务部调换。

前　言

　　随着社会的不断发展,人们的生活方式发生了根本性变化,快节奏、多变化的生活给人们带来了越来越大的心理压力,精神疾病的患病率逐年递增,精神疾病的总负担尤其突出,如何加强精神疾病的预防、治疗、护理和康复已成为现代社会面临的重要课题。为了响应教育部推进新的教学改革的号召,推动医学相关专业的学科发展,适应教育现状和实践的变化的需要,培养更多适应社会发展需要的精神科护理人才,已成为护理教育的重要任务,而编写一本适合高职高专护理类专业使用的教材已显得非常迫切和重要。

　　精神科护理学是高职高专护理类专业的一门主干课程,也是必修课程。精神科护理学是研究对精神疾病患者实施护理,以及研究和帮助健康人保持精神健康和防止精神疾病发生的一门科学。它是建立在护理学基础上的一门专科护理学,即以护理学的理论原则为基础,从生物、心理、社会三个方面研究和帮助精神病患者,促进全人类的身心健康。它是精神医学的一个重要组成部分,是护理学的一个分支,是建立在一般护理学基础上的一门专科护理学。其护理活动是以患者为中心,围绕患者的个体、家庭及社会情况进行整体护理,帮助学习和形成健康的行为模式,增进适应社会的能力,促进患者早日康复,回归社会。

　　本教材编写遵循"三基、五性、三特定"的基本规律。基本理论和基本知识以"必需、够用"为度,在保证教材思想性和科学性的基础上,强调教材的适用性与先进性,并适当反映学科的新进展。本教材融传授知识、培养能力、提高素质为一体,重视培养学生的创新、获取信息及终身学习的能力。教材编写贯彻了高职高专教育教学改革精神,吸收教改成果,体现高职高专教育特色。本教材的特点如下:① 以护理程序为框架,体现整体护理。② 以案例教学为引领,更加贴近临床。③ 以"知识链接"等模块为特色,提高学习兴趣。

　　本教材在各章设有"学习目标""案例导入""知识链接""本章小结""练习题"等模块。同时,配套教学视频和教学课件,使教材内容更加立体化、多元化,更好地满足师生教学要求。本教材注重人文,体现整体护理。

　　本教材的编写人员来自全国医药学院校或临床教学医院,有丰富的理论教学与临床实践经验。在教材编写过程中,参阅并引用了相关教材和文献的部分内容,同时得到各位编者及其所在单位的大力支持,在此一并致以诚挚的感谢。

　　限于编者编写经验与水平有限,书中难免会有疏漏之处,恳请各位同仁与读者批评指正。

主编

2022 年 5 月

目　　录

第一章 绪 论

教学视频　教学课件

学习目标
1. 掌握　精神科护理护患治疗关系的四个阶段。
2. 熟悉　精神医学和精神科护理的发展史。
3. 了解　精神科护士的角色和作用。

精神（mind spirit）又称为心理，是指大脑的功能，即客观世界在人脑中的反映。精神是通过精神活动表现出来的，它是人的意识、思维活动和心理状态的总称。精神活动的物质基础是大脑，大脑的功能结构健全是产生精神活动的基础，如果因某种原因破坏了脑组织，精神活动也就随之发生障碍。大脑的结构非常复杂，包含约 1 000 亿个神经细胞和更多的神经胶质细胞，神经细胞间的联系和细胞内的信号传导更为复杂。大脑的不同部位与不同的精神活动有关，如颞叶与记忆、情感有关；海马与记忆有关；丘脑通过感觉获取信息，然后进行过滤并传送到脑部的一定区域。人脑对客观事物的反映因受遗传、发育水平、文化教育等个体多种主观因素以及社会、历史、传统、文化等诸多客观因素的影响而有差异，并非是被动的，而是一个积极主动的过程。

【案例导入】
中国科研人员涵盖 31 个省 157 个疾病监控点，从 2013 年至 2015 年共采集了 35 552 名人员的数据后进行分析，对比 1982 年数据，精神疾病的时点患病率由 1.1％上升到 9.3％，终身患病率由 1.3％上升到 16.6％，精神疾病的患病率呈显著上升趋势。

思考题：
想一想影响精神心理问题患病率升高的原因有哪些？

第一节　精神科护理的基本概念

一、精神健康与精神障碍

精神健康又称为心理健康，是指个体的生理、心理与社会处于相互协调的和谐状态，是自我与他人之间的一种良好的人际关系的维持，即不仅能获得确保自我安定感和安全感，还能自我实现，具有为他人的健康贡献、服务的能力。

精神健康的标志如下。

1. 对自我的肯定态度 心理健康的人能客观地看待自我,正确地认识到自身的价值,能对自我的体验、能力、感情和欲望等做出正确的判断和认知。

2. 有健全的人格 心理健康者的人格结构的诸多方面都能平衡发展。有较好的思考问题的方式;有良好的反应自身特色的精神风貌;待人接物具有恰当的态度;平时保持良好的情绪和行为;能够与社会的节奏合拍;当自己的欲望未能得到满足时,具有较高的抗压力和坚韧的忍耐力。

3. 不断地成长及发展,达到自我实现 一个心理健康的人总是乐观地对待人生,对未来充满希望,不怕困难和挫折,踏踏实实地向着自己既定的目标前进,成功地度过人生的每个发展阶段,努力去挖掘自己的潜能。

4. 具有一定的自我调控能力 心理健康的人智力活动正常,有较强的独立性,并且有较强的判断和决策能力,不盲从依附他人,能果断地决定自己的发展方向。

5. 具有良好的社会适应能力 心理健康的人能够面对现实,适应环境,审时度势,客观地认识和评价周围的事物和环境,并以积极的态度去对待现实环境。当发现自己处于不利境地时,能够冷静地对待和处理困难。乐于与他人交往,保持良好的人际关系,能有效地处理和解决问题,并从中体会人生的快乐。

- -

【知识链接】

健康与精神疾病的定义

世界卫生组织(WHO)于2007年给精神健康下的定义是:"精神健康是一种舒适状态,个体能够认识到自己的潜能,处理生活中的常见应激现象,工作效率高,能为社区(社会)创造价值。"

美国精神科护理协会于2000年对精神疾病的描述为:"精神疾病是指患者在临床上出现明显的行为和心理的异常,伴有相当的痛苦和无能力,或有残疾和失去自由的危险倾向。"

- -

精神障碍(mental disorder)是以精神活动紊乱或失调为主要表现,出现认知、情感、意志和行为等精神活动不同程度的异常,常伴有生理功能的障碍。其发病机制极其复杂,多与遗传、神经生物化学因素以及社会和心理等因素有关。

二、精神科护理学

精神科护理学(psychiatric nursing)是研究对精神疾病患者实施护理以及研究和帮助健康人保持精神健康和防止精神疾病发生的一门科学。它是建立在护理学基础上的一门专科护理学,即以护理学的理论原则为基础,从生物、心理、社会三个方面研究和帮助精神疾病患者,促进全人类的身心健康。精神科护理学是随着社会的进步和人们对健康需求的新定义快速发展而建立起来的一门交叉性边缘学科,它不仅与精神病学和护理学有关,还广泛与心理学、行为医学、社会学以及相关的伦理、宗教和法学等内容有着十分密切的关系。其护理活动是以患者为中心,围绕患者的个体、家庭、社区以及社会等情况,运用治疗性理论和治疗性技术,对患者实施系统化整体护理,以帮助患者形成健康的思维和行为模式,增进适应社会的能力,以达到促进个体、社区以及社会的精神状况至最佳境界的目的。

三、精神科护理与其他科室护理的关系

由于精神科护理的任务是既研究和帮助重症精神障碍患者,同时也包括有轻型精神心理问题的患者,使其精神状态趋于或恢复正常,所以精神科护理的内容将渗透于临床各科护理之中。个体

的躯体生理问题与精神心理问题经常是并存的、互相影响的,如外科手术前的患者出现焦虑及强迫症状;一对怀疑有生育问题的夫妇对检查结果的担心;一位患内科疾病的患者伴有人格障碍等。一方面,可因躯体生理问题造成精神心理障碍;另一方面,也可由精神心理障碍引起生理问题。因此,临床其他科室的护士除应具备本科室专业护理知识外,同时也应该掌握必要的精神科护理知识以及心理学和沟通学等方面知识,以适应现代护理学的需要,满足患者的需求。目前在西方国家,精神科护理不仅被应用于精神病专科医院,有些综合性医院在一般科室病房中也设有精神科病房,如在老年康复科设有精神科诊室,当患有躯体疾病的老年患者出现抑郁或躁狂发作时,便转到精神科由精神科医护人员诊治和护理,待患者的精神障碍得到控制后,再转回相关的科室接受具体的治疗和护理。由此可见,精神科护理不仅运用在精神病医院,而且已经渗透到一般综合性的医院以及家庭和社区之中。

第二节　精神科护理发展简史

精神障碍伴随人类社会的发展而一直存在,精神科护理是随着精神医学和护理学的发展以及人类文明的进步逐渐形成并完善的。由于精神疾病的特殊性,人们对它的认识不像对待躯体疾病那样容易被接受,致使精神科护理经历了漫长而艰难的历程。

中世纪以前,由于人们对精神疾病的解释没有摆脱迷信和超自然的观念,因此对精神疾病患者的处理是采用非人道主义的态度和方式,负责管理患者的人员几乎与监狱的看守相似,根本没有经过训练,更谈不上对精神疾病患者提供护理。

文艺复兴时期,约翰·韦耶(Johan Weyer,1515—1588 年)致力于人类行为的探讨,他认为所谓的"着魔中邪"者实际上是精神疾病的患者,应该得到医师的治疗。因此,他被认为是最早的精神科医师。

18 世纪后期,法国医师菲力普·比奈尔(Phillippe Pinel,1745—1826 年)作为世界上第一位精神病医院院长,主张用人道主义的态度对待精神疾病患者,提出要清除禁制,砸碎锁链。此为精神医学的第一次革命,从而也开创了精神科护理的先河。

精神科护理作为一种职业是于 19 世纪后期开始形成的。1873 年,美国的琳达·理查兹(Linda Richards)女士,从波士顿新英格兰女子医学院毕业后,致力于研究精神科护理的角色和对精神病患者的服务项目。她发展改善精神科护理的计划,首次提出评估患者时应注重身体和精神(心理)两方面内容,主张对精神疾病患者的照顾质量应与一般躯体疾病患者的照顾质量相同,从而奠定了精神科护理的基础模式。因此,她被称为美国精神科护理的先驱者。1882 年,在美国马萨诸塞州的马克林医院,创立了第一所精神科护士学校,学制 2 年。

19 世纪末至 20 世纪初,出现了大批精神病学专家。德国的埃米尔·克雷丕林(Emil Kraepelin,1856—1926 年)分析了大量的临床病例,率先提出重症精神疾病的根源是大脑的生物病理的改变,并将精神疾病进行分类,对精神疾病的病因、诊断、治疗进行了大量的研究。因此,克雷丕林被称为现代精神病学之父。西格蒙德·弗洛伊德(Sigmund Freud,1856—1939 年)利用梦的解析和自由联想治疗精神疾病患者,他通过精心设计与患者之间的对话,使其回顾过去的经历,将一些过去的症结说出来,体现了精神病治疗学中医患间的治疗关系,从而创立了精神心理分析学派,首次从心理学的角度探讨精神障碍的病因,提倡"心因性病因论",被认为是精神医学的第二次革命。

20 世纪 30 年代,随着多种精神医学躯体治疗方法的出现,如胰岛素休克治疗(1935 年)、精神外科治疗(1936 年)、电抽搐治疗(1937 年)等,精神科护士在治疗中成为更有意义的角色,需要更多有经验的精神科护士照顾精神疾病患者。

1952年,希德高·佩普勒(Hildegard Peplau,1909—1999年)在前人的基础上,经过大量的临床实践,形成了精神科护理人际关系理论,首次在精神科护理史上,将精神科护理建立在科学的基础上。她认为,护理就是护士与患者互相作用的过程,护理是有意义的、治疗性的人际关系,护理就是进一步完善患者的人格。佩普勒首次将精神科护理人际关系理论写进精神科护理的教科书中。

1953年,英国医师马克斯韦尔·仲斯(Maxwell Jones)撰写了《治疗性社区研究》一书,书中鼓励患者充分利用社会环境,积极参与自我照顾。在社区精神卫生运动的推动下,精神科护理不再局限在医院,而是逐渐走向社区和家庭。随着越来越多的社区心理治疗中心、家庭跟踪护理以及日间护理等项目的出现,为精神疾病患者提供了多种医治场所,从而带来了精神医学的第三次革命,其工作范围也由单纯的对传统精神疾病患者的治疗和护理,发展到对精神障碍的预防保健和康复。

1954年,苏联医师普普金撰写的《精神病护理》一书,详细阐述了对精神疾病患者的护理。书中强调关心、尊重、爱护精神病患者,废除约束,改善生活,组织患者开展文娱活动和进行劳动治疗等,从此使精神科护理更加规范,步入新的历程。

20世纪50年代以后,随着精神药物的出现,人们开始研究药物、神经递质和脑中各种受体之间的关系,用科学、客观的方法诊断和治疗精神疾病,试图用生物学的理论来解释精神疾病的现象,因此生物精神医学的发展被称为精神医学的第四次革命。

尽管我国精神科护理事业起步较晚,但由于国家各级政府非常重视精神科护理队伍的建设和有关管理制度的制定,精神科护理事业得以迅速发展。1990年,中华护理协会成立了全国精神科护理专业委员会。为了适应不断发展的社会需求,精神科护士可通过多种教育途径提高学历层次和业务水平。由于与国外护理教育交流的增加,大大地加快了我国精神科护理教学、实践及科研的步伐,出现了大批有价值的精神科护理的论文、专著。随着社会的进步和人类对身心健康的需求增加,我国精神科护理事业一定会有美好的发展前景。

第三节 护患治疗关系

一、护患治疗关系的概念及特点

护患治疗关系(therapeutic nurse client relationship)是佩普勒精神科护理中人际关系理论的主要内容,通过护理提供者和护理接受者双方共同的努力,创造一种有利于患者康复和促进成长的环境,同时也有利于疾病的预防。这种关系中,护患双方都将对方看成是唯一的或重要的人来对待。护士与患者最初的接触,就应建立在一种理解的基础上,一旦护士与患者能够互相了解、互相尊重,护理程序就有可能成为教育性和治疗性的过程。

治疗关系不同于社会关系,社会关系是以亲密关系为主,其目的是建立友谊,享受或实现某种目的。沟通时一方给予另一方建议,满足其依赖性的需要,如借给钱物或帮助找工作等。而在治疗关系中,护士最大限度地利用沟通技术,了解患者的想法、需求、经历、感受、行为以及优势,以促进其成长,并且定期地评价患者的改变情况。

护患治疗关系强调护士利用移情而不是同情。移情是指护士通过患者的外在行为,准确地感觉到患者的内在世界并理解其感受,鼓励患者探索自己的感受,并经历一个缓解痛苦的过程。尽管护士能够清楚地看透患者的观点,也要与他们保持情感上的距离。同情则意味着你要承担患者的需要和问题,对所有问题都感同身受,甚至由于护士的全身心投入而失去客观性。坚持利用移情而不是同情,就能使护士客观地看待患者的问题,有利于解决问题。

【知识链接】

精神科护理的人际关系理论

1909 年 9 月 1 日,希德高·佩普勒(Hildegard Peplau)出生于美国的 Pennsylvania。从护理专业毕业后,她先后做过手术室护士、儿科护士、精神科护士等。在临床护理实践及研究中,佩普勒坚持不懈地探索能够指导护理实践的理论,终于在 1952 年提出精神科护理的人际关系理论,首次将精神科护理建立在科学的基础上。

二、精神科护士的角色和作用

精神科护理是一种特殊的护理实践,它是对精神障碍的预防和对精神障碍患者的治疗及护理。为了更好地满足精神障碍患者的需要,精神科护士常扮演和承担多种角色和作用。

1. 护理者　精神科护士像其他临床科室的护士一样,首先要满足患者的基本需要,保持患者内外环境的稳定性,具体护理活动包括照顾患者的日常生活,如洗漱、沐浴、更衣、饮食、睡眠、大小便等;执行常规护理操作,如注射、输液、送药、导尿等;为患者提供舒适的治疗环境,如保持病房整洁、空气新鲜、光线适中、无噪声等。

2. 治疗者　精神科护士的治疗作用主要体现在积极地参与对精神障碍患者的各种治疗,如给药、心理治疗、行为矫正、松弛治疗、电抽搐治疗及家庭治疗等,在治疗的过程中,护士始终是观察者、参与者和执行者。

3. 咨询者　无论是在医院、诊所、社区或家庭,护士永远是患者最值得信赖的人,护士与患者接触最多,是患者的主要倾诉对象。因此,护士首先需具备良好的心理素质和丰富的专业知识,精通沟通技巧,懂得各种精神障碍患者的特点。另外,护士还要懂得多民族文化,尊重、接纳各种异常的患者,研究他们的心理活动,倾听他们的诉说,耐心解答各种问题,与患者建立健康、良好的治疗关系。

4. 父母替代者　患者住院时,对医护人员有一定的依赖性。护士作为患者的父母替代者有两层意思:① 为患者提供基本的生活照顾,这是任何一个生病者所期望的。② 要求精神科护士应有百倍的耐心和同情心以及充分的心理准备,无论患者的行为是多么的不可思议,都要相信和尊重他们的价值。在生活、思想、学习、工作、处事等方面帮助、指导患者,如同照顾自己的孩子一样,使他们逐渐纠正异常的思维和行为,解除精神困扰,重返社会。

5. 教育者　精神科护士经常扮演着宣教者的角色,不仅要向患者、家属以及不同社区群体宣传有关精神疾病的病因、疾病特点、治疗、预防及护理等知识,还要使患者懂得关于造成病情加重的因素和避免焦虑升级的技术,指导患者如何有效地与他人交往等。宣传和教育的形式可以以个体、小组或团体为单位,或利用现有的宣传媒体,如广播、电视、宣传单、节目演出等。

6. 领导者　在制订护理计划中,护士应鼓励患者积极地参与整个治疗和护理过程,负责对患者的日常生活、娱乐活动、宣传教育等的组织管理,对影响患者及整个社区居民身心健康的因素和问题,护士有权向当地有关部门反映,以维护患者的权利和利益。

三、护患治疗关系的目标

精神科护理中护患治疗关系的目的,是帮助患者(个体)向成熟人格发展,促进健康的经历和过程。在护士与患者的共同努力下,护患治疗关系的目标是提升患者的自尊、自我概念和自我价值感,从而减轻焦虑,增加其安全感。评估并提高患者的沟通技巧,使其能与他人分享生活的快乐,找回自己在生活和社会中的位置。从生理、情感和社会等方面维护患者的利益,提供整体化护理,使患者在诊治过程中有一个令人满意的经历。

四、护患治疗关系的阶段

1. 作用前期 即准备与患者初次见面。在这一阶段,护士要利用现有的文字资料或与患者家属交谈,了解患者的相关信息。同时,护士要评估自己有无焦虑和恐惧,稳定心情。

2. 介绍期 当患者与护士最初接触、寻求帮助时,帮助关系就开始了。此时护士的主要任务是介绍自己,评估、了解患者,确定患者的需求,建立互相信任的关系。在此阶段,护士将做如下工作:① 与患者建立融洽的关系。② 与患者达成协议,包括护士和患者详细的期待和责任。③ 评估患者的一般情况,建立患者病历档案。④ 找出患者的强项和弱项、优点和缺点。⑤ 确定护理诊断,制订护理目标和护理计划。⑥ 检查护患双方的感觉,调整各自的心理状况,直至建立融洽的护患治疗关系。

此阶段的特点是患者在机体和情感上对护士有较强的依赖性。因此,护士在帮助、照顾患者的基础上,应抓住机会及时指导其学会自我护理,并通过回答患者关心的问题,关心、同情患者,使患者在情感和精神方面尽快恢复并感到安全,以便顺利进入下一阶段的治疗和护理。

3. 工作期 护患治疗关系中所有的治疗工作将在此阶段实现。在此阶段,护士要完成以下工作:① 护士应保持在上一阶段所建立起来的与患者互相信任的融洽关系。② 提升患者的理解能力和对现实的感知度。③ 采用合适的解决问题的模式。④ 帮助患者克服对抗行为,避免因讨论患者症结时所产生的焦虑升级。⑤ 连续评价患者的目标实现情况。

此阶段通常需要时间较长,直至患者自身处理问题和解决问题的潜在能力被挖掘出来,并能独立生活以满足自我需要。

4. 结束期 此阶段的标志是患者能积极配合治疗和护理,履行护理计划,最大限度地恢复健康并显示独立。在此阶段,护士需要做到与患者共同评价目标实现情况,与患者共同制订关于患者出院后的进一步的护理计划,与患者共同讨论整个治疗过程中护患关系的感受和收获。

患者在结束关系阶段一般将经历复杂的感受,他们珍惜与护士及其他医护人员在住院期间所建立的友情,对所做过的错事感到愧疚,甚至对结束治疗关系感到气愤。护士应对结束期患者的感受有充分的心理准备,提前告诉患者护士预计的护理时间和患者的住院时间。随着临近出院,与患者谈论分开的感受,帮助患者正确地看待住院和出院过程,使患者明白护士对他们的护理只是一段重要的经历。引导患者看到护患治疗关系中的收获,从而增强对未来的希望。

第四节 精神科护理的发展趋势及存在的问题

一、既要重视重症又要重视轻症精神疾病患者的护理

随着社会的进步和文明程度的提高,人们在追求物质需求的同时,对社会地位、价值、荣誉等精神心理方面的需求也越来越高。当人们的需求与现实发生矛盾时,便容易产生心理障碍,特别是一些诸如神经症、抑郁症、躁狂症、人格障碍、应激障碍以及神经性畏食症等相对轻的精神疾病在21世纪明显增加。因此,精神科护理在重视重症精神疾病患者护理的同时,也将注重轻症精神障碍患者的护理以及对疾病的预防保健。

二、从传统的对疾病的护理转向以人为中心的护理

根据 WHO 对健康以及精神健康的最新定义,人们对健康的追求已经不再是传统的没有躯体疾病,而是要求有舒适感,很少有焦虑感。因此,护士在满足对精神病患者生活以及生理需求的基础上,更应注重患者人格的恢复和发展。精神科护士将根据患者生活的环境和文化背景等情况,以患者为中心,为患者提供相关的心理、认知、行为等方面的干预,加强康复训练,提升患者的社会适应能力及沟通技巧。

三、加强医院、社区、家庭、社会的配合

近半个世纪以来,美国精神病医院住院患者的数量越来越少,只有重症精神疾病患者接受住院治疗,而相当数量的患者分散在社区和家庭接受治疗和护理。精神障碍患者比躯体疾病患者更需要家庭的温暖,他们更喜欢在社区和家庭接受治疗和护理。因此,大力发展社区护理及家庭健康教育将是目前精神科护理的主要任务之一。自 20 世纪末,美国兴起了大量的自助组织,这些组织由有过类似的不幸经历的成员组成,如嗜酒者互诫协会、反对酒后驾车的母亲协会、离异的父母亲协会、赌友互诫协会等。自助组织的创建者和成员认为,现在的社会机构不能够满足他们的需要,而自助组织则既能提供信息,也能提供心理援助。然而,在我国,精神疾病患者走出医院,回归社会和家庭,同时也面临着挑战,例如,家庭和社会有无良好的治疗环境、医护人员的技术水平是否达标、管理是否正规有效等。目前,需要确定的是,走出精神病医院的患者的生活及健康是否真正得到改善。

四、加强抗精神病药物及病因学研究

精神科护理学伴随着精神医学的发展而不断增添新的护理内容。例如,当出现电抽搐治疗方法时,护理则随之产生对接受电抽搐治疗的患者的护理措施等。自 20 世纪 50 年代第一种抗精神病药物氯丙嗪问世以来,科学家们一直没有间断对神经医学和抗精神病药物的研究,人们试图用生物学的理论来解释精神病现象。受神经医学的影响,现代护士需要了解神经医学与精神病的关系,从生物、抗精神病药物等多方面了解和解释精神病。有学者指出,随着抗精神病药物的发展,人们趋向于从微生物学和自然科学的角度研究精神病现象。目前,在发达国家精神科护理学的课堂上,教授们利用相当的时间来解释抗精神病药物的作用机制以及相关的神经病理现象。因此,精神科护理在 21 世纪将在抗精神病药物防治以及精神疾病的病因学研究方面有所突破。

五、政府干预,加大对精神卫生事业的管理

在我国市场经济的大潮中,精神疾病的防治及护理工作往往是一个被人们忽视的领域,精神疾病医院赢利少,医护人员工作累,因此需要政府在政策及资金等方面给予支持和援助,从而确保精神医学和精神科护理学在实践和研究等方面的正常运行,以满足新形势下人们对精神健康的需要。21 世纪,精神科护理所面临的另一个问题是如何提升对没有得到足够精神卫生服务的群体的重视,包括妇女、儿童、老年人以及无家可归的人。政府干预,就是在人人享有医疗卫生保健的政策下,也要满足精神卫生服务不足的人群的需要。

本 章 小 结

精神障碍是以精神活动紊乱或失调为主要表现,出现认知、情感、意志和行为等精神活动不同

程度的异常,常伴有生理功能的障碍。

精神健康的标志:① 对自我的肯定态度。② 有健全的人格。③ 不断地成长及发展,达到自我实现。④ 具有一定自我调控能力。⑤ 具有良好的社会适应能力。

精神医学的四次革命

精神医学革命历程	时期	代表人物/事件	主要贡献
第一次革命	18世纪后期	菲力普·比奈尔	主张用人道主义的态度对待精神疾病患者,提出要清除禁制,砸碎锁链
第二次革命	20世纪初	弗洛伊德	利用梦的解析和自由联想治疗精神病患者,从而创立了精神心理分析学派,首次从心理学的角度探讨精神障碍的病因,提倡"心因性病因论"
第三次革命	1953年	仲斯	撰写了《治疗性社区研究》一书,书中鼓励患者充分利用社会环境,积极参与自我照顾
第四次革命	20世纪50年代后	氯丙嗪问世	用科学、客观的方法诊断和治疗精神病,试图用生物学的理论来解释精神疾病的现象

护患治疗关系的四个阶段

分 期	主要任务
作用前期	护士要利用现有的文字资料或与患者家属交谈,了解有关患者的相关信息。同时,护士要评估自己的情感有无焦虑和恐惧,稳定心情
介绍期	介绍自我,评估、了解患者,确定患者的需求,建立互相信任关系。护士可向患者做书面或非正式的语言交流,明确地解释关系,介绍共同的目标以及治疗时间、地点、期限和共同的期待等
工作期	通过与患者的交谈,倾听患者的诉说,探究其潜在的机体和精神问题及需要,同时指出患者在适应和调节压力方面的潜在的优势和长处,鼓励他们用传统的或创新的方法处理问题,贯彻自我独立照顾自己的思想,从而改变和纠正异常行为,重新获得机体和精神健康
结束期	护士应与患者共同讨论、回忆治疗完成情况,包括目标的确立和实现情况。护士与患者在治疗过程中所建立的亲密关系也将随着患者病情的恢复而逐渐淡化,直到患者最后出院

练习题

(一) A1 型题

每一考题下面有 A、B、C、D、E 五个备选答案,请从中选择一个最佳答案。

1. 除下列哪一项外,其他学科均与精神科护理学有关 ( )
   A. 心理学　　　B. 行为医学　　　C. 社会学　　　D. 地理学　　　E. 法学

2. 除下列哪一项外,其余均属于精神健康的内容 ( )
   A. 感到生活愉快　　　B. 感到生活紧张　　　C. 有良好的自我概念
   D. 能正确地评价自己　　　E. 对行为能自我控制

3. 法国医师菲力普·比奈尔对精神科护理的贡献是 ( )
   A. 将精神疾病进行分类　　　B. 主张用人道主义的态度对待精神疾病患者
   C. 提出了对精神疾病患者的服务项目　　　D. 出版了《精神科护理学》一书
   E. 发明了"治疗性社区"的理论

4. 主张对精神疾病患者的照顾质量应与一般内外科患者的照顾质量相同的人士是 ( )

A. 阿道夫·麦尔   B. 菲力普·比奈尔   C. 琳达·理查兹

D. 维斯   E. 韦耶

5. 提倡"心因性病因论",并创立了精神心理分析学派,从而发动了精神医学的第二次革命的人士是   ( )

A. 菲力普·比奈尔   B. 琳达·理查兹   C. 韦耶

D. 克雷丕林   E. 弗洛伊德

6. 首次对精神疾病患者的病因、诊断和治疗进行了大量的分析,并对精神疾病进行分类研究,被称为是现代精神病学之父的人士是   ( )

A. 克雷丕林   B. 弗洛伊德   C. 韦耶

D. 琳达·理查兹   E. 菲力普·比奈尔

7. 具有美国精神科护理先驱称号的人士是   ( )

A. 琳达·理查兹 B. 南丁格尔   C. 克雷丕林   D. 阿道夫·麦尔 E. 维斯

8. 在下列护患治疗关系的哪一个阶段,工作的重点是深入探究患者的症结并帮助患者找出解决问题的方法   ( )

A. 第一次见面 B. 第一次会议 C. 介绍期   D. 工作期   E. 结束期

9. 在护患治疗关系中最早提出有关结束期话题是在下列哪个阶段   ( )

A. 介绍期   B. 工作期   C. 结束期   D. 最后一次见面

E. 最后一次会议

10. 为什么要在患者和护士之间建立协议   ( )

A. 协议清楚地规定了协议双方参加治疗的有关情况和双方的责任

B. 协议陈述了协议双方将担当的角色

C. 协议显示了协议双方所建立的感情程度

D. 协议反映了医师和患者双方各自的责任

E. 协议防止或阻止了协议双方提前终止协议

11. 下列患者说的哪句话说明护患治疗关系可进入工作期   ( )

A. 让我谈问题太难了

B. 我真不理解一周会谈两次有什么用

C. 我没有任何问题可谈

D. 我想找出一种方法来处理我的愤怒,而不是像以前那样发火

E. 我不知道为什么他们把我带到这里来

(二) A2 型题

每一道考题以一个小病例出现,其下面均有 A、B、C、D、E 五个备选答案,请从中选择一个最佳答案。

12. 在护患治疗关系初期,患者常试图测试护士的信誉度。患者李某在最初的几次与护士会面时总是来晚,他的护士应如何安排会面时间   ( )

A. 护士也可以晚到,结束时间也延后

B. 护士可以晚到,但结束时间按计划执行

C. 护士需按时到场,但结束时间比计划时间提前

D. 护士需按时到场,结束时间按原计划执行

E. 护士需按时到场,结束时间比原计划延后

13. 护士宋某在与她的患者交谈的过程中,患者不停地问护士"你结婚了吗? 有没有小孩?"此时该护士应如何回答患者的问题   ( )

A. 如实回答患者提出的问题   B. 告诉患者在会谈时不要问这问那

C. 告诉患者现在是在谈你的病情   D. 对患者的问题不做反应

E. 回答患者的问题,但告诉他不要再接着问了

14. 在护士与患者的交往中,患者有时采用一些不合适的方式来试探护士的反应。如每当患者张某与他的护士一起走时,他总是不停地用手碰护士的肩和后背。此时该护士应如何对应   (　　)

A. 你已经碰我好几次了,现在让我们谈一下关于你的病情进展情况

B. 你的行为太过分了

C. 用非语言沟通方式表示不满意

D. 看患者一眼,什么也不说

E. 你要是再碰我,我就去找保安

15. 在护患治疗关系的工作期阶段,护士应设法识别并帮助患者解决"抵抗因素"。护士任某正在护理一位 17 岁的抑郁女孩,几天后护士得知患者的继父 4 年前强奸过她。护士应如何帮助患者排解这个"抵抗因素"   (　　)

A. 为患者保密,不向任何人说此事

B. 告诉患者事情已过去 4 年了,不要总回忆此事

C. 避开痛苦的话题,谈一些高兴的事

D. 告诉患者去法庭起诉她的继父

E. 帮助患者发泄愤怒及内疚感,并建议安排家庭治疗师解决患者和继父的问题

(三) **A3 型题**

以下病例下设了 3 个考题,请根据病例所提供的信息,在每道考题下面的 A、B、C、D、E 五个备选答案中选择一个最佳答案。

(16～18 题共用题干)

田某,女性,58 岁,患抑郁已住院 4 个月。田某一直和护士关系融洽。最近,田某突然胆怯地向护士提到在她年轻时与她的哥哥有不正当性行为。

16. 下列何种护理诊断最适合田某现在的情况   (　　)

A. 恐惧　与家庭关系混乱有关

B. 逃避　与最近将收集不正当性行为资料有关

C. 焦虑　与对护士不信任感有关

D. 抑郁　与老年孤独有关

E. 无助感　与生活不能自理有关

17. 根据田某目前的病情,确立下列哪个护理目标适宜   (　　)

A. 避免任何压力事件   B. 避免回忆不愉快的事

C. 用语言表达复杂的心情,减轻焦虑   D. 敢与和她发生性关系的哥哥对质

E. 敢于将她的哥哥告上法庭

18. 除下列哪项外,其余护理措施均对田某的病情有益   (　　)

A. 鼓励患者发泄愤怒

B. 观察患者焦虑的迹象

C. 如果患者夜间不敢睡觉,护士应陪伴患者一会

D. 避免回忆痛苦的事

E. 教给患者放松运动

第二章 精神障碍的病因和症状学

教学视频

教学课件

学习目标

1. 掌握　精神障碍的常见症状。
2. 熟悉　精神症状的主要特征。
3. 了解　精神障碍的主要病因。
4. 结合临床案例,运用所学知识分析精神症状特点。
5. 在实践中尊重、关爱患者,学会分析、判断疾病病因和精神症状。

【案例导入】

张某,女性,27岁,独处时出现侧耳倾听、自言自语等表现。护士小李与张某聊天时得知,张某经常在独处时听到有人在其耳边说话,说她偷了楼上的衣物,并坚信周围的人都想要害她,认为饭里有毒而拒绝进食。

思考题:

1. 患者张某出现了哪些精神症状?
2. 护士小李通过哪种方法发现张某的症状?
3. 精神疾病可能的病因有哪些?

精神障碍是指大脑机能活动发生紊乱,导致认知、情感、行为和意志等精神活动不同程度障碍的总称。精神障碍的病因复杂,涉及遗传、躯体等生物学因素,以及心理、社会文化等因素。精神症状是指异常精神活动通过外显行为的表现和表达,许多精神障碍患者有妄想、幻觉、错觉、情感障碍、哭笑无常、自言自语、行为怪异、意志减退等表现,绝大多数患者缺乏自知力,不承认自己有病,精神症状的检查方法主要是交谈和观察。

【知识链接】

世界精神卫生日

统计显示,全球范围内精神疾病终身患病率约为25%,我国终身患病率为17.5%。1992年,世界卫生组织(WHO)把每年的10月10日定为世界精神卫生日,以此来提高公众对精神疾病的认识,宣传精神疾病知识,消除对精神疾病的偏见。

第一节　精神障碍的病因

一、生物学因素

1. 遗传因素　通过对家系、双生子及寄养子的研究发现,遗传是精神障碍的病因之一,尤其是某些精神障碍,其作用比较明显,如精神分裂症、情感性精神障碍、精神发育迟滞的某些类型。

2. 躯体理化因素　某些躯体疾病,如感染(尤其是颅内感染)、外伤、退行性病变、中毒、中暑等,以及某些药物,如镇静催眠药、阿片类物质、乙醇(又称酒精)等,可能直接或间接损害脑的功能和结构,影响人的精神活动,从而导致精神障碍。

3. 其他生物学因素　年龄和性别对精神障碍的发生也有一定的作用,如孤独症、多动症和精神发育迟滞多发生在儿童和青少年,阿尔茨海默病多发生于老年人。女性可能出现围绝经期综合征,而乙醇所致精神障碍多发生于男性。

二、心理因素

心理因素在精神障碍的发病中起重要的作用,甚至可能成为直接因素,如应激障碍等;也可能作为相关因素影响疾病的发生、发展,如厌食症和分裂症等。

【知识链接】

精神疾病与激素

实验证明,精神分裂症患者脑中的多巴胺有过度活动现象,抑郁发作可能与去甲肾上腺素和5-羟色胺缺乏有关,躁狂症患者中枢去甲肾上腺素过高,经前期紧张的发生与垂体催乳素过多分泌有关,围绝经期与产后抑郁的发生可能与雌激素和黄体酮不平衡有关。

----

1. 性格因素　现代研究认为,具有某些性格特征的人具有发生某些精神障碍的倾向,如具有表演型性格的人容易发生癔症,而具有分裂样人格特征的人容易罹患分裂症。

2. 应激因素　常见的应激因素主要有生活事件、环境以及自然灾害等,如失业、离婚、失恋、噪声、社会动荡、地震等。

三、社会因素

可能影响人的精神活动的因素还有文化背景、风俗习惯、宗教信仰等,这些因素可能诱发精神障碍。有些精神障碍的发生具有地方特点。例如,农村的患者,精神症状的内容常与迷信等内容有关;而城市的患者,其症状常与现代生活的内容有关。

综上所述,精神障碍的发生与许多因素有关,主要与生物、心理、社会因素有关,不同的精神障碍,不同的致病因素所起的作用不同。

第二节　精神障碍的症状学

精神症状是指异常精神活动通过外显行为的表现和表达,如言语、表情、动作、书写等。精神症状表现差异性较大。一般而言,精神症状具有以下特点:① 症状的出现不受患者主观意志所控制,且症状一旦出现,难以令其消失。② 症状的内容与客观现实不相符。③ 症状给患者带来痛苦或伤害。④ 症状会带给患者一定的社会功能损害。

精神症状的检查方法主要是交谈和观察,学习识别与辨认患者的症状并对症护理,是做好精神科护理工作的重要基础。

一、感觉、知觉障碍

感觉是指人对事物个别属性的感知,如看到绿草、听到鸟叫、闻到花香等;知觉是指人对事物各种属性的综合认识,如香蕉、桌子、图画等。

(一) 感觉障碍

感觉障碍包括感觉过敏、感觉减退、感觉倒错和内感性不适。

1. 感觉过敏　又称为感觉增强。患者感觉阈值降低,对一般的刺激感受性增强,如感觉柔和的光线特别刺眼、平常的关门声特别刺耳等。多见于神经衰弱、围绝经期综合征、躯体疾病恢复期的脑衰弱状态。

2. 感觉减退　患者感觉阈值升高,对一般强度的刺激感受性降低,如对刀割皮肤、被开水烫等强烈疼痛感觉轻微,甚至完全不能感知(后者称为感觉缺失)。多见于抑郁状态、意识障碍、癔症等。

3. 感觉倒错　患者对刺激产生的感觉与正常人不同或相反,如对低温刺激产生灼热感、接触棉絮时感到疼痛或麻木等。多见于癔症。

4. 内感性不适　又称为体感异常。患者感到体内有各种不适感,甚至难以忍受,如牵扯、挤压、虫爬、游走、流动等,特点是不能明确说明部位。常引起患者不安,可继发疑病观念。多见于抑郁状态、神经症、精神分裂症等。

(二) 知觉障碍

知觉障碍常见的有错觉、幻觉和感知综合障碍。

1. 错觉　即把实际存在的事物歪曲的感知为其他事物。例如,患者把输液管看成蛇,把天花板上的圆形灯罩看成是悬挂起的人头等。临床上以错视和错听多见。多见于谵妄状态、精神分裂症等。正常人在光线不足、疲乏、期待等情况下,也可能出现错觉,如杯弓蛇影、风声鹤唳、草木皆兵等。但正常人的错觉偶然出现,能被纠正和消除。

2. 幻觉　即凭空出现的知觉体验。按所涉及的部位,幻觉(hallucination)可分为幻听(auditory hallucination)、幻视(visual hallucination)、幻嗅、幻味、幻触、内脏幻觉。例如,患者在没有受到感官刺激时闻到尸体腐臭味(幻嗅)、尝到金属味(幻味)、感到皮肤上有虫爬感(幻触)、感到有虫子在胃里爬(内脏幻觉)。

(1) 幻听　临床上最常见且有诊断意义,以言语性幻听最多见,即幻听的内容全部是言语交谈。若内容是命令患者做某事,称为命令性幻听;若对患者行为进行评论,称为评论性幻听;若为几个人在争议与患者无关的内容,称为争论性幻听。患者行为常受幻听影响,而表现出倾听状、堵住耳朵或自言自语、对空谩骂等,甚至拒食、自伤、自杀、伤人、毁物等。言语性幻听最常见于精神分裂症。

(2) 幻视　内容可以是简单的闪电、线条等;也可以是较完整的人或动物的图像等;还可以是像放电影一样的复杂的连续活动等。在意识清晰状态下,幻视多见于精神分裂症,也见于有意识障碍的谵妄状态。

幻觉还可以根据性质分为真性幻觉和假性幻觉。真性幻觉较假性幻觉内容更清晰、鲜明、生动,多通过感官获得(如通过耳朵听到、眼睛看到等),幻觉内容来源有空间感。

3. 感知综合障碍　患者对事物整体的感知正确,但对其个别属性产生歪曲的感知觉。例如,有的患者对事物大小、形状和距离等产生错误的感知;有的患者感到自己的躯体或个别部位发生改变,如脸变大、鼻子变长、四肢变粗等。感知综合障碍多见于脑器质性精神障碍、精神分裂症。

二、思维障碍

思维是人脑对客观事物间接、概括的反映。思维加工的方式主要有分析与综合、比较与概括以及具体化与系统化。言语和文字是思维的主要表达形式,而行为受思维活动的影响。思维障碍可分为思维形式障碍和思维内容障碍两种。

(一) 思维形式障碍

1. 思维奔逸　特点是思维活动多、转变快,联想加速,新概念不断出现且内容丰富。患者表现为健谈、语速快,诉说自己反应快,头脑灵活。患者的思维和言语极易随环境改变(随境转移);说话时,上下句之间的字或词出现同音或押韵(音联);某些词汇、句子出现意义上的相近(意联)而转换主题。思维奔逸多见于躁狂症。

2. 思维迟缓　与思维奔逸相反,是联想抑制,以联想速度减慢、思考问题吃力、反应迟钝为主要特点。表现为话少、语速慢、声音低沉。患者自觉脑子不灵、变迟钝,但智力与判断理解能力正常。思维迟缓多见于抑郁症。

3. 思维贫乏　表现与思维迟缓相似,但本质不同。主要特点是联想缺乏、思维内容空虚、概念和词汇匮乏。患者缺少主动言语,说话时词穷句短。自觉脑子空空,既没什么可想,也没什么可说。对问话多做简单回答,如"是""不知道",类似电报式语言,语言空洞单调。患者对此常漠然处之,不以为然,常与情感淡漠、意志缺乏相伴出现。思维贫乏多见于精神分裂症、脑器质性精神障碍。

4. 思维中断　又称为思维阻滞,是在意识清晰、未受干扰的情况下,联想短暂中断,思维过程突然中止。表现为患者讲话突然停顿,可伴有明显的不自主感。片刻后再说话时,往往不是原来的话题。若患者感到思维是被外力夺走的,则称为思维被夺。两者都是诊断精神分裂症的重要症状。

5. 思维插入　又称为思维被强加,患者感到思考过程不受自己意愿支配而被别人强加了不属于自己的思想,即脑子里被插入别人的思想。思维插入多见于精神分裂症。

6. 思维云集　又称为强制性思维,指不受患者支配,大量思想强制性地涌现在头脑里。内容常杂乱多变,出乎患者意料,有时甚至是他所厌恶的,常突然出现,迅速消失。思维云集多见于精神分裂症。

7. 强迫性思维　又称为强迫观念,反复出现的概念或思维,患者明知毫无必要,甚至是荒谬的,力图摆脱,却不受自己意愿支配,难以做到,因而非常苦恼。强迫性思维多见于强迫症。

8. 思维散漫　思维的目的性、连贯性和逻辑性异常。患者联想松弛,说话、写作或回答问题时,主题不突出,虽然词句的语法结构尚属完整,但词句之间联系不紧密,内容松散,缺乏逻辑关系,使其要表达的主题和用意难于理解,使人感到交流困难。思维散漫多见于精神分裂症。

9. 破裂性思维　又称为思维破裂,是精神分裂症的常见症状,突出表现是联想断裂、思想内容缺乏内在联系。表现为患者的语言就某句话而言结构完整、语法正确、能够被理解,但各句之间却互不相关,变成语句堆积,整段内容让人不能理解。严重时,词句之间缺乏联系,言语支离破碎,成了词的杂乱堆积,称为语词杂拌(word salad)。破裂性思维多见于精神分裂症。意识障碍时出现语词杂拌,则称为思维不连贯。

10. 象征性思维　属于概念转换,是形象概念与抽象思维间的联想障碍。正常人可有象征性思维,如以五环象征奥运等,能为人们所理解。而患者常以一些无关的具体概念、词句或动作来表示只有患者能理解的抽象概念,不经患者解释,旁人无法理解。如某患者反穿衣服,以表示自己"心胸坦荡,表里如一"。象征性思维多见于精神分裂症。

11. 逻辑倒错性思维 主要特点为推理缺乏逻辑性,十分荒谬,既无前提,也无根据,古怪离奇,不可理解,甚至因果倒置。如患者解释其不吃肉原因时说:"因为肉是动物的尸体,而人是动物进化来的,所以我不能吃自己的尸体。"逻辑倒错性思维多见于精神分裂症,也可见于某些病态人格。

12. 语词新作 患者自创符号、图形、文字表示只有自己才懂的含义。患者创造出来的词或字有时是几个概念的缩合,有时是对无关概念的改造加工。如"狒"代表狼心狗肺;"‰"代表离婚等。语词新作多见于青春型精神分裂症。

13. 被洞悉感 又称为内心被揭露、读心症。患者认为其内心所想,未经表达就为别人所知,但是如何被人知道的,却不一定能描述清楚,对诊断精神分裂症有重要的意义。

(二)思维内容障碍

妄想(delusion)是思维内容障碍的主要形式,是指与客观事实不相符的歪曲信念,是患者病态的推理和判断,内容往往缺乏客观依据,但患者坚信不疑,无法被说服。妄想内容多与切身利益、个人需要和安全密切相关,具有个人独特性,因个人经历、文化背景及所处时代等而不同。

1. 关系妄想 患者认为与其无关的事物或现象,都与他有关,常与被害妄想交织在一起。如患者坚信电视、广播、报纸中的内容都与他有关,别人咳嗽、吐痰、关门、谈笑等,都是针对他,或在"暗示""影射"他。关系妄想多见于精神分裂症。

2. 被害妄想 患者毫无根据地坚信自己被某个人、某些人或某一集团跟踪、监视、诽谤、迫害、隔离等。在妄想支配下可出现拒食、控告、逃跑,甚至伤人、自伤、自杀等行为。被害妄想多见于精神分裂症。

3. 钟情妄想 患者坚信自己被某一个或多个异性所钟爱,并采取相应行为去接近、追求对方,即使对方严词拒绝,仍坚信不疑,认为对方是羞于示爱,或在考验自己对爱情的忠诚,进而反复纠缠。钟情妄想主要见于精神分裂症。

4. 影响妄想 又称为物理影响妄想或被控制感。患者坚信自己的精神活动,甚至血压、心跳等内脏活动都受到外力或仪器(如电磁波、超声波、雷达、卫星等)的干扰、控制,或认为有外力刺激自己的躯体,产生种种不适感,可伴有被控制感。影响妄想是精神分裂症的特征性表现之一。

5. 罪恶妄想 又称为自罪妄想。患者毫无根据地坚信自己犯了严重错误和罪行,导致亲友,甚至国家和人民遭受了莫大损失,认为自己罪大恶极,应受到严厉的惩罚,甚至死有余辜,出现拒食、自伤、自杀等行为。罪恶妄想多见于抑郁症、精神分裂症。

6. 夸大妄想 常具有情绪高涨或愿望基础。患者认为自己才智非凡、能改革世界的一切(改革妄想);或有巨额财富、非常富有(财富妄想);或是伟大的发明家,能发明创造(发明妄想);或有至高无上的权力和地位,或是名人的后裔(显贵妄想)。夸大妄想多见于躁狂症,也可见于精神分裂症及某些器质性精神障碍。

7. 嫉妒妄想 患者毫无根据地坚信配偶对自己不忠,为寻找私通的证据或监督配偶,暗中检查其衣服、提包、床单、手机等,跟踪、监视配偶。嫉妒妄想多见于围绝经期、精神分裂症、乙醇依赖所致精神障碍。

8. 疑病妄想 患者坚信自己患有严重的躯体疾病或不治之症,因而四处求医,主动要求检查,但是对反复详细检查的阴性结果多不接受。如某患者坚信自己有"脑瘤",先后多次到省级、市级各大医院求医,检查均为阴性,但患者均不接受,且悲痛焦虑不已。疑病妄想常继发于触幻觉、内感性不适或内脏幻觉。疑病妄想多见于精神分裂症、围绝经期综合征、抑郁症及老年期精神障碍。

三、记忆障碍

（一）记忆

记忆包括四个过程，即识记、保存、再认和回忆。

（二）记忆障碍

1. 记忆减退　是较多见的一种记忆障碍。记忆的四个过程普遍减退。早期表现为近记忆（短时记忆）减退，如记不住刚做过的事、刚吃过的饭等，尤其对时间、日期、专有名词等回忆困难。逐渐发展到严重时，近记忆和远记忆（长时记忆）均减退，甚至不记得家庭住址、个人经历等。记忆减退多见于神经衰弱、脑器质性精神障碍，也可见于正常老年人。

2. 记忆增强　病态的记忆增强。患者能回忆起病前常人不能回忆且不重要的小事，甚至连细节也不遗漏。记忆增强多见于轻躁狂症。

3. 遗忘　是一种回忆的丧失，是对某一事件或某一阶段内的经历全部或部分不能回忆，并非记忆的普遍性减弱，可能残留一些记忆的"岛"。记忆与遗忘同时存在。遗忘的规律是近期识记的内容先遗忘，再逐渐发展为对远期记忆的遗忘。常见的遗忘有以下四种：

（1）顺行性遗忘　对疾病发生后一段时间的经历的遗忘，和疾病同时开始，若大脑损害严重，则继续表现对任何事物都一过即忘。顺行性遗忘多见于脑外伤。

（2）逆行性遗忘　指对病前一段时间内经历的完全或部分遗忘，涉及时间大多较短。如交通事故导致的脑震荡患者，醒后忘记出事前的一段经历。逆行性遗忘多见于脑外伤。

临床实例中，顺行性遗忘和逆行性遗忘往往同时存在，常人以近事的识记障碍最为突出，而远事的回忆也受到一些影响。

（3）进行性遗忘　指记忆的丧失随着病情的发展而加重，常同时伴有日益加重的痴呆和淡漠。进行性遗忘主要见于阿尔茨海默病。

（4）心因性遗忘　又称为阶段性或选择性遗忘，表现为患者对某一特定阶段的经历完全遗忘，这段经历往往与患者的精神创伤密切相关，而与此无关的记忆则保持较好。心因性遗忘多见于癔症与应激相关障碍。

四、智能障碍

智能是一个综合、复杂的精神活动，是一个人运用既往获得的知识和经验，解决新问题、形成新概念的能力。智能障碍主要有精神发育迟滞和痴呆两种类型。

（一）精神发育迟滞

精神发育迟滞是指先天性、围生期或生长发育成熟（一般为18岁）前，因为受遗传、感染、中毒、缺氧、颅脑外伤、内分泌异常或隔离等各种致病因素的影响，导致脑发育不良或受阻，智能发展停留在某个阶段。随着年龄增长，在一定程度上智能可能有所改善，但仍明显低于正常同龄人。

（二）痴呆

脑发育基本成熟后，智能发育正常，脑在血栓、外伤、老化等各种因素作用下，出现器质性损害而表现出的一种综合征。患者意识清晰，但记忆、计算、理解、分析、推理、判断及后天获得知识等方面的能力下降，正常的工作和学习会受到影响，甚至生活不能自理。痴呆可伴有情感淡漠、人格改变、行为幼稚和本能意向活动亢进等。一般来说，痴呆的发生和发展多为进行性，常不易恢复或不能完全恢复,但如果治疗得当,不仅可以阻止其继续恶化,而且可能得到改善。

【知识链接】

智力与智商

临床上,为了判断患者的智能情况,除了可以通过智力测验得出其智商(IQ),还可以问患者一些问题或要求其做一些操作。如让患者说出老虎和猫的区别,国庆节是哪一天,连续计算100减7直到结果小于7为止等。一般认为,智商低于70分为智力障碍,70~85分为边缘智力,85分以上为正常,超过130分的人不到1%。

五、情感障碍

(一)情感

情感是个体对客观事物产生的内心体验以及所采取的态度。

(二)情感障碍

常见的情感障碍主要表现为以下几方面:

1. **情感高涨**　是一种病态的喜悦状态。患者自我感觉良好,内心特别愉悦,无忧无虑,情感活动明显增强。患者表现为兴高采烈,讲话时言语激昂、表情丰富、眉飞色舞。自觉精力充沛,整日忙碌,但做事往往虎头蛇尾。患者过于高亢的情绪虽然与自身处境及周围环境不相符,但有一定的感染力,易引起他人共鸣。患者常同时伴有思维奔逸、活动增多。情感高涨多见于躁狂症。

2. **情感低落**　与情感高涨相反,是负性情感的增强。患者情绪低落、内心无愉悦感、自我感觉不良,悲观失望,感到无助、前途渺茫,对生活毫无兴趣,对自己评价过低,自罪自责,甚至出现自杀念头或行为。患者常伴有思维迟缓、言语动作减少。情感低落多见于抑郁症。

3. **情感淡漠**　是情感活动减退的表现。患者对周围一切人或事漠不关心,对任何刺激均缺乏相应的情感反应,即使是大喜大悲或与自身利益密切相关的事也无动于衷。患者表情呆板、冷漠,缺乏内心体验,常伴有思维贫乏、意志减退。如某患者的母亲从远处来看他,途中因为赶车腿部摔伤,鲜血直流,患者见到后既不称呼母亲,也没有表示关切的表情和话语,只顾吃东西,吃完后,不和母亲道别就走回病房,视亲人如路人。情感淡漠最常见于单纯型精神分裂症和精神分裂症衰退期,也可见于严重的器质性痴呆。

4. **焦虑**　正常人也会出现的一种情绪反应,一定程度的焦虑有利于提高机体的警觉水平,应对应激。但严重焦虑或持续过久,会令人感到痛苦,甚至影响生活、学习和工作等。患者常表现为无明显客观原因或充分根据的情况下,对成败、健康或安全等问题感到忧虑不安、紧张恐慌,如有大难临头,以致唉声叹气,惶惶不可终日,有一种莫名的恐慌感。患者常伴有自主神经功能紊乱和运动性不安,如心悸、气短、出汗、尿频及搓手顿足等无目的动作增加等。焦虑最常见于焦虑症。

5. **恐惧**　由明确刺激物引起的情绪反应,表现为紧张、害怕、提心吊胆等,常伴有自主神经功能紊乱,如心悸、气急、出汗,甚至大小便失禁等,会伴有回避行为,一般随着刺激物的消失而结束。病态的恐惧是指对特定的人、物或情境持久、不合情理的情绪反应。患者也能意识到这种恐惧没必要、不合理、过分或持续时间过久等,但却不能自我控制。恐惧多见于恐惧症。

6. **易激惹**　极易因小事而引起较强烈的情感反应,一般骤然发生,表现激烈,但持续短暂。通常表现为愤怒、与他人争吵不休,甚至发生冲突。易激惹常见于躁狂症、神经衰弱等。

7. **情绪麻木**　因遭受强烈的精神刺激,引起一时的情感抑制。表现为短期内无内心体验和面

17

部表情。如某患者,突然听说儿子被刺伤身亡后,机械地去探望其遗体,但没有相应的情绪反应和表情,两眼呆滞,一片茫然。情绪麻木多见于应激相关障碍或癔症。

8. 病理性激情　无诱因、突然出现的非常强烈但为时短暂的情感暴发状态。发作时常伴有意识障碍,患者意识不到后果,不能自控,发作后可出现遗忘。患者通常表现为特殊的情绪紧张、兴奋和不满而冲动、伤人、毁物,甚至出现残酷暴行,严重危害社会及他人。病理性激情多见于癫痫、颅脑损伤性精神病、中毒性精神病,也可见于精神分裂症等。

9. 情感倒错　是指患者的情感反应、面部表情与内心体验、环境刺激不相协调、不相适应。如痛哭流涕的叙述令常人非常高兴的事,而遇到悲痛的事情却兴高采烈。情感倒错多见于精神分裂症。

10. 欣快症　外在表现与情绪高涨相似。欣快症患者面部表情给人以呆傻、愚蠢、幼稚的感觉,患者虽然内心感到幸福、满足、喜悦、无忧无虑,但说不清其原因,而且表现的内容与形式也比较单调刻板,难以引起他人共鸣。欣快症多见于脑器质性精神障碍,也可见于青春型精神分裂症及某些物质滥用。

六、意志行为障碍

(一) 意志障碍

1. 意志增强　病理性的意志活动增多。患者表现为病态的过于自信和固执,不必要的过度坚持,常继发于幻觉、妄想等精神病性症状。如有疑病妄想的患者不断到处求医问药;有夸大妄想的患者夜以继日地进行发明创造。意志增强多见于精神分裂症,也可见于躁狂症。

2. 意志减退　意志活动减少。患者表现为动机不足,缺乏克服困难的决心和力量。兴趣丧失,感到力不从心,做什么都非常吃力,不想活动,可整日呆坐或卧床不起。患者一般能意识到这些变化,但总觉得自己做不了,或因为觉得没有意义、情绪不良而不想做。意志减退多见于抑郁症及精神分裂症。

3. 意志缺乏　与意志减退不同,属于质的改变。患者对任何活动都缺乏明显的动机,没有明确的目标或要求。患者不关心事业发展,对学习工作没有要求,行为被动退缩,缺乏社会活动;卫生状况差,不洗澡、不洗脸、不刷牙、不梳理头发,极度懒散,处处要别人督促和监督;严重时本能的要求(如进食、排泄等)也没有。对这些异常状况,患者完全意识不到,也毫不在意,多伴有情感淡漠和思维贫乏。意志缺乏多见于单纯型精神分裂症或晚期精神衰退时及痴呆。

(二) 行为障碍

1. 精神运动性兴奋　指患者的动作和行为明显增加。精神运动性兴奋可分为协调性和不协调性精神运动性兴奋两类。

(1) 协调性精神运动性兴奋　指动作和行为的增加与其思维、情感活动的内容一致,与其思维和情感活动量的增加一致。患者的行为是有目的的,可理解的,身体各部分的动作与整个精神活动是协调的。协调性精神运动性兴奋多见于躁狂症。

(2) 不协调性精神运动性兴奋　指言语动作增多与思维及情感不相协调。表现为动作单调杂乱、无动机、无目的,令人难以理解,或动作行为与其整个精神活动不协调,与其所处的环境也不协调。不协调性精神运动性兴奋多见于精神分裂症、谵妄。

2. 精神运动性抑制(psychomotor inhibition)　指精神活动受到抑制,表现为患者的动作、行为明显减少。常见的精神运动性抑制有以下几种:

(1) 木僵　患者意识清晰、言语行为抑制、肌张力增高。轻者行为动作显著减少,缓慢迟钝(亚木僵);严重者不语、不动、不食等,行为动作完全抑制,保持固定姿势不动,对任何刺激无反应,口涎外溢,常有尿潴留,若不治疗,可持续很长时间。病愈后能回忆。部分患者在夜深人静、无人观察的情况下,可自行活动、进食等,稍有响动迅速回到床上不动。严重的木僵见于紧张型精神分裂症,较轻的木僵可见于严重抑郁症、应激相关障碍及脑器质性精神障碍。

(2)蜡样屈曲　严重木僵患者的肢体可任人随意摆布,即使姿势不舒服,也能像蜡塑一样不动且维持较长时间。若将仰卧患者头部抬高摆成似枕头状,放手后可维持很长时间,被称为"空气枕头"。

(3)缄默症(mutism)　指缄默不语,也不回答问题,有时可以手示意。缄默症见于癔症及精神分裂症紧张型。

(4)违拗症(negativism)　指对于要求他做的动作,不但不执行,而且表现抗拒及相反的行为。若患者的行为反应与医师的要求完全相反时称为主动违拗。例如,要求患者张开口时他反而紧闭口。若患者对医师的要求都加以拒绝而不做出行为反应,称为被动违拗。违拗症多见于精神分裂症紧张型。

七、意识障碍

在精神病学中,意识是指人对周围环境及自身状态的认识判断和反应能力。意识障碍可分为对周围环境的意识障碍和自我意识障碍两大类。

(一)对周围环境的意识障碍

1. 朦胧状态　特点为意识范围缩小,伴有意识清晰度降低。患者可能在一定的意识范围内有相对正常的感知觉及协调连贯的复杂动作,在外表看来,患者尚能保持相对正常的行为,也能完成某种连续的行动。但对此范围以外的事物不能正确地感知判断,甚至评价错误,联想困难,表情呆板或迷惘,可出现焦虑或欣快,定向障碍,片段的幻觉、错觉、妄想,并在症状支配下出现相应的行为,甚至攻击或危害他人。朦胧状态一般呈发作性,常突然出现、突然中止,持续数分钟至数小时,也可长达数日,但较少见,可反复发作。发作后多陷入深度睡眠,事后完全或部分遗忘。朦胧状态常见于癫痫性精神障碍等器质性精神障碍及癔症等。

- -

【知识链接】

定向障碍

定向力是指对时间、地点、人物及自身状况的判断能力。定向障碍常见于有意识障碍的各种疾病以及痴呆,也可见于精神分裂症和癔症。通常最先受损的是时间定向。

- -

漫游性(或走动性)自动症是朦胧状态的一种特殊形式。其特点是不出现幻觉、妄想和情绪改变。患者可在意识障碍中执行某些无目的的、与当时处境不相适应的无意义动作。如毫无目的地徘徊、刻板地开关门等。这些现象都是突然开始,持续短暂,突然消失,清醒后丧失回忆。临床上以下两种类型较多见:

(1)梦游症　又称为睡行症。患者入睡后1~2小时突然起床,但并未清醒,进行某些简单、无目的的动作,如到室外徘徊或打开冰箱取东西等,持续数分钟至十多分钟,发作后再次上床睡觉。次晨醒来,对前晚发生的事完全遗忘。梦游症多见于儿童及癫痫,也可见于癔症。

(2)神游症　多在白天或晨起后突然发作。患者从住所或学习工作场所出走,无目的地漫游。患者意识范围缩小,但具有基本生活能力,能进行简单的社交接触,如患者会买东西吃、付钱、问路、购票乘车等。陌生人一般看不出患者的异常,但若仔细观察,可能发现患者有些心不在焉。神游症可持续数小时、一日或更长时间,常突然清醒,对发作中的事可有部分或完全遗忘。如某患者发作时,从张家口买票坐火车到邯郸,又从邯郸坐公交车到某县城,两日后突然醒来,自己也不知道如何到这里的。神游症多见于癫痫,也可见于癔症、反应性精神障碍等。

2. 谵妄状态　意识清晰度降低,并出现大量的错觉和幻觉,幻视多见,内容常具有恐怖性,如猛兽、昆虫、神鬼、战争等,患者常因此而紧张、恐惧,并出现躁动不安及冲动和杂乱无章的行为。思维不连贯、理解困难,并可伴有定向障碍,有时出现片段妄想。谵妄状态多昼轻夜重,可持续数小时至数日,意识恢复后可有完全或部分遗忘。谵妄状态多见于器质性精神障碍急性脑病综合征。

3. 精神错乱状态　与谵妄状态相似,但较严重,预后较差。特点是患者对周围环境和自我意识丧失。患者思维极不连贯,偶见片段性的幻觉和妄想。患者的运动性兴奋通常局限在病床范围内,多表现为身体无规则的伸展、抖动或翻转,动作单调。患者对周围环境的某一部分感知可能正确,但不能把个别的知觉综合成一个完整事物。一般持续时间较长,可达数周,甚至数月。精神错乱状态多见于病程持久的严重传染性疾病、中毒性疾病以及躯体疾病,也可见于急性起病的精神分裂症。

4. 梦样状态　意识清晰度降低,并伴有梦境及幻想性体验,常出现假性幻觉,患者完全沉浸其中,外表看似清醒,但与周围环境丧失联系。患者常为梦幻事件的直接参加者或旁观者,可持续数日或数月。梦样状态多见于感染、中毒、癫痫所致精神障碍。

(二)自我意识障碍

1. 人格解体　主要为存在意识的丧失,患者感到自己是空虚的、不真切或不存在了,往往同时伴有与现实解体的症状,如感到整个世界也变得不真实,甚至消失了。人格解体多为偶发,可持续数分钟或数小时,有的持续时间较长,达数月甚至数年。人格解体多见于神经症、抑郁症、分裂症与颞叶癫痫等。

2. 交替人格　属于同一性意识障碍。患者在不同时间出现两种完全不同的个性特征和内心体验,即两种不同的人格,可交替出现。交替人格多见于癔症,也可见于精神分裂症。

3. 双重人格和多重人格　属于统一性意识障碍。患者在同一时间表现为完全不同的两种或两种以上的人格。双重人格和多重人格多见于精神分裂症、癔症。

4. 人格转换　属于统一性意识障碍。患者否认原来的自身,称自己是另一个人或某种动物,但没有相应的行为和言语的转变。如某癔症患者称自己为"她",称自己的姐姐为"她"姐姐。问患者"她"是谁,患者答:"李某(患者的名字)",问患者本人是谁,患者答:"张某"。人格转换多见于癔症、精神分裂症。

八、自知力障碍

自知力(insight)又称领悟力或内省力,在精神科指患者对自己所患精神疾病的认识和判断能力。患者可表现为自知力完整、部分自知和自知力丧失。患者能够认识到自己的异常表现,主动求医,属于自知力完整;表现异常的患者却不认为自己有病,拒绝治疗,是自知力丧失的表现;部分自知力介于上述两者之间。一般来说,强迫症、恐惧症、焦虑症等神经症患者,通常有较好的自知力,而精神分裂症等某些精神病患者往往只有部分自知力,甚至自知力丧失。自知力丧失通常会给治疗和护理工作带来很大的困难。

临床上将有无自知力和自知力恢复的情况作为判定病情轻重和疾病好转程度的重要指标。

本 章 小 结

精神障碍的发生主要与生物、心理、社会因素有关,精神症状是指异常精神活动通过外显行为的表现和表达,如言语、表情、动作、书写等。精神症状的检查方法主要是交谈和观察,精神症状主要包括感知觉障碍、思维障碍、情感障碍以及意志行为障碍等。错觉是指把实际存在的事物感知为其他事物。幻觉是指凭空出现的知觉体验。妄想是指与客观事实不相符的歪曲信念,无事实依据,但患者坚信不疑。自知力是指患者对自己所患精神疾病的认识和判断能力,临床上将有无自知力和自知力恢复的情况作为判定病情轻重和疾病好转程度的重要指标。

(一)错觉、幻觉、感知综合障碍的区别

类型	客观事物	感知异常内容	案例
错觉	有	整体属性	把衣架上的衣服看成人
幻觉	无	整体属性	凭空听到火车的隆隆声
感知综合障碍	有	个别属性	看见镜中自己的鼻子变长了

(二)真性幻觉与假性幻觉的区别

类型	患者对幻觉的体验	来源	感知途径
真性幻觉	高	外界环境,如墙外、室内等	通过感官获得,如通过耳朵听到或眼睛看到等
假性幻觉	低	脑内或体内	不通过感官获得

(三)思维云集与强迫观念的区别

类型	别名	思维性质
思维云集	强制性思维	异己
强迫观念	强迫性思维	自己,反复出现

(四)思维奔逸、思维迟缓和思维贫乏的区别

类型	特点	常见疾病
思维奔逸	思维活动多,患者表现为健谈、语速快,随境转移	躁狂症
思维迟缓	思维活动抑制,表现为话少、语速慢,但智力和判断理解能力正常	抑郁症
思维贫乏	联想缺乏,患者自觉脑子空空,不知如何回答,严重时表现为完全缄默	精神分裂症

(五)幻想与妄想的区别

类型	特点
幻想	属于正常思维,是想象的一种,与人愿望相关联的一种想象
妄想	属于精神症状,是在意识清醒的情况下,在病态基础上产生的歪曲的信念。内容与事实不符

（六）焦虑与恐惧的区别

类型	客观原因	特点
焦虑	无	有一种莫名的恐慌感。最常见于焦虑症
恐惧	有	害怕,常伴有回避行为,随着刺激物的消失而结束。多见于恐惧症

- -

练习题

（一）A1 型题

每一道考题下面有 A、B、C、D、E 五个备选答案,请从中选择一个最佳答案。

1. 以下哪一项不是精神症状的特点　　　　　　　　　　　　　　　　　　　（　　）
    A. 症状的出现不受患者主观意志所控制,且症状一旦出现,难以令其消失
    B. 症状的内容大多与客观现实相符
    C. 症状给患者带来痛苦或伤害
    D. 症状会带给患者一定的社会功能损害
    E. 精神症状不同于躯体症状和体征,症状的表现差异性较大

2. 关于心理、社会因素与疾病的关系,下列说法不正确的是　　　　　　　　（　　）
    A. 与躯体疾病毫无关系
    B. 可以作为病因在精神障碍的发病中起重要的作用
    C. 可以在躯体疾病的发生、发展中起重要的作用
    D. 可以引起心身疾病
    E. 可以作为相关因素影响精神障碍的发生、发展

3. 以下病因比较明确的精神疾病是　　　　　　　　　　　　　　　　　　（　　）
    A. 精神分裂症　　　　　　　　B. 抑郁症　　　　　　　　C. 焦虑症
    D. 脑炎所致精神障碍　　　　　E. 强迫症

4. 患者自命不凡,认为自己是超常人物,有特殊的才能、地位和权势,属于下列何种妄想
　　　　　　　　　　　　　　　　　　　　　　　　　　　　　　　　　　（　　）
    A. 被害妄想　　　B. 嫉妒妄想　　　C. 关系妄想　　　D. 钟情妄想　　　E. 夸大妄想

5. 患者坚信食物中已被他人投放了毒药而拒绝进食,此症状为　　　　　　　（　　）
    A. 被害妄想　　　B. 罪恶妄想　　　C. 错觉　　　　D. 关系妄想
    E. 物理影响妄想

6. 患者内心体验贫乏,对切身相关的各种事情表现无动于衷,面部表情呆滞,此症状为（　　）
    A. 思维中断　　　B. 思维迟缓　　　C. 情感迟钝　　　D. 情感淡漠　　　E. 情感低落

7. 患者整块吞食排骨,声称是为了得到"硬骨头精神",此为　　　　　　　（　　）
    A. 强迫性思维　　　　　　　　B. 病理象征性思维　　　　　C. 妄想
    D. 幻想　　　　　　　　　　　E. 语词新作

8. 言语性幻听最常见于　　　　　　　　　　　　　　　　　　　　　　　（　　）
    A. 精神分裂症　　　B. 躁狂症　　　C. 神经症　　　D. 强迫症　　　E. 抑郁症

9. 关于妄想以下哪一项不正确　　　　　　　　　　　　　　　　　　　　（　　）
    A. 妄想都是与事实相符的信念
    B. 妄想是一种病理性的歪曲信念

C. 妄想是不可以通过摆事实、讲道理说服的信念

D. 妄想是一种坚信不疑的信念

E. 妄想内容均涉及患者本人

10. 随境转移主要见于　　　　　　　　　　　　　　　　　　　　　　　　　（　　）

    A. 精神分裂症　　B. 抑郁症　　　　C. 神经症　　　　D. 躁狂症

    E. 精神发育迟滞

11. 以下有关精神障碍病因的说法哪一项正确　　　　　　　　　　　　　　　（　　）

    A. 遗传是精神障碍发生的最主要因素

    B. 精神刺激最常导致精神障碍的发生

    C. 精神障碍的发生与多因素有关

    D. 社会变动不会引起精神障碍的发生

    E. 脑部疾病是导致精神障碍发生的最主要因素

12. 精神症状的检查方法主要是　　　　　　　　　　　　　　　　　　　　　（　　）

    A. 交谈和观察　　B. 脑电图　　　　C. 心电图　　　　D. 多普勒　　　E. 磁共振

13. 患者意识清晰,却否认有病,不愿住院,拒绝接受治疗。患者属于以下哪一种状态（　　）

    A. 自知力完整　　B. 自知力丧失　　C. 部分自知力　　D. 朦胧状态　　E. 定向障碍

14. 以下说法哪一项不对　　　　　　　　　　　　　　　　　　　　　　　　（　　）

    A. 正常人也可能出现感知觉障碍,如错觉

    B. 患者的幻觉内容是不存在的

    C. 感知综合障碍的患者所感知的事物是存在的

    D. 感知综合障碍的患者所感知的事物是不存在的

    E. 妄想的内容虽然多不符合现实实际情况,可是患者却常坚信不疑

15. 以下有关幻觉的说法,哪一项正确　　　　　　　　　　　　　　　　　　（　　）

    A. 患者往往能意识到幻觉内容的真假

    B. 患者不会对幻觉的内容做出回应,更不会受其支配

    C. 患者会对幻觉的内容做出回应,甚至受其支配

    D. 患者的幻觉都是通过感官获得的

    E. 患者的幻觉都不是通过感官获得的

16. 以下哪些症状多伴随情感高涨同时出现　　　　　　　　　　　　　　　　（　　）

    A. 思维破裂、意志减退　　　　　　　　　　B. 思维贫乏、意志缺乏

    C. 情感淡漠、思维贫乏　　　　　　　　　　D. 病理性激情、思维奔逸

    E. 思维奔逸、活动增多

17. 情感淡漠常伴有以下哪些症状　　　　　　　　　　　　　　　　　　　　（　　）

    A. 思维破裂、意志减退　　　　　　　　　　B. 思维贫乏、意志减退

    C. 情感低落、思维贫乏　　　　　　　　　　D. 病理性激情、思维奔逸

    E. 思维奔逸、活动增多

18. 以下有关焦虑的说法哪一项正确　　　　　　　　　　　　　　　　　　　（　　）

    A. 是一种正常人不会出现的情绪反应

    B. 对人总是起到不好的作用

    C. 患者常感到缺乏明显的客观原因或充分根据,是一种莫名的恐慌感

    D. 只是一种情绪,对患者生活不会产生影响

E. 只是一种情绪反应,患者躯体不会有异常感觉

19. 以下有关意志行为障碍的说法哪一项正确 （　　）

　　A. 意志减弱和意志缺乏一样,都是意志活动减少的表现,只是减少的程度不同

　　B. 都表现为懒散、缺乏活动的要求,没有质的区别

　　C. 意志减弱和意志缺乏的患者都能意识到自身的变化,但是自控能力不同

　　D. 意志缺乏的患者能意识到自身变化,而意志减弱的患者意识不到

　　E. 意志减弱和意志缺乏虽然外在表现相似,但有质的区别

20. 以下有关精神发育迟滞和痴呆的说法正确的是 （　　）

　　A. 都属于思维障碍

　　B. 智能低下发生在脑发育成熟前后是两者的重要区别

　　C. 两者的区别在于智力低下的程度不同

　　D. 两者的区别在于是否能被治愈

　　E. 两者没有区别,只是叫法不同

(二) A2 型题

每一道考题以一个小病例出现,其下面均有 A、B、C、D、E 五个备选答案,请从中选择一个最佳答案。

21. 患者入院后某日在厕所内用手摸电门,被及时发现,给予对症处理。经了解,患者说总听到有人对他说:"这里的人都想害死你,活得太痛苦了,自杀吧。"这位患者出现了什么症状 （　　）

　　A. 错觉　　　　B. 命令性幻听　　C. 感知综合障碍　D. 思维破裂　　　E. 情感低落

22. 患者说:"在我脑袋里有讲话的声音,虽然不是用耳朵听到的,也没有声音,但我能听到,而且和耳朵听到的一样。这是无声的言语,告诉我努力、努力、继续努力。"患者的症状是 （　　）

　　A. 错觉　　　　　B. 感知综合障碍　C. 假性幻听　　　D. 情感高涨　　E. 夸大妄想

23. 患者齐某,女性,19 岁。一日放学回家路上,路过菜市场,看到不相识的卖土豆的中年妇女吐了口痰,立即认为是对她有意见,她跑上前去指责那个中年妇女。齐某的症状是 （　　）

　　A. 关系妄想　　　B. 被害妄想　　　C. 钟情妄想　　　D. 夸大妄想　　　E. 被洞悉感

24. 患者章某整日兴高采烈,眉飞色舞,自觉内心愉快,无忧无虑,精力充沛,整日忙碌,不觉疲惫,但是做事常虎头蛇尾。患者的症状是 （　　）

　　A. 思维奔逸　　B. 焦虑　　　　C. 情感倒错　　　D. 情感高涨　　　E. 思维破裂

25. 医师问:"你多大了?"患者答:"身体健康,小河流水,过年了,马马虎虎,宝莲灯,你是谁,飞蛾扑火,哗啦啦……"患者存在 （　　）

　　A. 思维奔逸　　B. 思维扩散　　C. 思维破裂　　　D. 象征性思维　　E. 思维贫乏

(三) A3 型题

以下提供了若干个病例,每个病例下设 2～4 个考题,请根据病例所提供的信息,在每道题下面 A、B、C、D、E 五个备选答案中选择一个最佳答案。

(26～27 题共用题干)

李某,女性,20 岁,舞蹈演员。地震后第二日,昏迷的李某被从废墟中救了出来,两日后清醒过来,发现自己的一条腿没有了,认为前途渺茫,没人能帮得了自己,整日哭泣,食欲缺乏,睡眠很差,甚至有自杀行为,被及时发现,给予对症处理。

26. 引起李某剧烈情绪反应的主要因素是 （ ）

    A. 生物学因素　B. 心理因素　　C. 环境因素　　D. 社会因素　　E. 以上都不对

27. 李某的情绪障碍是以下哪一种症状 （ ）

    A. 焦虑　　　　B. 恐惧　　　　C. 易激惹　　　D. 情感淡漠　　E. 情感低落

（28～30题共用题干）

    小张护士经常见到患者孙某独处时出现侧耳倾听等表现,于是寻找机会和孙某聊天,得知孙某经常听到室内有人在其耳边说话,内容有的与孙某无关,是几个人在一起争论,有的是要求孙某做一些事,如吃饭喝水要小心,防止别人对其下毒等。

28. 以下除哪一项外,都是患者孙某所具有的症状 （ ）

    A. 言语性幻听　B. 真性幻听　　C. 假性幻听　　D. 争议性幻听　E. 命令性幻听

29. 护士小张用了以下哪种方法来发现孙某的症状 （ ）

    A. 体检监测　　B. 心理测试　　C. 问卷调查　　D. 观察交谈　　E. 实验室检查

30. 以下有关孙某的症状说法哪一项正确 （ ）

    A. 孙某的症状只是幻听,不必太大惊小怪

    B. 孙某的幻听需要引起重视

    C. 为避免患者出现抵触情绪,对幻听内容不必追问

    D. 孙某不会对幻听中的内容当真

    E. 孙某能意识到幻听的内容是假的,不会受其支配

第三章 精神科患者的治疗环境

教学视频 教学课件

学习目标

1. 掌握 精神科护理的基本内容;精神科患者的观察内容与技巧。
2. 熟悉 家庭护理、社区精神卫生服务的概念。
3. 了解 精神科护士的基本要求。

【案例导入】

徐某,男性,45岁,城镇待业,因多次复发精神分裂症而入院。其父母因无法监管患者服药,遂将患者常年托管在医院。时值中秋节,父母两人来医院探视。当日晚间约22:30,护士巡视病房闻到一股焦煳味,立即检查,发现徐某抽烟,并将烟头藏在被褥下,护士及时灭火并对其进行询问,患者回答是其父母探访时带来的。随后,护士对患者进行安全教育,患者情绪激动、态度恶劣,在护士反复耐心劝导下,患者逐渐恢复平稳状态。

思考题:

1. 作为一名精神科护士,应具备什么样的心理素质和专业素质?
2. 护士在巡视病房的过程中需要具体观察患者哪些方面的内容?

WHO在2001年明确指示要开展社区精神卫生服务,2007年5月在日内瓦举行的社区精神卫生全球论坛上,WHO再一次呼吁世界各国提供一个社区精神卫生服务网络。因此,精神疾病患者的家庭护理和社区防治与护理工作同样也是精神科护士的重点工作内容,值得重视。本章将重点介绍精神障碍患者的医院护理、家庭护理以及社区护理。

【知识链接】

美国社区精神卫生中心的产生

1963年,美国总统肯尼迪做了有关精神疾病和智力发育不全的国情咨文,呼吁要使精神疾病患者重返地方社区,主张让患者重返社会,在社区中进行预防、治疗和管理,综合性的社区精神卫生中心的概念由此诞生。在州政府和联邦政府的共同努力下,美国各州普遍建立了社区精神卫生中心。

第一节　精神障碍患者的医院护理

一、精神科护士的基本要求

作为精神科护士要具备以下基本素质,才能应对复杂多变的精神科护理工作:

(一) 心理素质

精神科护理工作中遇到的大多是有心理缺陷的患者,这就要求精神科护士要注重培养自己的心理素质,保证自己身心和谐,适应内外环境。

1. 具有坚强的意志　护士应具有坚强的意志,极强的心理承受能力,善于调控自己的情绪,能友好地对待各类精神疾病患者,唤起其战胜疾病的信心。

2. 具有健康的心态　护士应用健康的心态、积极向上的精神去感染、影响患者,以平和的心境对待患者难以理解的言行。

3. 具有良好的性格　护士应具有良好的性格,同情、尊重和接受精神疾病患者;做到自信、自爱、自强,律己慎独,端庄大方,树立良好的自我形象,增加患者的信任程度。

(二) 专业素质

1. 具有完整的知识结构　精神疾病与躯体疾病不同,许多病因不但以生物学为基础,而且经常涉及社会心理因素。精神科护士在具备精神疾病学和一般医学的专业理论知识和临床经验的同时,还应具备心理学、社会学、行为学、伦理学等知识。

2. 具有职业道德素质　精神科护士应当热爱护理工作,有良好的医德医风。对精神疾病患者给予耐心、爱心和同情心。正确地对待自己的本职工作,全心全意地为患者服务。

3. 具有敏锐的观察能力　精神科护士应具备敏锐的观察能力。部分患者为达到出院的目的,有意隐瞒病情,护士要善于利用与患者接触的机会,从患者的言语、行为、姿态、表情、眼神等方面去发现问题,防患于未然。

4. 具备良好的沟通能力　精神科护士除应具备一般的沟通技巧外,还应掌握与患者的特殊沟通技巧,如避免对偏执性人格障碍者过于热情、对有幻觉的患者给予客观解释等。

5. 具备较强的科研和教学能力　目前,精神科护理工作还有很多不完善的地方,需要护士刻苦钻研业务,不断充实多学科的信息储备。同时,护士还应具备一定的宣传和教育能力,能为患者及其家属、高危人群宣传精神卫生知识,能承担专业教学任务,为精神科护理培养后备力量。

二、精神科护理的基本内容

(一) 一般护理

精神疾病患者在思维、情感、意志、行为等方面明显异常,严重者可有自伤、伤人、毁物等行为,危及社会,并造成严重影响。因此,精神科护理要特别做好以下常规护理工作:

1. 安全护理　护士要时刻注意患者及自身的安全,掌握患者的特点,经常巡视,善于捕捉患者语言和非语言的暗示信息,将意外事故的危险消灭在萌芽状态。在护理工作中,要注意预防患者自杀、外逃、冲动行为等意外事故的发生。

2. 密切观察患者　精神疾病患者在精神、躯体各方面的症状表现主要依靠临床观察协助诊断,护士要善于从患者异常的表情、行为中观察病情,为诊断和治疗提供依据。

3. 用药护理　药物治疗是治疗精神疾病的主要途径,多数精神疾病患者存在拒药、藏药的现象。藏药的原因主要有:① 疾病因素,不承认自己有病或者受幻觉、妄想指使。② 害怕药物的不良反应,担心长期用药影响今后的学习、就业、恋爱和婚姻等。藏药的方式也多种多样,多数患者藏于口腔内舌下、两颊或唇齿之间,部分患者将药藏在指缝、衣袖和口袋内,对有引吐行为的患者服药后要保持在护士视线之内 10~15 分钟,以防吐药。

4. 心理护理　心理护理的重点是启发和帮助患者正确地认识、对待疾病,鼓励患者树立战胜疾病的信心,促进康复。

5. 做好组织管理工作　为做好病房管理,顺利开展医疗护理工作,必须把患者组织起来,在良好的环境中有组织地接受治疗和护理,在集体活动中恢复工作、学习能力,为早日重返社会打下良好的基础。

6. 严格执行医嘱　护士在为患者进行治疗操作时,应认真执行"三查八对"制度,三查即操作前查、操作中查、操作后查,八对即对床号、姓名、药名、剂量、浓度、时间、用法、药品有效期,以保证准确无误地执行医嘱。

7. 合并躯体疾病患者的护理　对于各种躯体疾病所致的精神障碍,在原则上必须控制躯体疾病,给予常规护理。然而,躯体疾病通常影响精神疾病病症的治疗,若处理不好,可导致原有躯体疾病的恶化。因此,在控制躯体症状的同时,不得忽视对精神症状的治疗与护理。

(二) 生活护理

精神疾病患者日常生活不能自行料理,护士需要督促、帮助或代理,做好生活护理,使患者在最舒适的状态中接受治疗。

1. 饮食护理　精神疾病患者,如被害妄想症、木僵的患者,当患者怀疑食物有毒时,护士可以尝一口,消除患者顾虑。对于木僵患者,不宜强行喂食,可将饮食放于床头柜,等待患者拿取,必要时进行鼻饲。

2. 个人卫生护理　许多精神疾病患者生活不能自理,不注意个人卫生,往往导致机体免疫力下降,导致其他部位感染或躯体疾病,护士应为患者做好口腔护理、皮肤护理等,从而减少并发症的发生。

三、精神科患者的观察与记录

精神疾病患者的临床表现复杂多变,精神科护士应严密观察其病情变化,同时做好详细的记录。

(一) 观察

严密观察病情,及时掌握病情变化,是精神科护理的重要环节,也是提高护理质量的重要标志,护士通过对精神疾病患者的细心观察,可以及时发现问题,为患者规避危险。

1. 观察内容

(1) 一般情况　包括仪表,卫生状态,全身有无外伤,生活自理程度,睡眠、进食、排泄情况,接触交谈是否自然,沟通时是否存在对人过分热情、冷淡、粗暴或抗拒以及治疗、护理是否合作等。

(2) 精神状态　患者情感是否稳定,有无妄想、幻觉、错觉,有无思维障碍,有无自杀、自伤、伤人毁物及逃跑企图,有无自知力等。重点观察内容如下:

1) 错觉:即观察事物歪曲的知觉。错觉的种类、内容、出现时间及频度,与其他精神症状的关联。

2) 幻觉:幻觉的种类、内容、出现时间,区分真性与假性幻觉,与其他精神症状的关联。

3) 思维联想障碍:联想的数量、语速、结构有无异常,有无思维迟缓、中断、不连贯等。

4）思维内容障碍：有无妄想，其种类、内容、性质、出现时间、原发或继发、涉及范围是否固定、是否成系统，内容荒谬或接近现实，与其他症状的关系。

5）思维逻辑障碍：思维逻辑结构如何，有无思维松弛、思维破裂、象征性思维、逻辑倒错等。

6）记忆力：有无即刻记忆、近记忆和远记忆减退现象，若有明显记忆力减退，应进一步检查智力。

7）智能：可按患者文化水平适当提问，如一般常识、计算力、理解力、分析力和专业知识等相关问题。

8）自知力：有无自知力损害及其损害程度。

（3）躯体情况 观察生命体征的变化情况，有无咯血、呕吐、水肿、脱水，是否存在呼吸系统、消化系统及心血管系统等疾病。

（4）治疗效果及不良反应 评估患者当前有无回归社会的能力。治疗精神疾病的用药多存在不良反应，观察有无皮疹、黄疸、锥体外系症状及其他明显的不适感等。

2. 观察技巧

（1）观察方法 一般分为直接观察法和间接观察法。

1）直接观察法：是指护士直接与患者接触，查看患者的意识状态、情绪、言语、眼神、动作及自理能力，询问或听取患者的诉说。

2）间接观察法：是指护士从侧面观察患者，即在允许的情形下从患者的日记、书信和绘画中，或从患者所熟识的人中获得信息。

（2）接触方法 精神科护士应根据不同病情采取不同的接触方法。在接触患者前，应先了解其病史、诊断及治疗过程，掌握患者的一般情况，如年龄、职业、文化程度等。

（二）记录

护理记录是护士对患者的病情观察和护理措施实施的原始文字记载。详细的护理记录能反映患者的病情及护理的全过程，有助于医疗诊断与护理工作经验的积累，也是原始的、重要的法律依据。

1. 记录内容

（1）护理首页 包括患者入院的时间、入院时的生命体征及躯体情况、精神状况、自知力、过敏史等。

（2）护理诊断 将收集到的患者资料分析整理，通过对患者的整体情况进行评估，确定护理诊断。

（3）护理计划 根据护理诊断按轻、重、缓、急先后顺序，制订护理计划。应首先考虑到满足患者的生理需要，而后根据护理诊断确定相应的重点和长期护理目标。

（4）病情变化 随着患者的症状不断变化，要及时修改护理计划并做好记录，危重患者应记录病情变化、抢救经过和护理经过。

（5）护理措施 针对护理计划，正确、及时为患者实施整体护理。

（6）出院总结及效果评价 对患者在住院期间的护理全过程做全面总结，与预期目标相对照，做出护理效果评价，找到成功的经验和失败的教训。

2. 记录要求

（1）及时 护理记录必须及时，患者入院后的24小时内应按要求书写护理记录，此后每3日记录1次，慢性病住院患者每7日记录1次。

（2）真实 护理记录应真实，内容应为客观事实，尤其对患者的原话和行为应据实描述。

（3）准确　护理记录要求表述准确，避免笼统、含糊不清或过多修饰，使用医学术语和公认的缩写，标点正确。

（4）完整　护理记录的眉栏、页码必须逐项、逐页填写完整，署名处要签全名。

第二节　精神障碍患者的家庭护理

家庭是个体长期生存的环境，患者可从中获得支持与关爱。为患者提供系统护理必须从家庭着手，把家庭作为一个整体，对其进行心理护理与康复护理。

一、家庭护理的概述

（一）家庭护理

家庭护理是指为了促进家庭系统及其成员达到最佳水平的健康而进行的护理实践活动。进行家庭护理要结合以下两种观点：① 把家庭整体作为护理服务对象。② 把家庭作为个体成员的环境。

（二）家庭功能

家庭功能是指家庭本身所固有的性能和功用，家庭功能决定是否满足家庭成员在生理、心理及社会各方面、各层次的要求。家庭具有如下功能：

1. 情感功能　是形成和维持家庭的重要基础，通过彼此的关爱和支持满足爱与被爱的需要，使家人建立归属感和安全感。

2. 社会化功能　家庭可提供社会教育，依据国家制定的法规和民族习俗，约束家庭成员的行为表现，给予家庭成员以文化素质教育，使其具有正确的世界观、人生观和价值观，帮助子女完成社会化过程。

3. 生殖功能　家庭的主要功能之一是生育子女，培养下一代。它体现了人类作为生物世代延续种群的本能与需求。

4. 经济功能　家庭功能之一为经营生活，而经营生活需要提供一定的经济资源，包括金钱、物质、空间等，以满足各方面的生活需要。

5. 健康照顾功能　通过家庭成员间的相互照顾，抚养子女、赡养老人，维护家庭成员的健康，并且在家庭成员生病时，能够提供健康照顾。

二、基本家庭问题及护理

（一）康复期精神疾病患者的家庭护理

1. 穿着或修饰自理缺陷患者的护理

（1）家属协同患者制订治疗计划，培养兴趣，分享自己的经验、想法和目标。

（2）家庭成员应帮助患者，使其可以生活自理，如沐浴、刷牙、洗衣等。避免对患者冷淡、放任自流或过分保护，而影响患者的康复。

（3）鼓励患者参加康复训练，指导患者进行自我照顾，使患者了解家庭成员对他的期望，克服生活懒散、终日卧床的状态。

（4）根据患者具体情况安排有益于身心健康的活动，如规律作息、做广播操、听音乐、做家务劳动等，以增加患者的生活兴趣，培养其回归社会的能力。

（5）家庭成员应支持患者，对患者取得的进步给予鼓励，使患者树立战胜疾病的信心。

　　(6) 鼓励患者和社会保持密切接触,可减少患者对家庭成员的依赖,减轻退缩行为和焦虑情绪,增强其社会适应能力。

　　2. 维持用药护理

　　(1) 指导家庭成员和患者了解维持用药的重要性,嘱其不可擅自更改药物和药量。

　　(2) 药物应由家庭成员保管,严格按医嘱合理用药,密切观察病情变化和药物不良反应,使家属了解患者服药后出现嗜睡、动作呆板、便秘、流涎、肥胖是轻微的不良反应,无须特殊处理。但是,如果出现头颈歪斜、坐立不安、四肢颤抖则是较重的不良反应,需要及时就医。另外,注意在服药期间定期复诊检查。

　　(3) 对无自知力、拒绝服药的患者,应采取多种方式确保患者治疗,如将药物研碎混入一日三餐中服用,或暗示患者所用药物为营养剂,也可改为长效针剂,每3~4周注射1次,以达到治疗效果。

　　(4) 密切观察患者有无藏药迹象,经常检查患者的衣物、活动空间有无药品,严防患者存积大量药物。

　　3. 社会交往障碍患者的护理

　　(1) 护理人员与家庭成员在患者康复阶段应加强咨询、引导、鼓励和支持。

　　(2) 执行患者康复计划,还可利用替代性照顾设施,如参加日间工疗、老年之家等。

　　(3) 参加由精神疾病康复患者组成的集会,定期开会。

　　(4) 家庭成员相互沟通非常重要,只有不断地沟通,才能促进患者健康水平和人际交往能力的提高,早日回归社会。

　　(5) 避免产生沟通中的误区,如相互不了解、患者用借口或缄默等方式影响沟通,而使家庭成员间缺乏亲密感,患者无归属感。作为家庭成员,尤其是父母要设身处地地了解患者的想法、感受和需要,帮助其解决实际问题。

　　4. 家庭应对无效患者的护理

　　(1) 护理人员做好与家庭成员的联系工作,如家庭访视、举办精神康复培训班等。

　　(2) 家庭成员要掌握与患者的沟通方法,尊重患者,给患者亲切感和安全感。母亲的教育和其给予的母爱,在患者的康复中起到至关重要的作用,有利于减轻患者的心理压力。

　　(3) 充分利用社区卫生服务资源,从社区中获取服务信息,如行为训练、压力应对训练等。

(二) 精神科患者基本家庭问题的护理

　　1. 兴奋并伴有攻击行为患者的家庭护理　　攻击行为往往在幻觉和妄想等精神症状的支配下产生。家庭成员应当尽快稳住患者情绪,以和蔼的态度与患者接触,避免对患者做出不适宜的态度和行为。对于躁狂患者,要保持中立态度,善于引导,转移其注意力至益于健康的方面。要防止多人围观及挑逗,避免患者因为激惹而更加兴奋。

　　2. 自杀、自伤患者的家庭护理　　自杀、自伤是精神疾病患者常见的危险行为,应加强危险物品的管理,患者家中陈设尽量保持简单。加强对患者的治疗,改善患者情绪与睡眠,是防止患者自杀的有效措施。

　　3. 木僵患者的家庭护理　　家属应保证患者营养和水分充足,轻度木僵可以耐心喂食,或在患者床旁放置食物。症状严重者,需请护理人员给予鼻饲。注意患者大小便情况,并保持个人卫生。注意患者安全,不放置任何具有危险性的物品,防止突然发生冲动行为而产生意外。

第三节　精神障碍患者的社区护理

社区精神卫生服务（community mental health service）是以社区为单位开展精神疾病的预防、治疗和康复工作，目的是提高该社区居民的心理健康水平。另外，精神病学的发展趋势从以精神疾病治疗为主，扩大到预防和减少心理卫生疾病和异常行为问题等更宽的领域，社区护士的工作范围以及对社区护士的要求也随之扩展。

【知识链接】

澳大利亚、中国香港地区的精神卫生服务

20世纪80年代末，澳大利亚进行了大胆的改革，撤掉了大部分精神疾病医院，在社区建立了精神卫生服务中心，除了急性、短期精神疾病患者经医院治疗，将其他的精神疾病患者落实到各个社区和家庭进行治疗和康复，从而缩短住院时间，促进患者康复，同时降低了医疗费用。

我国香港地区社区精神卫生服务是一个全方位、由多个机构共同提供精神卫生服务的体系，以个体服务计划为核心，开展了随访、有条件出院、毅置安居计划、思觉失调服务等治疗服务计划。

一、社区精神卫生护理工作的范围

1. 一级预防　为病因学预防，通过消除或减少致病因素来预防和减少精神障碍的发生，属于最积极主动的预防措施，其护理目的是预防精神障碍、心理障碍、精神疾病的发生。

2. 二级预防　为疾病发生前或发展期的护理工作，服务对象是精神健康危害发生前及发病早期的患者或需紧急照顾的急性期和危重患者。

3. 三级预防　是对临床期及康复期患者采取各种治疗和康复措施，帮助患者最大限度地恢复社会功能，减少疾病复发。护理对象是精神健康危害发生后期者、慢性病患者或康复期患者。

二、社区精神卫生护理的内容

1. 实施心理干预　精神疾病患者实施心理干预的目的是化解患者的心理冲突，指导患者认识自己、认识他人、培养患者的自理能力。护理时应给予患者支持、鼓励、安慰，为某些病症做出合理解释和说明。

2. 保证安全管理　当患者病情处于不稳定阶段时，要专人看护，尤其是有严重自杀倾向和企图外走的患者；一切对患者生命有威胁的物品不能带入患者的房间或活动场所，如金属类小刀、绳带等；门窗保持完好，当患者表现异常兴奋，不能自控，护理人员要对其进行保护性约束。

3. 进行用药指导　精神疾病患者服药的护理是康复治疗的一个关键问题，也是预防疾病复发的重要措施，社区护理人员应当根据不同患者的情况，准确进行用药指导并观察患者是否存在用药后的不良反应。

4. 提高患者睡眠质量　精神疾病患者的睡眠状况往往直接影响病情变化，社区护理人员应尽量为患者创造温馨、舒适、安静的睡眠环境；合理安排患者的作息时间，在精神症状控制后应逐渐试停催眠药，如患者对催眠药有心理依赖，可用外观相似的维生素类的药物代替。

本 章 小 结

本章节介绍了精神科患者的治疗环境,主要介绍医院、家庭、社区的治疗护理。第一节,介绍了精神科护士的基本要求、精神科护理的基本内容、精神科患者的观察和记录;第二节,介绍了精神障碍患者的基本家庭问题和护理;第三节,主要介绍了社区精神卫生护理工作的范围。从这三个方面的内容我们发现,对于精神障碍的患者,医院、家庭、社区这三个层面的护理对于患者都极为重要,作为一名精神科的护士,我们要有一双善于观察的眼睛,及时发现问题、解决患者的问题;同时,我们对精神障碍患者的家庭也应该给予关注,指导家庭成员及患者维持用药等;开展社区精神疾病的预防、治疗和康复工作,可以提高社区居民的心理健康水平。

练习题

(一) A1 型题

每一道考题下面有 A、B、C、D、E 五个备选答案,请从中选择一个最佳答案。

1. 精神科护士应具备的心理素质中不包括 ( )
   A. 稳定的情绪　　B. 强健的体魄　　C. 敏锐的观察力
   D. 果断的意志力　E. 灵活的注意力

2. 对不同症状患者接触时的要点,不正确的是 ( )
   A. 对缄默状态的患者静坐其身旁
   B. 对妄想患者启发其诉说并以听为主
   C. 对抑郁消极患者诱导其疏泄内心的痛苦
   D. 对有攻击行为的患者不能与其交谈
   E. 对患者表达同感心

3. 对木僵的患者 ( )
   A. 护士示范进餐　　B. 单独进食、专人监护　　C. 由病友劝说进餐
   D. 集体进餐　　　　E. 将饭菜置于床旁

4. 错觉是指 ( )
   A. 对客观事物歪曲的知觉
   B. 对已知的事物有未经历的陌生
   C. 对从未经历过的事物有熟悉感
   D. 对客观事物部分属性产生了错误的知觉感
   E. 没有客观事物作用于感官时出现的知觉体验

5. 患者感到不用耳朵能听到胸内有陌生人骂自己的声音,这一症状是 ( )
   A. 内脏性幻觉　　B. 夸大妄想　　C. 假性幻觉　　D. 功能性幻觉　　E. 反射性幻觉

6. 患者高热时,将输液管看成是蛇,此症状是 ( )
   A. 幻觉　　　　　B. 错觉　　　　　C. 虚构
   D. 错构　　　　　E. 感知综合障碍

(二) A2 型题

每一道考题以一个小病例出现,其下面均有 A、B、C、D、E 五个备选答案,请从中选择一个最佳答案。

7. 某男,30 岁,精神分裂症患者。怀疑有人要害他,并在自己房间录音和录像,监视自己的一举一动。患者能在护士的要求下服药,但说饭里有毒而拒绝吃饭。其父十分担心,不停地向护士询问其预后,护士给予耐心地回答。下列哪一项不是精神科护士的角色　　　　(　　)

    A. 护理者　　　　B. 治疗者　　　　C. 父母的替代者　D. 咨询者　　　　E. 压制者

8. 赵某,男性,19 岁,从小与奶奶生活至今。因人格障碍入院治疗。其奶奶叙述:赵某一向对人刻薄,总是喜欢恶作剧,爱作弄人,好冲动且不易控制。护士最初应采取的措施是(　　)

    A. 将其与其他患者隔离　　　　　　　　B. 严密观察患者的言行举止

    C. 向患者讲明医院的各项规定　　　　　D. 限制其活动

    E. 告知患者,如果不听话就会被限制

(三) A3 型题

以下提供了若干个病例,每个病例下设两个考题,请根据病例所提供的信息,在每道题下面 A、B、C、D、E 五个备选答案中选择一个最佳答案。

(9~10 题共用题干)

某精神分裂症患者,男性,18 岁。整天卧床,不吃饭、不排二便,表情呆板,对刺激无反应。护士采取了有针对性的护理措施。

9. 护理该患者时护士最先扮演的角色是　　　　　　　　　　　　　　　　　　(　　)

    A. 教育者　　　　B. 护理者　　　　C. 协调者　　　　D. 管理者　　　　E. 咨询者

10. 护理该患者,对护士的职业素质要求中最重要的是　　　　　　　　　　　　(　　)

    A. 有奉献精神　　　　B. 关爱患者　　　　C. 广博的知识

    D. 良好的心理素质　　E. 尊重患者

(11~12 题共用题干)

某患者,近些天来常独处,明显表现出言语减少、愁眉苦脸、闷闷不乐、唉声叹气,有时说:"活在世上没意思,生不如死。"食欲减退,入睡困难。

11. 该患者潜在的危险行为是　　　　　　　　　　　　　　　　　　　　　　(　　)

    A. 暴力行为　　　B. 自杀行为　　　C. 出走行为　　　D. 情感暴发　　　E. 违拗行为

12. 针对该患者做好安全护理,不包括　　　　　　　　　　　　　　　　　　(　　)

    A. 加强病区的安全物品管理　　　　　　B. 患者可单独外出散心

    C. 密切观察病情　　　　　　　　　　　D. 遵医嘱进行药物治疗

    E. 给予心理支持

(13~14 题共用题干)

某女,18 岁,患躁狂抑郁双相障碍入院。2 年前,患者开始出现失眠,情绪低落,少语少动,食欲缺乏;而后又出现兴奋话多,夸大,易激动等表现。入院给予多塞平等药物治疗。

13. 入院当日,患者有自杀意念,此时患者首要的护理问题是　　　　　　　　(　　)

    A. 有暴力行为的危险　　　　　　B. 少语少动、食欲缺乏导致营养失调

    C. 情绪低落,个人应对无效　　　D. 情绪低落导致自我照顾能力缺失

    E. 无自知力,不合作

14. 针对患者的表现,护士采取的护理措施中不妥的是　　　　　　　　　　　(　　)

    A. 保证充足的营养和水分　　　　B. 保证休息与睡眠

    C. 立即采用隔离措施,防止自杀行为　　D. 鼓励疏泄不良情绪

    E. 保证药物治疗顺利进行

第四章　精神疾病治疗过程的护理

教学视频　　教学课件

学习目标

1. 掌握　抗精神病药、抗抑郁药、抗躁狂药、抗焦虑药的适应证、主要不良反应、用药护理及改良电痉挛治疗的概念和护理方法。

2. 熟悉　抗精神病药、抗抑郁药、抗躁狂药、抗焦虑药的主要作用机制及临床应用。

3. 了解　心理治疗、工娱治疗和康复治疗的概念、治疗原则、治疗方法、治疗过程及护理。

4. 结合临床案例，能运用所学知识开展药物护理、心理护理等其他治疗过程的护理。

5. 在实践中尊重、理解、关爱患者。

【案例导入】

患者，女性，26 岁，已婚，农村小学教师。主诉：患者于一年前产假结束后回到了工作岗位，当时在工作上新领导提出了多媒体教学的高要求，职称上还有刚参加工作的大学生和她竞争。诸多问题让她感到很不适应，不久就觉得情绪低落，疲乏无力，对什么事都不感兴趣。她晚上往往深夜 12 点后才能入睡，早晨四五点钟就醒了，醒后就再也睡不着了。近两个月来，病情加重，时常出现自杀念头，忧心忡忡，不愿处理家庭事务，不爱出门，整日呆坐，记忆力下降很多。

她回忆八年前曾有过类似心情不好的状态，持续约两个月，通过药物治疗完全缓解。此后工作生活一直很顺利，没有出现这种情况，直到此次发病。

思考题：

1. 根据病史，请找出患者在思维及感知、自知力、睡眠、生活状态、社交等方面的具体表现。

2. 针对患者存在的这些问题该如何开展护理，列出相应的护理措施。

精神疾病是由多种原因引起的思维、情感、行为等精神活动障碍的一类疾病。有统计显示，我国精神疾病患者有 1 亿多人，其中 80% 精神疾病患者得不到有效治疗，精神疾病患者犯罪不断发生，严重危害社会治安，同时也严重影响患者的社会适应能力，难以完成其对家庭和社会应担负的责任。因此，对精神疾病患者进行及时的治疗和护理是促使患者恢复、重返社会的有效途径。精神疾病的治疗方法主要包括药物治疗、电痉挛治疗、心理治疗、行为治疗、工娱与康复治疗等。本章将重点介绍抗精神病药、抗抑郁药、抗躁狂药和抗焦虑药等精神药物治疗的基本要点，药物不良反应、用药护理以及电痉挛治疗等的护理要点。依据现代医学模式，在强调用药物控制精神症状的同时，重视社会心理康复对减少和预防复发，提高患者社会适应能力所起的作用。

第一节　精神药物的应用及护理

精神药物(psychotropic drugs)主要是指作用于中枢神经系统、影响精神活动的一类药物。根据临床使用目的依次分为抗精神病药、抗躁狂药、抗抑郁药和抗焦虑药四大类。

一、抗精神病药

抗精神病药(antipsychotic drugs)是主要用于治疗精神分裂症和其他具有精神病性症状的药物。由于这类药物在治疗剂量范围内,不会影响患者的意识和智能,能有效地控制精神分裂症患者的精神运动性兴奋、幻觉妄想、敌对情绪、思维障碍和奇特行为等精神病阳性症状,同时还可以改善情感淡漠和社会退缩等精神病阴性症状,是目前治疗精神疾病的首选治疗方案。

【知识链接】

典型与非典型抗精神病药物

根据2000世界精神病协会(WPA)提出的分类标准,抗精神病药物分为第一代抗精神病药和第二代抗精神病药,临床上将第一代抗精神病药物一般称为典型抗精神病药物,第二代抗精神病药称为非典型抗精神病药物;新一代非典型抗精神病药物在改善精神分裂症的阳性、阴性症状以及安全性、耐受性、锥体外系综合征发生率等方面,明显优于传统抗精神病药。

(一)分类

抗精神病药按化学结构分类,如表4-1。

表4-1　常用抗精神病药的分类、剂量范围

类别	药名	剂量范围
典型抗精神病药		
吩噻嗪类(Phenothiazines)	氯丙嗪(chlorpromazine)	200～600 mg/d
	奋乃静(perphenazine)	16～48 mg/d
	氟奋乃静(fluphenazine)	15～20 mg/d
	三氟拉嗪(trifluoperazine)	10～30 mg/d
	氟奋乃静(fluphenazine)	每周12.5～50 mg
硫杂蒽类(thioxanthenes)	氯普噻吨(chlorprothixene)	50～400 mg/d
	替沃噻吨(tiotixene)	5～30 mg/d
丁酰苯类(Butyrophenones)	氟哌啶醇(haloperidol)	5～20 mg/d
	五氟利多(penfluridol)	每周20～100 mg
甲酰胺类(Benzamide)	舒必利(sulpiride)	600～1200 mg/d
非典型抗精神病药		
	氯氮平(clozapine)	150～450 mg/d
	利培酮(risperidone)	2～6 mg/d
	奥氮平(olanzapine)	10～20 mg/d
	喹硫平(quetiapine)	300～750 mg/d
	齐拉西酮(ziprasidone)	80～160 mg/d
	阿立哌唑(aripiprazole)	10～30 mg/d

(二)作用机制

抗精神病药主要通过阻断脑内多巴胺和 5-羟色胺(5-HT)等受体,从而有效地控制精神疾病患者的精神症状而具有抗精神病作用,同时还对脑内多种受体具有阻断作用而产生不良反应。一般来说,典型抗精神病药以阻断 D_2 受体为主,对阳性症状有效,锥体外系不良反应严重;非典型抗精神病药主要阻断 5-HT,而对 D_2 阻断作用较小,故抗精神病作用比典型抗精神病药强,对精神分裂症阳性症状、阴性症状及认知改善有很好的作用,而锥体外系症状少见。

(三)临床应用

1. 适应证 本类药物主要用于治疗精神分裂症,也可用于治疗躁狂症、心因性精神障碍、围绝经期精神障碍,在脑器质性精神疾病和症状性精神疾病的对症治疗中,剂量宜小。

2. 禁忌证 严重心血管疾病、肝病、肾病、内分泌疾病患者以及严重全身感染者禁用,重症肌无力、闭角型青光眼、药物过敏者禁用,白细胞过低、老年人、孕妇和哺乳期妇女等慎用。

本类药物不宜用于神经症,不可作为催眠药物应用。

(四)不良反应及处理

1. 过度镇静和嗜睡 一般低效价的药物镇静作用较强,而高效价的药物很少产生镇静作用。作用较明显的是氯丙嗪、氯氮平等,多在一定时间内适应,无须特殊处理。

2. 锥体外系症状 为最常见的不良反应,包括以下四种表现:

(1)急性肌张力障碍 出现最早,常在用药后数日内发生。男性和儿童比女性更常见。表现为舌、背、颈和面部肌肉严重痉挛,呈现不由自主的、奇特的表现,包括苦笑面容、斜颈、颈后倾、面部怪相和扭曲、吐舌、张口困难、角弓反张和脊柱侧弯等。肌内注射东莨菪碱 0.3 mg 即可缓解。

(2)静坐不能 在治疗 1~2 周后最为常见,发生率约为 20%。表现为无法控制的身体扭动、不能静坐、反复走动或原地踏步等。服用苯二氮䓬类药或 β 受体拮抗药等有效,但抗胆碱药通常无效。

(3)帕金森综合征 最为常见。治疗最初的 1~2 个月发生,发现率可高达 56%。女性比男性更常见,老年患者常因淡漠、抑郁或痴呆而误诊。表现可归纳为运动不能、肌张力高、震颤和自主神经功能紊乱。最初始的形式是运动过缓,体征上主要为手足震颤和肌张力增高,严重者有协调运动的丧失、僵硬、佝偻姿势、慌张步态、面具脸、粗大震颤、流涎和皮脂溢出。服用苯海索有效,每日1~2 mg,视需要及耐受情况逐渐增加。

(4)迟发性运动障碍 多见于持续用药数年后,极少数可能在数月后发生。用药时间越长,发生率越高。女性稍高于男性,老年和脑器质性疾病患者中多见。表现以嚼肌、舌肌、颊肌不自主、有节律的刻板式运动为特征。其严重程度波动不定,睡眠时消失、情绪激动时加重。迟发性运动障碍最早体征常是舌或口唇周围的轻微震颤。尚无有效药物治疗,使用最低有效剂量或换用锥体外系反应低的药物,这样的患者不能使用抗胆碱药苯海索,使用会加重症状。

3. 恶性综合征 表现为严重肌强直、自主神经功能紊乱、高热、心动过速、血压升高、出汗、意识障碍等,血清磷酸激酶升高,病因不明,氟哌啶醇类高效价药物过量、过快使用时发生,男性及年轻患者易发生。应立即停用抗精神病药,支持及对症处理。恶性综合征恢复后可重新开始抗精神病药治疗。

4. 内分泌反应 催乳素分泌增多,女性出现月经失调、停经、不排卵、不孕、雌激素水平低、泌乳、性欲减退和性感缺乏。男性出现勃起和射精功能障碍。

5. 心血管系统不良反应 表现为体位性低血压、QT 间期延长、心律失常及心电图改变。以低效价的抗精神病药(如氯丙嗪)最常见。应缓慢增加药物剂量,加强护理,必要时换药。

6. 自主神经系统不良反应 抗胆碱作用、α 肾上腺素阻断作用,可出现口干、便秘、视物模糊、多汗、胃肠蠕动减少和尿潴留等。一般无须特殊处理,必要时对症治疗。

7. 其他

(1) 肝功能损害 表现为丙氨酸氨基转移酶(ALT)升高,微胆管阻塞性黄疸,胆汁阻塞性黄疸罕见。轻度者继续观察并进行保肝治疗,必要时换药。

(2) 过敏反应 白细胞减少、药疹、光敏性皮炎等。可给予抗组胺治疗,避免日晒,或换其他药物。

(3) 血象改变 氯氮平引起粒细胞减少。

(五) 用药护理

1. 了解患者的服药态度,注意观察患者服药情况。由于精神疾病患者自知力缺乏,否认自己有病,往往拒绝服药、吐药或藏药。因此,医护人员必须运用心理治疗以及治疗性沟通技巧,向患者宣传服药的意义和目的,帮助患者认识疾病,配合药物治疗。

2. 发药后,护士应在确认患者吞服药后方可离开,必要时检查患者的口腔,保证患者将药服下。

3. 对拒服药者,要耐心说服、劝导,尽量争取合作。对劝说无效者、兴奋躁动者以及吞咽困难、意识障碍者不可强行灌药,可以采用肌内注射、静脉注射、鼻饲等给药途径,以免发生意外。

4. 密切观察患者用药后的反应,以供医师在用药以及调整剂量时参考,如出现不良反应,及时告知医师。

5. 注意观察患者用药期间的躯体症状,定期进行肝功能以及血药浓度等血液生化检查,保证患者的用药安全,并叮嘱患者起床或体位改变时动作要缓慢,防止体位骤然改变引起体位性低血压发生。

二、抗抑郁药

抗抑郁药(antidepressants)是主要用于治疗各类抑郁性精神障碍的一类药物。临床研究表明,各种抗抑郁药均可使约 70% 的抑郁患者病情明显改善,维持治疗可使反复发作的抑郁减少复发。

(一) 抗抑郁药分类

根据药理作用部位,可以将现有的抗抑郁药分类,如表 4 - 2。

表 4 - 2 常用抗抑郁药物的分类、剂量范围

类别	药名	剂量范围(mg/d)
三环类(TCA)	丙米嗪(imipramine)	150～250
	阿米替林(amitriptyline)	150～250
	多塞平(doxpein)	150～250
	氯米帕明(clomipramine)	150～250
四环类(FCA)	马普替林(tetracyclica)	100～225
	米安色林(mianserin)	30～90
单胺氧化酶抑制剂(MAOI)	吗氯贝胺(moclobemide)	300～600
选择性 5 - HT 再摄取抑制剂(SSRI)	氟西汀(fluoxetine)	20～60
	帕罗西汀(paroxetine)	20～50
	舍曲林(sertraline	50～200
其他	曲唑酮(trazodone)	100～300

（二）作用机制

抗抑郁药作用机制主要通过抑制去甲肾上腺素（NA）、5-羟色胺（5-HT）再摄取、抑制单胺氧化酶活性、减少单胺类递质的降解等发挥作用。这些药物大多以单胺学说作为抑郁症发病机制并在此基础上建立动物模型筛选出来的，所以在药理作用、临床应用和不良反应等方面具有许多相似之处。就不良反应而论，因增加 5-HT 和阻断 α 受体而影响睡眠和血压，因阻断 M 受体会引起口干、便秘、视物模糊，NA 增加和 M 受体的阻断可致心律失常，中枢和外周自主神经功能紊乱也会诱发惊厥、性功能障碍和摄食、体重的改变等。

（三）临床应用

1. 适应证　适用于治疗各类抑郁症、焦虑症、心境恶劣、惊恐障碍、儿童多动症、强迫障碍及其他（如畏食症、分裂症后抑郁等），以抑郁症状为主的精神障碍。

2. 禁忌证　严重心血管疾病、肝病、肾病以及癫痫、青光眼（急性闭角型）、过敏、肠麻痹者、孕妇、前列腺增生者禁用或慎用，有心血管疾病的老年人慎用。

（四）药物不良反应

1. 外周抗胆碱反应　口干、便秘、视物模糊等常见，可在用药过程中逐渐消失。严重者可能发生急性青光眼、肠麻痹、尿潴留等，必须立即停药处理，必要时注射新斯的明。

2. 心血管反应　可见心律失常、传导阻滞、体位性低血压等，心脏病患者应禁用或慎用。

3. 精神和神经系统反应　无力、失眠或嗜睡，较大剂量时出现意识障碍。

4. 过敏反应。

（五）用药护理

1. 确保患者安全服药，防止患者积存药物后自杀。

2. 由于抗抑郁效果的出现一般要在 2 周后，因此在此期间密切注意病情变化，防止自杀发生。

3. 观察药物治疗效果，以此作为医师调整药物剂量依据，如出现不良反应，及时告知医师。告知患者起床或由坐位改为立位时动作宜缓慢，防止体位性低血压发生。由于单氨氧化酶抑制剂（MAOI）能促使组胺进入血液循环，在使用此类药物时，患者要避免进食含乙醇和咖啡因的饮料以及富含酪胺的食物（如奶酪、酵母提取物、发酵的大豆类制品），否则有增加高血压反应发生的危险。MAOI 还不得与其他抗抑郁药，尤其是主要作用于 5-HT 的药物同时使用，否则有可能出现严重的高血压危象。在换用其他药物之前需要停用 MAOI 至少 2 周。

4. 症状缓解后，坚持维持治疗 6~8 个月，再逐渐减量，不能骤然停药，并进行密切观察，如有病情波动，仍应调整药量。

5. 因治疗效果及药物不良反应个体差异很大，故临床治疗切忌千篇一律。必须在临床医师严密观察下，在逐周随访的基础上进行药物调整和试用。

6. 加强心理治疗，应将病情和治疗方法详尽告诉患者，并且反复向患者保证，通过适当治疗，抑郁症可以治愈，从而减少患者心理负担，积极配合治疗。

7. 由于大剂量用药可能损害心脏，故大剂量服药者需定期进行心电图检查。

三、抗躁狂药

抗躁狂药（antimaniacs）主要用于治疗躁狂症，目前临床最常用的是碳酸锂。此外，某些抗癫痫药如卡马西平、丙戊酸钠以及抗精神病药物中的氯丙嗪、氟哌啶醇对躁狂发作也有一定的疗效。本节仅以碳酸锂为代表加以介绍。

碳酸锂于 1949 年应用于临床，用于治疗躁狂症。碳酸锂主要是锂离子发挥药理作用，治疗剂量对正常人的精神行为没有明显的影响。尽管研究已经发现锂离子在细胞水平具有多方面的作用,但其情绪安定作用的确切机制目前仍不清楚。

(一) 临床应用与药物选择

1. 适应证　临床应用于各种躁狂症。对躁狂或抑郁发作均有预防作用,也用于分裂情感性精神病、精神分裂症伴兴奋冲动或攻击性行为。

2. 禁忌证　肾衰竭、心力衰竭、严重心律失常、失钠、低盐饮食或脱水、重症肌无力者以及妊娠前 3 个月内禁用。

3. 用药方法　碳酸锂口服,一般剂量为每次 0.125～0.5 g,每日 3 次。开始可用较小剂量,以后可逐渐增加到 1.5～2 g/d,症状控制后维持量为 0.75～1.5 g/d。约 1 周后见效,故开始可并用抗精神病药,以控制兴奋症状。可用氯丙嗪或氟哌啶醇口服、肌内注射或静脉滴注给药,一旦症状减轻可改为口服。

【案例导入】

　　患者,男性,53 岁,首次入院。因活动增多,睡眠少,情感高涨,言语增多、夸大,行为异常,性本能增强,追逐女性 1 年余。诊断为躁狂症收住入院,入院后给予碳酸锂治疗,逐渐增量到 1500 mg,分 2 次口服,1 周后检测血锂浓度为 1.0 mmol/L,以后每 2 周复查 1 次血锂浓度,血锂浓度为 0.8～1.2 mmol/L。口服碳酸锂 1500 mg 治疗到 3 个月时,患者出现四肢剧烈的震颤,表情呆滞,困倦,构音障碍,发音、吐字不清,意识模糊,时间、地点定向障碍,双手在衣服上摸索的症状。四肢肌张力增高,腱反射增强,检查血锂浓度为 1.5 mmol/L,考虑为锂中毒。

　　思考题:

　　1. 锂中毒的标准是什么?

　　2. 如何处理锂中毒?

(二) 不良反应

1. 早期不良反应　有口干、烦渴、多饮、多尿、便秘、腹泻、恶心、呕吐、上腹痛。

2. 神经系统不良反应　有双手细震颤、萎靡、无力、嗜睡、视物模糊、腱反射亢进,也可引起白细胞升高。

上述不良反应加重可能是中毒的先兆,应密切观察。

3. 锂中毒　血清锂有效浓度为 0.6～1.2 mmol/L,维持治疗 0.4～0.8 mmol/L。1.4 mmol/L 为有效浓度上限,超过此值则容易中毒。早期征象为恶心、呕吐、腹泻、畏食等消化道症状,继而出现肌无力、震颤、共济失调、嗜睡、意识模糊或昏迷。处理为停用锂制剂,加速锂的排泄,静脉滴注生理盐水,茶碱、甘露醇、碳酸氢钠等均有利于锂的排泄,严重时可行血液透析。

(三) 用药护理

1. 碳酸锂安全范围小,应定期监测血清锂的浓度。

2. 服用碳酸锂时应用盐水送服,防止低钠导致锂廓清率降低,血清锂浓度升高。

3. 宜小量分次给药,以减少血药浓度波动和减低峰血浓度,从而减少不良反应。碳酸锂治疗起效较慢,一般 7～10 日才开始显效,要有耐心,不能急于增加药量。

4. 应做躯体和神经系统检查,肝肾功能和血常规、尿常规。条件许可应做甲状腺功能、血液生化,如血清钾、血清钠、血糖及心电图、脑电图检查。

5. 锂可从乳汁排泄,使婴儿产生锂中毒,故哺乳期妇女不宜服用碳酸锂。

6. 乙醇、镇静药物、某些抗精神病药和抗抑郁药,可增强锂的镇静作用,引起过度镇静或精神错乱。

7. 密切关注病情变化以及用药效果,如出现不良反应,及时告知医师。

四、抗焦虑药

抗焦虑药(anxiolytics)是一组缓解因焦虑症所引起的紧张、焦虑、恐惧情绪的药物。抗焦虑药又称为弱安定剂,是一组主要用于消除紧张和焦虑症状的药物。特别是苯二氮草类(benzodiaz-epines)在治疗时具有镇静、抗焦虑、抗癫痫和松弛肌肉作用,剂量较高时有催眠作用。其药理作用主要是通过增加 γ-氨基丁酸(GABA)和甘氨酸两种抑制性神经递质的活性而产生的,抗焦虑作用与抑制脑干网状结构及边缘系统的 5-HT 能活性有关。抗焦虑药以苯二氮草类为主,包括地西泮及其衍生物。这类药物治疗效果好,安全范围大,不良反应小,兼具抗焦虑、中枢性肌肉松弛、抗癫痫及镇静安眠等作用,临床应用最为广泛。

(一) 分类

常见抗焦虑药的分类、剂量范围及适应证,如表 4-3。

表 4-3　常用抗焦虑药的分类、剂量范围及适应证

类别及药名	剂量范围(mg/d)	适应证
苯二氮草类		
地西泮(diazepam)	5～15	抗焦虑、催眠、抗癫痫、酒替代
硝西泮(nitrazepam)	5～10	催眠、抗癫痫
劳拉西泮(lorazepam)	1～6	抗焦虑、抗躁狂、催眠
奥沙西泮(oxazepam)	30～90	抗焦虑、催眠
阿普唑仑(alprazolam)	0.8～2.4	抗焦虑、抗抑郁、催眠
艾司唑仑(estazolam)	2～6	抗焦虑、催眠、抗癫痫
氯氮草(chlordiaze)	5～30	抗焦虑、催眠、抗癫痫、酒替代
非苯二氮草类		
丁螺环酮(buspirone)	15～45	抗焦虑
坦度螺酮(tandopiron)	30～60	抗焦虑

(二) 临床应用

1. 适应证　应用于各型神经症、癫痫以及各种原因引起的失眠、惊厥、焦虑状态和强迫状态。

2. 禁忌证　严重心血管疾病、严重肝肾功能不全、药物依赖、药物过敏、早期妊娠、青光眼及重症肌无力患者禁用。

(三) 不良反应

1. 苯二氮草类　后遗效应(困倦、乏力、嗜睡、头晕);长期服用可产生耐药性和药物依赖;剂量过大,可引起呼吸抑制。

2. 丁螺环酮　以胃肠道不适多见,尚有头晕、头痛、激动、失眠等。

(四) 用药护理

1. 在诊治过程中必须重视心理治疗,做好心理转化工作,调动患者的主观能动性。

2. 服用抗焦虑药期间不能饮酒,避免加重药物毒性反应。

3. 不宜长期服药,以免产生药物依赖性,一般不超过 2 周,慢性焦虑症患者也不宜超过 6 周。

4. 苯二氮䓬类药物有呼吸抑制作用,呼吸衰竭者不宜应用。

5. 服用苯二氮䓬类药物患者,服药后不能驾驶和进行高空作业。

6. 对长期服用苯二氮䓬类患者,不能突然停药,防止戒断症状发生。

第二节　电痉挛治疗的应用及护理

电痉挛治疗(electroconvalsive therapy,ECT)又称电休克治疗,是用一定量的电流通过大脑,引起患者短暂意识丧失和全身肌肉抽搐,以达到控制精神症状的方法。无抽搐电休克治疗,又称改良的电痉挛治疗,则是在电痉挛治疗前加用静脉麻醉药和肌肉松弛剂,使患者抽搐明显减轻和无恐惧感。由于无抽搐电休克治疗适应证广、安全性高、并发症少,已被临床广泛应用。

一、适应证与禁忌证

(一) 适应证

1. 严重抑郁状态,有强烈自杀、自伤行为以及明显自责自罪者。

2. 极度兴奋躁动状态,冲动、伤人者。

3. 紧张性木僵、违拗、拒食状态者。

4. 精神药物治疗无效或对药物治疗不能耐受者。

(二) 禁忌证

1. 脑器质性疾病　颅内占位性疾病、脑血管疾病以及其他使颅内压增高的疾病者。

2. 重要脏器的严重病变　严重的呼吸系统疾病、严重的心血管疾病、高血压、肝肾疾病以及消化性溃疡、血液病者。

3. 急性全身感染性疾病者。

4. 骨关节疾病、新近骨折者。

5. 青光眼、视网膜脱落者。

6. 年龄 60 岁以上的老年人、12 岁以下的儿童以及孕妇禁用。

7. 无抽搐电休克治疗无绝对禁忌证。

二、不良反应

ECT 主要的不良反应是对认知的影响,治疗后可有短暂的意识模糊状态,并伴有较长时间的顺行性及逆行性遗忘。一般而言,治疗停止后数周内记忆损害即可消失,但某些近期自传式记忆除外(至少见于双侧电极 ECT)。患者报告的更广泛及持续的认知损害极为罕见,其发生的基础尚不肯定。

三、并发症

1. 常见症状　头痛、恶心及呕吐,不必特殊处理,重则对症处理。记忆减退多在停止治疗后数周内恢复。

2. 呼吸暂停延长　有抽搐电痉挛治疗在抽搐停止后 10～30 秒内呼吸自行恢复,无抽搐电休克治疗 5 分钟呼吸自行恢复。如未及时恢复,则应立即进行人工呼吸、输氧。引起延长的原因可能为中枢性抑制、呼吸道堵塞、舌后倒或使用镇静剂过多。

3. 骨折和脱位 有抽搐电痉挛治疗由于肌肉突然剧烈收缩可引起骨折与脱位。脱位以下颌脱位为多,骨折以第4～8胸椎压缩骨折最为多见。

四、基本过程护理

(一)治疗前护理

1. 做好心理护理,向患者及其家属解释治疗目的,消除或减轻患者的紧张、恐惧心理,争取主动配合治疗。

2. 详细进行体格检查及常规辅助检查,包括心电图、脑电图及胸部X线透视,必要时应拍摄胸部X线和脊柱X线片。

3. 接受ECT的患者可以同时服用抗精神病药物,但在治疗前需停服1次抗精神病药,应用利血平的患者必须在停药后3～5日,方可开始ECT。

4. 治疗前1日,协助患者清洗头发,以免油垢影响通电效果,治疗前保持头发干燥。

5. 每次治疗前测体温、脉搏、呼吸与血压,保证生命体征的稳定。

6. 治疗前8小时内禁饮食。治疗前排空大小便,取下眼镜,解开衣带、领扣,取下发夹等。

7. 治疗前30分钟肌内注射硫酸阿托品0.5～1.0 mg,减少口腔、呼吸道分泌物,防止吸入性肺炎、窒息,并防止通电时引起的迷走神经兴奋造成心脏停搏。

8. 准备好各种急救药品和器械。

(二)治疗中护理

1. 一般上午进行,协助患者去枕平卧于治疗床上,四肢自然伸直,两肩胛间垫一沙枕,使头部过伸,脊柱前突,保持呼吸道通畅。

2. 通电前停止供氧,在上下臼齿间放置用厚纱布包裹的压舌板或咬合器(无抽搐电休克治疗可不用压舌板),以防唇、舌咬伤。用手紧托下颌,注意保护下颌关节以及肩、肘、膝等关节。

3. 操作时将电极置于患者颞部,在皮肤与电极板之间涂生理盐水及电胶液,以免皮肤受损。电量调节原则上以引起痉挛发作阈值以上的中等电量为准。根据不同的治疗机适当确定通电参数,使患者出现痉挛为宜。如通电后20～40秒内无抽搐发作,或产生非全身性抽搐时间短暂,可重复1次,每次治疗通电次数不超过3次。

4. 痉挛发作表现为意识丧失、全身肢体抽搐,患者手指与脚趾出现规律性的抽搐可以确认大发作的发生。典型的抽搐分为3期,即潜伏期(从通电开始至出现肌肉强直的时间)、强直期(从全身肌肉强直性抽搐到眼睑开始抽动,表现为头后仰、双眼紧闭、张口、四肢强直)及痉挛期(从眼睑抽动到全身抽动停止,表现为全身肌肉节律性抽搐)。

5. 当脸面部和四肢肢端抽搐结束后立即抽去背部的沙枕,将头偏向一侧,保持呼吸道通畅,用活瓣气囊供氧并做加压人工呼吸,约5分钟自主呼吸可完全恢复。

6. 本治疗可与抗精神病药并用,剂量以中小剂量为宜,但不可与利血平、碳酸锂并用。治疗前一般应停用系统治疗的抗精神病药1次。

(三)治疗后护理

1. 当患者抽搐停止、呼吸恢复后,将患者安置观察室内,侧卧,专人护理并拉上床栏,直至患者完全清醒。严密观察意识恢复情况,如出现躁动不安,则要适当保护,防止跌伤,或适当使用镇静剂。

2. 治疗后15分钟、30分钟、1小时、2小时量血压、脉搏和呼吸,以了解生命体征是否渐趋稳定。

3. 了解患者的治疗感受,观察其情感状态,鼓励患者参加病房活动。

4. 对记忆减退或者丧失的患者,及时进行健康教育,并告知记忆力是可以恢复的,消除心理顾虑。

5. 患者清醒后协助患者进食。

五、无抽搐电休克治疗护理

(一)治疗前护理

同电痉挛治疗护理。

(二)治疗中护理

1. 按医嘱静脉注射 2.5% 硫喷妥钠 9～14 mL(约 5 mg/kg),静脉注射速度前 6 mL 约 3 mL/min,其余按 2 mL/min 速度注射,当患者角膜反射迟钝或消失,呼之不应、推之不动时停止注射硫喷妥钠。然后另外注射生理盐水 2 mL 以冲洗针头。

2. 在静脉注射硫喷妥钠 7.5～10 mL(即为全量的 2/3)时给予吸氧。

3. 按医嘱快速静脉注射(10 秒注射完毕)氯化琥珀酰胆碱 50 mg(稀释到 3 mL)。全身肌肉松弛,自主呼吸停止时,是最佳的通电时机。

4. 在麻醉后期,将涂有导电胶液的电极紧贴于患者头部两侧颞部或非优势半球侧颞部,局部接触要稳妥,以减小电阻。通电前停止供氧。

5. 通电治疗同有抽搐电痉挛治疗。

(三)治疗后护理

同电痉挛治疗护理。

第三节 心理治疗与护理

心理治疗(psychotherapy)是在良好人际关系的基础上,由经过专业训练的治疗师运用心理学理论和技术,对患者进行帮助,以消除其问题症状,促其人格向健康和谐方向发展。心理护理与心理治疗既有联系又有区别。心理护理强调运用心理学的理论和方法紧密结合躯体护理的实践技能,以增进服务对象的身心健康。

- -

【知识链接】

心理健康

心理健康是指个体的心理活动处于正常状态下,即认知正常,情感协调,意志健全,个性完整和适应良好,能够充分发挥自身的最大潜能,以适应生活、学习、工作和社会环境的发展与变化的需要。

WHO 对心理健康的定义细则:有足够充沛的精力,能从容不迫地应付日常生活和工作的压力而不感到过分紧张;处事乐观,态度积极,乐于承担责任,事无巨细,不挑剔;善于休息,睡眠良好;应变能力强,能适应外界环境的各种变化。

- -

一、治疗原则

1. 对所有求治的患者一视同仁,诚心接待,耐心倾听,热心疏导,全心护理。医护人员应持理解、关心态度,耐心倾听。了解病情经过,听取患者的意见、想法和自我心理感受,建立良好的护患关系。

2. 对求治的患者所患的心理疾病或心理障碍,从医学科学的角度给予解释,说明和指出正确的解决方式,在心理上给予求治者鼓励和支持。

3. 精心医治和护理,了解求治者的心理症结及痛苦,促进其人格健康发展、日臻成熟。充分运用心理治疗的人际沟通和心理相容原理,在心理上予以保证,逐步解决求治者的具体心理问题,正确地引导并处理心理矛盾,提高治疗效果。

4. 尊重患者,保护患者的隐私权。

二、治疗方法

1. 精神分析疗法　是指以弗洛伊德精神分析理论为基础,了解患者潜意识的动机、欲望和精神动态,通过挖掘患者潜意识的内容,使患者能真正地领悟到形成神经症状的根源只是早年被潜抑到无意识中未能得到解决的欲望,并通过对感情与动机的分析,最终使症状消失。

2. 认知疗法　是以改变患者对某些事物的认识为主要目标的一类治疗方法。认知是心理行为的决定因素,人们对事件的认知和评价不同,带来情感与行为不同,认知疗法就是通过改变人的认知和由认知形成的观念,纠正患者的心理障碍和适应不良。例如,通过提高对自身价值的认识,使情感与行为表现更自信。

3. 行为疗法　应用交互抑制的原则,通过学习,塑造新的行为,并通过对学习的适当奖惩,调控患者行为,达到消除不良行为,建立良好行为的目的。

4. 森田疗法　该疗法是日本学者森田正马教授于1920年创立的。它是以治疗神经症为特点的心理治疗方法。本疗法以接受现实"顺其自然"为原则,也就是要患者接受症状,消除抵制、反抗和回避、压制等现象,不要把症状当作自己身心的异物,从而避免症状—紧张—回避—感觉更敏感—症状加重—更紧张的恶性循环,同时应努力去做该做的事情,从而使患者逐渐从症状的痛苦中解脱出来。

5. 生物反馈疗法　是将正常属于无意识的生理活动,如内脏运动、腺体分泌,通过学习置于意识控制下。这是在行为疗法基础上发展起来的一种治疗技术。例如,肌电生物反馈治疗是用体表引导电极置于前额或前臂,通过反馈仪将肌电信号叠加输出,转换成患者能直接感受的反馈信息如数字、声响等,患者根据反馈信息对骨骼肌进行放松训练。可用于各种紧张、失眠、焦虑,以及某些心身疾病(如紧张性头痛、高血压),也可用于瘫痪患者的康复治疗。

6. 精神支持疗法　创于1950年,是由Thorne首先提出的。医师应用良好的沟通技巧,合理地采用安慰、鼓励、疏导、劝解、说服、指导等方式方法支持患者消除疑虑和提供保证等交谈方法,帮助患者认识问题,改善心境,提高信心,发挥潜能,度过心理危机,更好地适应现实环境。

7. 暗示与催眠疗法

(1) 暗示疗法　是利用言语、动作或其他方式,也可以结合其他治疗方法,使者在不知不觉中受到积极暗示的影响,从而不加主观意志地接受心理医师的某种观点、信念、态度或指令,以解除其心理上的压力和负担,实现消除疾病症状或加强某种治疗方法效果的目的。暗示治疗的具体方法很多,临床常用的有言语暗示、药物暗示、手术暗示、情境暗示等。此外,心理医师对患者的鼓励、安慰、解释、保证等也都有暗示的成分。

(2) 催眠疗法　是心理医师运用不断重复的、单调的言语或动作等,向患者的感官进行刺激,诱使其意识状态渐渐进入一种特殊境界的技术。施行催眠术后,患者表现茫然,呈现一种缩小的意识分离状态,只与心理医师保持密切的感应关系,顺从地接受心理医师的指令和暗示。这时,心理医师对患者运用心理分析、解释、疏导或采取模拟、想象、年龄倒退等方法进行心理治疗。

三、基本过程及护理

(一)基本过程

1. 治疗开始阶段,治疗师就要注意调整与患者之间的价值观差异、期待差异,努力与患者及其亲属建立起一种顺利和有效的互动关系,建立信任感,使患者感到舒服、自在,觉得受到接纳、理解,敢于与治疗师一起探索隐秘的情感和思想世界。

2. 在治疗过程中与患者间建立和睦、亲善、默契的治疗关系,在良好的医患关系基础上,应用善意的鼓励、暗示、倾听、阐释、解释、保证、调整关系等方法了解患者的需要以及存在的心理问题,培养激发患者自我领悟、自我认识和自我矫正的能力,促进患者自身病理心理的转化,减轻、减缓、消除症状,并帮助患者认清疾病的规律,改造个性缺陷,提高主动应激反应的能力,恢复正常功能。在终止治疗的同时,对患者今后的生活进行适当指导,巩固治疗效果。

(二)护理措施

1. 善于应用沟通技巧,耐心倾听,尊重他们,消除顾虑,增进信任感,与患者建立良好的护患关系。

2. 热情对待患者,对患者的痛苦寄予同情,真诚地解释和劝告,让患者自己找出解决问题的办法,并鼓励患者实施。

3. 应用心理学理论和方法,帮助患者分析并找出心理问题,综合运用心理治疗方法解除心理问题,帮助患者恢复正常行为能力,提高社会适应力。

第四节 工娱治疗与康复治疗及其护理

一、工娱治疗及护理

(一)概念

工娱治疗是工作和文娱治疗的简称,也就是组织患者进行适当的生产劳动和文娱体育活动,以促进疾病恢复,是临床上一种辅助治疗手段,尤其是在慢性精神病患者、人格障碍、智能低下患者中,工娱治疗常是一种重要的治疗方法,可以防止慢性精神疾病患者精神衰退,培养和恢复患者的劳动能力。

(二)治疗原则

1. 通过劳动增加患者劳动能力,培养患者的价值感、责任感。

2. 使患者根据兴趣爱好,通过参与各种活动,改善认知功能。

3. 参加集体活动能使患者接触现实生活,改善人际关系,增强集体观念及竞争意识,锻炼意志和毅力,促进社会适应能力的恢复。

4. 发挥正常的身心功能,防止智力、体力失用性衰退,保存或学习一部分生产技能,减少并发症的发生,缩短住院时间。

(三)治疗方法

1. 工作治疗 让患者参加一些工作和劳动。根据病情及诊断不同,结合患者的特长,可安排不同的劳动。常见的劳动有室内清洁卫生,如整理床单位、拖地板、扫地、照顾其他病情严重的患者等。也有技术性劳动,如编织竹器、草包,织毛衣,缝纫,绣花,绘画,写字,制玩具,糊信封,装订书籍等。还有一种劳动,如庭园精耕细作、协助园艺工人种草养花、养家畜家禽等。为了治病目的,使患者坚持这些劳动,很有必要。

2. 文娱治疗　让患者参加一些文娱、体育活动。可有计划地安排,如欣赏音乐、听唱片、做早操、做工间操、打球(如乒乓球、羽毛球、排球、篮球等)、集体游戏(如拔河比赛、跳绳比赛等)、跳舞、下棋、打牌、打太极拳、练气功等,还可组织患者参加各种比赛,阅读报纸、杂志,或散步,使患者的生活变得丰富多彩。

(四) 护理

1. 护士不但应具备精神病学专业基础知识,还应具有一定的组织管理能力,熟练地掌握各种工疗操作技术,并具备一定的音乐、舞蹈等文体活动的表演及指导才能。

2. 在工娱治疗活动中,应根据病情,因人而异,选择不同的项目,以便患者发挥各自的特长与爱好。

3. 在工娱治疗时,护士要有高度责任心,注意观察患者的精神状态变化,认真清点和管理好各种物品、器材和危险物品,防止患者伤人或自伤。集体工娱活动时,应随时注意患者的动向,如要中途离开时应予以陪伴;住院患者参加工娱治疗时,应做好交接工作,认真清点人数,以防患者走失。

4. 当确定患者工娱治疗项目后,工娱室的护士应做好病情的观察记录。内容包括患者在治疗中的表现,如工娱治疗时的态度、主动性、持久性、精确性、创造性、速度、质量,以及与护士的合作程度和患者精神症状的变化等情况。

二、康复治疗及护理

康复治疗主要是指对减弱或丧失社会功能的恢复期患者、慢性病患者进行再训练,培养他们的生活能力、学习能力、社会交往能力、劳动能力或就业技能的一种治疗方法。康复治疗的目的是使精神残疾者能充分发挥其剩余能力,使精神疾病患者的工作与生活得到重新安置,能独立从事一些工作和操持部分家务劳动,提高患者适应社会的能力,提高其社会角色水平和生活质量。在康复训练中,护士必须熟悉患者的心理状况以及具体训练计划和内容,在实施康复计划时,必须成为患者的良师益友,使患者体会到平等、祥和的氛围,愿意合作,加快正常适应能力的恢复。康复技能训练一般有以下几种:

1. 生活行为技能训练　着重训练个人卫生、饮食、衣着等内容,制订训练计划,坚持每日数次手把手督促指导,循序渐进,持之以恒,并通过奖惩等手段,强化和增强生活自理能力。

2. 学习行为技能训练　包括训练学习修饰个人仪表、集中注意解决问题、改善人际交往、提高学习能力等。这是根据学习理论发展起来的干预技术,通过学习行为的技能训练,帮助患者在学习中获得或恢复人际交往、自我照料以及应对社区生活所必需的技能。训练操作包括进行各类教育性活动,如卫生常识、文化和科技知识等教育,并可设置多种培训课程,如采购物品、家庭布置、园艺操作、社交礼节以及交通工具使用等,根据患者的实际情况,通过引导、示范、角色扮演、纠正指导、家庭扮演、家庭作业等步骤,提高其知识水平,培养良好的认知能力,改变不良行为,增加患者的社会适应能力。

3. 就业技能训练　其原则是尽快将康复对象安置在一个具有竞争性的雇佣场所中,结合具体患者开展不同的技能训练内容,如简单作业训练、工艺制作,以及职业性的劳动训练等,充分发挥患者技能特长,在指导下一边工作一边培训,尽量提供保持职业所需要的所有辅助性支持,如工作环境、劳动报酬等。再在辅助与指导下接受3~6个月的实地职业岗位的实践和训练,接着将评估合格者安排到雇用单位工作,以后再转入公开就业。

本 章 小 结

精神药物主要是指作用于中枢神经系统、影响精神活动的一类药物。根据临床使用目的依次分为抗精神病药、抗躁狂症药、抗抑郁药和抗焦虑药四大类。

抗精神病药物主要用于治疗精神分裂症和其他具有精神病性的症状。是目前治疗精神病的首选治疗方案。本类药物除用于治疗精神分裂症,也可用于治疗躁狂症、心因性精神障碍、更年期精神障碍,但严重心、肝、肾、内分泌疾病患者以及严重全身感染者禁用,重症肌无力、闭角型青光眼、药物过敏者禁用,白细胞过低、老年人、孕妇和哺乳期妇女等慎用。锥体外系症状是最常见的不良反应。

抗抑郁症药主要用于治疗各类抑郁症、焦虑症、心境恶劣、惊恐障碍、儿童多动症、强迫障碍及其他如厌食症、分裂症后抑郁等以抑郁症状为主的精神障碍。但严重心、肝、肾疾病以及癫痫、青光眼(急性闭角型)、过敏、肠麻痹、前列腺增生者和孕妇禁用或慎用,有心血管疾病的老年人慎用。

抗躁狂症药物主要用于治疗躁狂症,目前临床最常用的是碳酸锂。碳酸锂对于肾衰竭、心力衰竭、严重心律失常、缺钠或低盐饮食或脱水、重症肌无力者以及妊娠头3个月内禁用。锂中毒的早期征象为恶心、呕吐、腹泻、厌食等消化道症状,继而出现肌无力、震颤、共济失调、嗜睡、意识模糊或昏迷。

抗焦虑药是一组主要用以消除紧张和焦虑症状的药物。临床以苯二氮䓬类最常用,主要应用于各型神经症、癫痫以及各种原因引起的失眠、惊厥、焦虑状态和强迫状态。但是严重心血管疾病、严重肝肾功能不全、药物依赖、药物过敏、早期妊娠、青光眼及重症肌无力患者禁用。

练习题

(一) A1 型题

每一考题下面有 A、B、C、D、E 五个备选答案,请从中选择一个最佳答案。

1. 抗精神病药一般不用于下列哪一种疾病的治疗　　　　　　　　　　　　(　)

　　A. 精神分裂症　　　　B. 情感性精神障碍　　　C. 躁狂症

　　D. 反应性精神障碍　　E. 严重神经衰弱

2. 下列哪一种不属于吩噻嗪类　　　　　　　　　　　　　　　　　　　　(　)

　　A. 氯丙嗪　　B. 奋乃静　　C. 氟奋乃静　　D. 三氟拉嗪　　E. 氟哌啶醇

3. 抗精神病药最常见的不良反应是　　　　　　　　　　　　　　　　　　(　)

　　A. 锥体外系症状　　　B. 精神症状　　　　　C. 白细胞减少

　　D. 直立性低血压　　　E. 恶性综合征

4. 抗精神病药的作用机制是　　　　　　　　　　　　　　　　　　　　　(　)

　　A. 阻断多巴胺受体　　B. 兴奋多巴胺受体　　C. 阻断 a1 受体

　　D. 兴奋 5-羟色胺受体　E. 阻断 M 受体

5. 下列不属于抗抑郁症药不良反应的是　　　　　　　　　　　　　　　　(　)

　　A. 直立性低血压　B. 心动过速　　　C. 嗜睡　　　　D. 排尿困难　　E. 腹泻

6. 三环类抗抑郁药物不良反应最重要的是　　　　　　　　　　　　　　　(　)

　　A. 锥体外系症状　　　B. 过敏反应　　　　　C. 心率及心电图改变

　　D. 外周抗胆碱反应　　E. 失眠或嗜睡

7. 下列哪一种属于抗抑郁症药 （　　）
　　A. 氯丙嗪　　　　B. 氯氮平　　　　C. 氟奋乃静　　　　D. 丙米嗪　　　　E. 地西泮

8. 抗焦虑症的首选药是 （　　）
　　A. 多虑平　　　　B. 地西泮　　　　C. 碳酸锂　　　　D. 氯丙嗪　　　　E. 三氟拉嗪

9. 抗躁狂症的首选药是 （　　）
　　A. 多虑平　　　　B. 地西泮　　　　C. 碳酸锂　　　　D. 氯丙嗪　　　　E. 三氟拉嗪

10. 无明显成瘾性的抗焦虑药是 （　　）
　　A. 地西泮　　　　B. 艾司唑仑　　　　C. 阿普唑仑　　　　D. 氯硝西泮　　　　E. 丁螺环酮

11. 电痉挛治疗前需注意 （　　）
　　A. 不要禁食　　B. 禁食2小时　　C. 禁食6小时　　D. 禁食8小时　　E. 禁食1日

12. 下列有关电痉挛治疗术前准备,错误的是 （　　）
　　A. 治疗前测定生命体征　　B. 排空大小便　　　　C. 术前肌注阿托品
　　D. 术前普鲁卡因皮试　　　E. 取下假牙、发卡等,防止意外发生

13. 下列何种情况容易引起锂盐中毒 （　　）
　　A. 高钠　　　　B. 低钠　　　　C. 高钾　　　　D. 低钾　　　　E. 低钙

14. 能引起成瘾的药物是 （　　）
　　A. 多虑平　　　　B. 地西泮　　　　C. 碳酸锂　　　　D. 氯丙嗪　　　　E. 三氟拉嗪

15. 抗焦虑药物禁忌证除外的是 （　　）
　　A. 严重心血管疾病　　　　B. 妊娠前3个月　　　　C. 急性酒精中毒
　　D. 重症肌无力　　　　　　E. 青光眼

16. 按临床作用特点,以下治疗精神障碍的药物分类中哪一条不对 （　　）
　　A. 抗精神病药物　　　　B. 脂肪胺类　　　　C. 抗躁狂药物
　　D. 抗焦虑药物　　　　　E. 抗抑郁药物

17. 以下有关抗精神病药物的描述中哪一条不对 （　　）
　　A. 主要用于治疗精神分裂症和其他具有精神病性症状的精神障碍
　　B. 按药理作用可分为典型抗精神病药物和非典型抗精神病药物
　　C. 典型抗精神病药物的主要药理作用为阻断中枢多巴胺D_2受体
　　D. 典型抗精神病药物比非典型抗精神病药物疗效好
　　E. 非典型抗精神病药物的主要药理作用为5-HT和D_2受体阻断作用

18. 抗精神病药物阻断胆碱能受体和组胺受体后,不产生的不良反应是 （　　）
　　A. 记忆障碍　　　　B. 口干、便秘　　　　C. 排尿困难、视物模糊
　　D. 镇静作用和体重增加　　E. 锥体外系不良反应

19. 关于精神疾病患者的急性期治疗,下列描述哪一项不对 （　　）
　　A. 用药前必须排除禁忌证
　　B. 急性症状常在有效剂量治疗1～2周时就完全改善
　　C. 首次发作、首次起病或复发、加剧的患者的治疗均可视为急性期治疗
　　D. 对于合作的患者,给药方法以口服为主
　　E. 不合作或不肯服药的患者,常采用注射给药

20. 对于抗精神病药物所致的锥体外系不良反应,下列说法不对的是 （　　）
　　A. 表现为运动不能、肌张力高、震颤和自主神经功能紊乱
　　B. 最初始的形式是运动过缓,患者表现为写字越来越小

    C. 应常规应用抗胆碱能药物以防止锥体外系症状的发生

    D. 体征上主要为手足震颤和肌张力增高

    E. 合并使用抗胆碱能药物盐酸苯海索有助于不良反应的消失

21. 在抗精神病药物氯丙嗪的临床应用中,下列不正确的观点是　　　　　　　　　　（　　）

    A. 既有较强镇静作用,又有抗幻觉、妄想作用

    B. 无催乳素水平升高和皮疹等不良反应

    C. 口服给药多,注射制剂可用于快速有效地控制患者的兴奋和急性精神病性症状

    D. 较易产生直立性低血压、锥体外系反应和抗胆碱能反应等不良反应

    E. 第一个用于治疗精神障碍的药物就是氯丙嗪

22. 有关碳酸锂中毒的描述,以下哪一项不对　　　　　　　　　　　　　　　　　（　　）

    A. 肾脏疾病的影响　　　　B. 钠摄入减少　　　　　C. 中毒不引起昏迷或死亡

    D. 患者自服过量　　　　　E. 年老体弱以及血锂浓度控制不当等

23. 关于苯二氮䓬类抗焦虑药的临床应用,以下哪一项不对　　　　　　　　　　　（　　）

    A. 可用于各型神经症的对症治疗

    B. 可治疗多种原因所致的失眠

    C. 长期应用不引起耐受与依赖

    D. 可治疗各种躯体疾病伴随出现的焦虑、紧张、失眠

    E. 可用于癫痫治疗和酒精依赖患者急性戒断症状的替代治疗

24. 下列抗精神病药物哪一个除外　　　　　　　　　　　　　　　　　　　　　　（　　）

    A. 吩噻嗪类　　　B. 硫杂蒽类　　　C. 丁酰苯类　　　D. 苯甲酰胺类　　E. 苯二氮䓬类

25. 抗精神病药物的治疗作用不包括　　　　　　　　　　　　　　　　　　　　　（　　）

    A. 抗幻觉、妄想作用(阳性症状)　　　　　　B. 激活作用(阴性症状)

    C. 催乳素水平升高　　　　　　　　　　　　D. 非特异性镇静作用

    E. 预防复发作用

26. 抗精神病药物的适应证不包括　　　　　　　　　　　　　　　　　　　　　　（　　）

    A. 治疗精神分裂症

    B. 预防精神分裂症的复发

    C. 控制躁狂发作

    D. 具有精神病性症状的非器质性或器质性精神障碍

    E. 焦虑症

27. 有关抗精神病药物的应用,以下描述哪一项错误　　　　　　　　　　　　　　（　　）

    A. 药物的选择一方面取决于不良反应的差别

    B. 兴奋躁动者宜选用镇静作用强的抗精神病药物

    C. 如果患者无法耐受某种药物,可以换用其他类型的药物

    D. 兴奋躁动者可采用注射制剂(氟哌啶醇、氯丙嗪等)治疗

    E. 各类抗精神病药物的治疗效果都是相同的

28. 关于维持治疗,以下描述哪一项正确　　　　　　　　　　　　　　　　　　　（　　）

    A. 长期维持治疗可以显著减少精神分裂症的复发

    B. 维持剂量可以减至治疗剂量的 2/3～1/4,但有个体差异

    C. 首发的、缓慢起病的精神分裂症患者,维持治疗时间最好是 2～3 年

    D. 急性发作、缓解迅速彻底的患者,不需要维持

E. 反复发作、经常波动或缓解不全的精神分裂症患者需要终身治疗

29. 一般将抗抑郁药物分类除外的是 （　　）
    A. 三环类抗抑郁药(TCA)或四环类抗抑郁药
    B. 单胺氧化酶抑制剂
    C. 选择性5-羟色胺再摄取抑制剂(SSRI)
    D. 其他递质机制的抗抑郁药
    E. 苯二氮䓬类

30. 关于三环类抗抑郁药的临床应用,下列描述错误的是 （　　）
    A. 氯米帕明镇静作用弱,适用于迟滞性抑郁以及儿童遗尿
    B. 氯米帕明既能改善抑郁也是治疗强迫症的有效药物
    C. 阿米替林镇静和抗焦虑作用较强,适用于激越性抑郁
    D. 多塞平常用于治疗神经症性抑郁和慢性疼痛
    E. 多数患者服药后抑郁症状在1周内消失

31. 关于单胺氧化酶抑制剂(MAOI)的临床应用,下列描述错误的是 （　　）
    A. 一类称为不可逆性MAOI,以苯环丙胺为代表
    B. 另一类为可逆性MAOI,以吗氯贝胺为代表
    C. MAOI作为二线药物主要用于对三环类或其他药物治疗无效的抑郁症
    D. 与许多药物及食物有相互作用而产生高血压危象
    E. 常与三环类抗抑郁药合用

32. 心理治疗是指 （　　）
    A. 运用心理学的方法给个体以指导和建议
    B. 进行心理卫生宣传教育,提高大众的心理素质
    C. 解决个体生活和工作中的问题或困难
    D. 为个体排忧解难,减轻或消除其痛苦
    E. 运用心理学的方法或技术使者的病态心理向正常心理发展

(二) A2 型题

每一道考题以一个小病例出现,其下面均有A、B、C、D、E五个备选答案,请从中选择一个最佳答案。

33. 滕某,男性,22岁。一年前因精神刺激表现为郁郁不乐,认为自己有罪,耳边听到有说话声,内容说不出,有时侧耳倾听有"地球隆隆响声",问家人"为什么我想的事别人都知道",看见小汽车非常恐惧,不出门,独处一隅,喝酒,自语自笑。一次突然对着打开的电风扇下跪说:"我有罪,该死。"近期听到电风扇中有一个男人说:"你是叛徒,内奸。"认为自己大脑被一名死者控制着,哭笑都不受自己支配,是别人通过遥控器控制他,有时想事想到一半时,认为想法被一个死人"抽走"了,无法继续想下去。躯体及神经系统检查均正常。检查:意识清晰。最有效的治疗是 （　　）
    A. 阿米替林　　　　　B. 心理治疗　　　　　C. 氯丙嗪
    D. 脑器质性疾病治疗　E. 行为矫正

34. 患者,男性,22岁,大学二年级学生。近一年来听课发愣,不做笔记,时有自语自笑,动作迟缓,吃一顿饭要一个多小时,患者5日前开始终日卧床,不吃饭,不知上厕所。精神检查:意识清晰,卧床不动不语,针刺其身体无反应,肌张力增高,令患者张嘴,反把嘴闭得更紧,把患者肢体摆成不舒服的姿势,可以保持很久不变,躯体及神经系统检查无异常。

最有效的治疗是 （　　）

A. 抗抑郁治疗（阿米替林）　　　　B. 抗躁狂治疗（碳酸锂）

C. 抗焦虑治疗（地西泮）　　　　　D. 抗精神病治疗（舒必利）

E. 应用抗生素（头孢曲松）

35. 患者,女性,23 岁。诊断为抑郁症,药物治疗 1 周后没有效果。问护士抗抑郁剂的起效时间是 （　　）

A. 4 日　　　　B. 8 日　　　　C. 12 日　　　　D. 16 日　　　　E. 20 日

(三) A3 型题

以下病例设了两个考题,请根据病例所提供的信息,在每道考题下面的 A、B、C、D、E 五个备选答案中选择一个最佳答案。

(36～37 题共用题干)

患者,女性,41 岁。诊断为焦虑症,整日处于惶恐不安中,感觉"太难受了",服用苯二氮䓬类药物治疗。

36. 该患者的主要护理问题是 （　　）

A. 焦虑　　　　B. 社交障碍　　　　C. 预感性悲哀

D. 自杀的危险　　　　E. 思维过程的改变

37. 护士在给患者做药物指导时应提示患者 （　　）

A. 长期服用　　　　B. 大剂量服用　　　　C. 易出现依赖

D. 症状控制后停药　　　　E. 症状控制后服用 6～8 周

第五章　神经症和癔症患者的护理

教学视频　　教学课件

学习目标

1. 掌握　神经症的共同特征、常见神经症和癔症的临床表现及护理措施。
2. 熟悉　神经症和癔症的病因、发病机制及护理措施。
3. 了解　神经症及癔症患者的护理评估、护理诊断、护理目标及护理评价。
4. 结合临床案例,运用所学知识对神经症及癔症患者进行护理评估,做出护理诊断,制订护理计划、措施及评价。
5. 在实践中尊重、理解、关爱患者,学会观察和记录患者病情的变化,并分析原因。

神经症是一组发病率较高、精神科较为常见的精神障碍,患者没有器质性疾病,但有一定的人格基础和诱发因素。癔症,又称分离(转换)障碍,已经从神经症中分离出来,属于同一类位。本章将重点介绍焦虑症、恐惧症、强迫症和癔症的临床表现及相关的护理。

【案例导入】

陈某,女性,23岁,未婚,大专文化。因与人交往时紧张、局促不安3年,羞见生人、回避社交1年求治。患者素来文静、朴实、举止谨慎,懂礼貌、善自制,学习刻苦、成绩优良。毕业后,父母告诫患者“听领导的话,守规矩,不要让人讲闲话”,等等,患者奉为信条,努力工作,上班时从不参与同事们的闲谈,有时同事主动与其交谈,也因不敢正视对方而佯装做其他事,或托词走开。其办公桌面壁而放,背对同事,上班、下班故意加速或放慢速度,避免与人同行。自知如此做实无必要,甚至会遭他人非议,但又不敢与人相处,常因此陷入矛盾之中。后经人介绍结识一男友,才貌均颇中意。某日,男方父亲寿辰,特邀患者赴宴,患者几天前便开始忐忑不安,惶惶不可终日。赴宴那天,硬着头皮来到男方家中,未见公婆就心慌气促,四肢发颤,待到与公婆见面时,顿觉头昏目眩,满身大汗,语无伦次。众人误以为患者中暑,急送医院就诊。此后,几乎羞见一切外人,甚至与家人共餐也有些不自然。为避免这种窘境,常托词休病在家,以免交往。

体格检查及实验室检查无特殊阳性发现。精神状况检查未发现精神病性症状。明显焦虑,自诉“得了一种怪病,怕见人的病”。深知这种害怕毫无必要,称“没有见不得人的事”,但事到临头又紧张不已。患者对此百思不解,因而苦恼、不安,迫切求治。

思考题:
1. 根据病史,请找出能反映患者所患焦虑症的具体表现。
2. 请列出护理措施。

第一节　神　经　症

一、基本概念

神经症(neurosis)是一组主要表现为焦虑、强迫、恐惧、神经衰弱等症状的精神障碍,包括焦虑障碍、强迫障碍、恐怖障碍、神经衰弱、躯体形式障碍等,患者多有人格基础,起病有明显的心理社会因素影响,患病后患者大多主观痛苦感明显,自知力完整,主动求医,但一般没有可证实的器质性病理基础。病程大多迁延或呈发作性。

随着精神医学的发展,神经症的概念及分类也发生了一系列的演变。虽然神经症有很多亚型,但多年的研究发现,神经症有以下共同特征:① 表现为焦虑、恐惧、强迫、神经衰弱等症状,以焦虑为最常见,一般无精神病性症状。② 症状一般没有明确的器质性病变为基础。③ 起病多与心理社会因素有关,患者病前多有一定的易患素质和人格基础。④ 自知力完好,有较强的求治欲望。⑤ 社会功能相对完整。

【知识链接】

神经症与焦虑障碍

《精神疾病诊断与统计手册》第 4 版取消了神经症,命名为焦虑障碍。主要类型有惊恐障碍(伴有或没有场所恐惧)、场所恐惧症(不伴有惊恐障碍)、社交恐惧症、特定恐惧症、广泛性焦虑障碍、急性应激相关障碍、创伤后应激障碍、强迫障碍、未分型的焦虑障碍,还包括适应障碍、物质或药物使用所致焦虑。

二、流行病学特点

国外的研究资料显示,焦虑障碍的终身患病率为 1.8%~28.8%,强迫症为 0.5%~1.6%,场所恐惧症为 0.9%~6.1%,社交恐惧症为 1.9%~13.7%,特定恐惧症为 7.7%~14.4%,惊恐障碍为 0.5%~4.7%。我国 2001—2006 年在多个省市开展的地方区域性横断面调查结果显示,焦虑障碍的时点患病率为 4.3% 和 5.5%,12 个月患病率为 4.0% 和 9.1%,终身患病率为 6.3%~14.5%。WHO 根据各国的调查资料推算,人口中 5%~8% 有神经症或人格障碍,是重性精神疾病的 5 倍,在各类医疗机构中,神经症在就诊患者中均占相当高的比例。

三、病因和发病机制

1. 生物学因素

(1) 遗传因素　经研究表明,神经症的发生与遗传有关,但具体的机制尚不清楚。

(2) 神经生化因素　多项研究显示,神经症的发生与 NA、5-HT、GABA、神经肽以及下丘脑-垂体-肾上腺轴(HPA)有关。

2. 心理社会因素　神经症的发生与心理社会因素、易患素质和人格基础有密切的关系。

人格因素通常是神经症发生的基础,如强迫症患者人格特征一般为做事情小心翼翼,有追求完美的倾向;焦虑症患者有多疑、敏感、忧虑、紧张及情绪不稳定的人格特点;癔症患者情感不稳,具有表演性等人格特征。研究表明,长期暴露于心理动机冲突和应激性生活事件下,患者也易患神经症。此外,神经症的发生还与文化因素、父母的教养方式、儿童时期的成长环境等有关。

四、临床特点

(一) 恐惧症

恐惧症(phobia)主要表现为过分和不合理地害怕外界某种客观事物或情景,患者明知是不合理的,但不能控制,而且反复出现。恐惧的发生有明显的焦虑情绪和自主神经症状,患者极力回避,主观痛苦感明显,其社会功能受到影响。

恐惧症通常分为三大类,即场所恐惧症、社交恐惧症和特定恐惧症。

1. 场所恐惧症(agora phobia) 又称为广场恐惧症、旷野恐惧症。主要表现为对某些特定环境或者场景的恐惧,患者害怕单独外出或者单独在家,害怕去商场、车站等人多拥挤的地方,害怕去空旷无人的广场,害怕在上述的地方出现惊恐发作或者晕厥而得不到帮助,患者因此感到十分痛苦,极力回避这些场所,有的严重影响社会功能。

2. 社交恐惧症(social phobia) 又称为社交焦虑障碍。患者多于17~30岁发病,主要表现为在社交的情景中,不可控制地出现焦虑发作,并对此产生持久的、明显的害怕和回避,影响社会功能。常见的恐惧对象为异性、上司、未婚夫(妻)的父母,甚至是熟人。患者在这种特定的场景中出现紧张、动作笨拙、表情不自然、与人交谈时不敢直视对方、心悸、震颤、出汗、恶心、胃肠不适、脸红等,严重的时候会有惊恐发作。社交恐惧症患者通常都有自我评价过低、社交技能差、害怕被批评等特点,对患者的学习、工作和生活有不同程度的影响。

3. 特定恐惧症(specific phobia) 表现为患者对特定的物体或情境产生强烈的、不合理的害怕或者恐惧,一般恐惧的对象为动物(蜘蛛等)、自然现象(雷电等)、某种场合(高处等)、某种疾病(获得性免疫缺陷综合征、恶性肿瘤等)。当患者处于上述的情境中,会出现心跳加速、大汗淋漓、呼吸急促、四肢发软等表现,离开该情境后可好转;而有血液—注射—创伤恐惧的人,常出现心动过缓、体位性低血压,甚至晕厥。特定恐惧症常起病于童年或成年早期,如果不经治疗,病程可持续数十年。

(二) 焦虑障碍

焦虑障碍(anxiety disorder)是一组以焦虑综合征为主要表现的精神障碍,主要包括惊恐障碍和广泛性焦虑障碍。与现实不相称的过度紧张担心、运动性不安和自主神经功能紊乱为主要的临床表现。

1. 惊恐障碍(panic disorder) 又称为急性焦虑发作。患者在无特殊性恐惧的情境中出现突如其来的惊恐体验,胸闷、胸前压迫感、心动过速、呼吸困难、头昏、四肢麻木,感觉大难临头,有严重的濒死感,患者主诉“我感觉自己好像马上就要死掉了”。症状常突然发生,持续5~20分钟,一般不超过1小时,可反复发生。部分患者首次就诊一般在急诊科,担心自己心脏病发作,经医学检查未发现证据,但患者仍不放心。

2. 广泛性焦虑障碍(generalized anxiety disorder) 常缓慢起病,可见于任何年龄段,以广泛而持久的焦虑为核心表现。

(1) 精神性焦虑 表现为对未来可能发生的、难以预料的或者不确定的事情过分担心,也可以是对生活中可能发生的事情担心,但其担心、烦恼或焦虑的程度与现实明显不符。患者警觉性增高,常出现入睡困难、夜间觉醒次数增加、白天注意力不集中、情绪不稳、易激惹。

(2) 躯体性焦虑 主要表现为肌肉紧张和运动性不安。肌肉紧张表现为一组或多组肌肉紧张,多见于颈部、肩背部肌肉,紧张性头痛也很常见。运动性不安表现为搓手顿足、肌肉震颤、坐立不安、无目的的活动增多。

3. 自主神经功能紊乱　表现为心慌气短、口干、咽部不适、便秘或腹泻、多汗、尿频、尿急、耳鸣、视物模糊等。有的患者出现早泄、阳痿、月经失调等症状。

（三）强迫障碍

强迫障碍（obsessive-compulsive disorder）多起病于青春期或成年早期，以强迫观念和强迫行为为主要表现，患者能意识到强迫症状是不必要的，但却无法控制，强迫和反强迫的共存让患者十分痛苦，社会功能损害明显。

1. 强迫观念

（1）强迫怀疑　出现毫无根据的怀疑，伴有焦虑情绪和强迫行为，患者在反复检查后仍不能打消顾虑，明知是不必要的，却无法控制。如某患者反复担心门窗是否锁好，在反复检查后仍不放心，不得不待在家里不出门。

（2）强迫联想　当患者脑中出现一个想法或观念，就会不自觉地联想到另一个想法或观念，如某高中学生上课的时候看到老师，就会不自觉地联想到老师前几日上课时的穿着打扮，明知没有必要，却在上课时无法集中注意力，明显影响学习成绩。

（3）强迫回忆　患者不能控制地反复回忆以往经历过的事情，并为此感到痛苦。

（4）强迫性穷思竭虑　反复思考一个问题，刨根问底，明知不必要，但无法控制。

2. 强迫行为

（1）强迫检查　一般继发于某种强迫观念，为了减轻焦虑情绪而采取的行为，如出门之前反复检查电源、煤气等是否关掉，门窗是否锁好和关好。

（2）强迫清洗　患者因为担心细菌等污染而引起疾病，因而反复洗手、洗澡等，一日可达数十次。

（3）强迫询问　患者不相信自己，通常为了一个问题反复询问，对象一般是家属，也可以是医护人员。如患者住院期间反复询问医务人员做头颅磁共振成像（MRI）检查的时间、地点、注意事项、有无不良影响等。

（4）强迫性仪式动作　患者的行为必须按照其本人预先设定好的模式或程序进行，这种仪式性动作占据患者每日大部分的时间，明显影响患者的工作和生活。如患者每次走楼梯时都控制不住地数台阶，如果中途忘记具体的数值，返回起点重新计数，明知没有必要，却无法控制，患者本人非常痛苦。

（四）躯体形式障碍

躯体形式障碍（somatoform disorder）表现为患者持久的担心或相信躯体症状，在反复医学检查后无视检查结果，医师的专业解释也不能打消患者的顾虑。

（五）神经衰弱

神经衰弱（neurasthenia）表现为在长期紧张与压力的作用下，出现精神易兴奋、脑力易疲劳的表现，伴有睡眠障碍，头昏、紧张性头痛、易激惹等也是常出现的临床表现。

五、治疗

神经症患者的治疗原则是对症治疗，主要采用药物治疗和心理治疗的联合应用。

1. 药物疗法　药物治疗可以缓解患者的神经症性症状，如抗焦虑药、抗抑郁药以及促进神经代谢的药物等。考虑到患者的人格特征和心理因素，在使用药物之前给患者交代清楚药物的使用剂量、方法、可能出现的不良反应等，减少患者不必要的担心。

2. 心理疗法　心理治疗不仅可以提高患者治疗的依从性，配合药物很好地缓解患者的神经症性症状,还能帮助患者建立新的有效的应对策略和处理问题的技巧,对疾病的复发有很好的预防作用。例如,系统脱敏疗法和暴露疗法等行为治疗对恐惧症效果较好;暴露疗法对强迫症也有较好的疗效;认知治疗主要用于焦虑症。

第二节 癔 症

一、基本概念

癔症(hysteria),又称分离(转换)障碍,是由于精神因素,如生活事件、内心冲突、暗示或自我暗示,作用于易病个体引起的精神障碍。癔症的主要表现为分离症状(部分或完全丧失对自我身份识别和对过去的记忆,即癔症性精神症状)和转换症状(在遭遇无法解决的问题和冲突时产生不快心情,并转化成躯体症状的方式出现,即癔症性躯体症状)。临床表现为缺乏相应的器质性基础的感觉障碍、运动障碍或意识状态改变等。

二、流行病学特点

在国外,该症患病率约为5‰,英国的Bethlem和Maudsley医院,在20世纪50年代前,癔症的住院率为6.9%,而到60年代下降为3%。1981年,Lazzre研究发现,在综合性医院转换障碍患病率为5%～13%。癔症的发病受城乡、性别、年龄和社会经济文化因素等多方面的影响。国外报道分离障碍和转换障碍的终身患病率,女性为3‰～6‰,男性低于女性。我国报告女性与男性之比为8：1,通常大多数患者的首次发病在35岁之前,40岁以上初发者少见。国内20世纪80年代的流行病学调查资料中,癔症的患病率为1.95‰～7.65‰。其特点为女性患病率明显高于男性;文盲、半文盲的患病率显著高于高文化者;农民患病率显著高于城市居民;年轻人的患病率显著高于年长者;经济文化较发达地区,其患病率显著低于经济文化落后地区。

三、病因和发病机制

1. 遗传因素 1906—1923年,被Kraepelin诊断为癔症患者的亲属中,研究发现患者父母中9.4%曾患癔症住院,兄弟姐妹中6.25%曾患癔症住院。癔症患者的父母和兄弟姐妹中分别有1/2和1/3的人有人格障碍。

2. 精神因素 精神紧张、恐惧、悲伤等是引发疾病的主要因素,患者对此具有强烈的创伤性体验而起病,部分患者多次发病后可无明显诱因,而可能通过触景生情、联想或自我暗示而发病。

3. 躯体因素 神经系统器质性病变可伴有癔症发作,如多发性硬化症、颞叶局灶性病变等。

4. 个性因素 癔症患者大多情感丰富强烈而易变,富于幻想、高度自我表现欲、极易接受周围人言语和行为的影响,暗示感受性强。

四、临床特点

(一)分离障碍(癔症性精神障碍)

患者表现出来的症状可能是其关系密切的亲友所患躯体疾病或精神障碍的类似症状,少数人的症状形成反复再现的模式。主要表现为发作性意识障碍,具有发泄特点的急剧情感暴发,癔症性痴呆,选择性遗忘或自我身份识别障碍,癔症性精神病等。反复发作者常可通过回忆和联想与以往心理创伤有关的情境而发病。

1. 分离性遗忘　指对过去某一段时间的生活经历有部分或完全遗忘。患者突然表现出对自己的姓名、年龄以及亲人名字全部遗忘,不认得自己的父母、亲戚、朋友。但他们的一些基本生活习惯和技能,如阅读、说话能力或其他方面的技能等仍保持完好。常见有四种类型:局部性遗忘、选择性遗忘、全部遗忘、系统性遗忘。

2. 分离性神游症　患者在觉醒状态,突然离家或离开工作场所,进行表面看来是有目的的旅行。此时患者意识范围缩小,可有自我身份识别障碍,但保留自我照顾能力,并能与他人进行简单的社会交往,事后有遗忘。

3. 分离性身份识别障碍　此症属急性起病的一过性精神障碍,表现为对自己原来的身份不能识别,以另一种身份进行社会活动,当一种身份出现时,另一种身份则被忘记。开始时常很突然,与创伤性事件密切相关。以后,一般只在遇到应激性事件,或接受放松、催眠或宣泄等治疗时,才发生转换,此时患者对周围环境缺乏充分觉察。

4. 分离(转换)障碍性精神病　受到严重心理创伤后突然发病,主要表现为明显的行为紊乱、哭笑无常、表演性矫饰动作、幼稚与混乱的行为、短暂的幻觉、妄想和思维障碍及人格解体等。症状多变,内容多与精神创伤有关,富于情感色彩。多见于女性,病程很少超过3周,呈发作性,时而清醒,时而不清,间隙期如常人,自知力存在。

5. 分离性恍惚状态和附体状态　恍惚状态表现为明显的意识范围缩小,处于自我封闭状态,注意和意识活动局限于当前环境的一两个方面,只对环境中个别刺激产生反应。附体状态是一种自我意识障碍,患者自称被神鬼或已故之人等附体,患者以这些附体者身份及口吻说话,声调特殊,其内容与情感体验有关。

6. 分离性木僵状态　多在精神创伤之后出现或由创伤体验触发,患者在相当长的时间维持固定姿势,四肢发硬,僵卧于床,没有言语和随意动作,对声光和疼痛刺激无反应。强行张开其眼睑,可见眼球运动或双目紧闭,有意回避医师检查。

(二) 转换障碍(癔症性躯体障碍)

转换障碍包括运动障碍、感觉障碍和躯体化症状,体格检查、神经系统检查及实验室检查,均无相应的器质性损害,但患者的表现似乎确实患了躯体疾病。除了运动或感觉的损害这一核心表现,还有数量不等的寻求被人注意的行为。

1. 运动障碍

(1) 癔症性瘫痪　可表现为偏瘫、截瘫或单瘫。常有明显的躯体诱因,如外伤、术后、躯体疾病后等。瘫痪程度或轻或重,轻者可活动但无力,重者则完全不能活动。瘫痪呈弛缓性,但被动活动时常有明显抵抗,而体格检查无神经系统器质性损害,除慢性病例,一般无失用性肌萎缩。

(2) 肢体震颤、抽动和肌阵挛　表现为肢体粗大颤动或不规则抽动。肌阵挛则为一群肌肉的快速抽动,类似舞蹈样动作。

(3) 失音症或缄默症　患者无唇、舌、腭或声带等发音器官任何器质性病变,但想说话却发不出声或用极低而嘶哑的发音交谈,称为失音症。如不用言语回答问题,而是用手势或书写表达意思,进行交谈,称为缄默症。

2. 感觉障碍　可表现为感觉过敏、感觉缺失、癔症性视觉障碍、癔症性听觉障碍、癔症球等。

3. 躯体化障碍　以多种多样、经常变化的躯体症状为主,症状可涉及身体的任何系统或部位。其最重要的特点是应激引起的不快心情,以转化成躯体症状的方式出现。

五、治疗

癔症的症状是功能性的,因此心理治疗有重要的地位。药物治疗主要是适当服用抗焦虑药,以增强心理治疗疗效。

1. 药物治疗　癔症发作时,若患者意识障碍较深,不易接受暗示治疗,可用氯丙嗪或合用盐酸异丙嗪各 25~50 mg,或地西泮 10~20 mg,肌内注射,使患者深睡,不少患者醒后症状即消失。

2. 暗示治疗　是消除癔症症状,尤其是癔症性躯体障碍的有效方法,患者对医师信赖的程度往往是决定暗示治疗成败的关键。实施暗示治疗,患者必须要有对暗示的易感性和依从性。环境安静,无关人员离开治疗现场。在言语暗示的同时,应针对症状采取相应的措施,如吸氧、针刺、给予注射用水等注射,静脉推注钙剂及电兴奋治疗。诱导疗法是经改良后的一种暗示治疗。

3. 催眠疗法　在催眠状态下,可使被遗忘的创伤性体验重现,受压抑的情绪获得释放,从而达到消除症状的目的。适合于治疗癔症性遗忘症、多重人格、缄默症、木僵状态以及情绪受到伤害或压抑的患者。

4. 其他心理治疗　可采用解释心理治疗,主要目的在于引导患者正确地评价精神刺激因素,充分了解疾病的性质,帮助其克服个性缺陷,加强自我锻炼,促进心身健康。

第三节　常见神经症和癔症患者的护理

一、恐惧症患者的护理

(一)护理评估

1. 生理状况　患者的年龄、性别、进食状况,患者入睡困难及夜间觉醒次数增加等睡眠障碍,有无心脏病及高血压等躯体疾病,生活能否自理。

2. 心理行为状况　恐惧的对象、恐惧发生时的临床表现等,患者的应对方法,是否伴有情绪情感变化,是否伴有回避反应,患者对自身的疾病有怎样的认知,能否很好地配合治疗和护理。

3. 家庭状况　家庭教育方式、患者的成长史、家庭经济状况、家庭成员之间的关系及家庭成员对疾病的认识和态度等。

4. 社会状况　影响患者发生恐惧的社会因素,患者人际交往等社会功能是否受损,患者是否有较好的社会支持系统等。

(二)护理诊断

1. 焦虑　与担心自己的健康状况有关。

2. 恐惧　与危险性因素的不正确评价有关。

3. 有暴力行为的危险(对他人)　与恐惧情绪出现伴随的冲动行为有关。

4. 有暴力行为的危险(对自己)　与缓解焦虑情绪有关。

5. 睡眠形态紊乱　与焦虑、恐惧情绪有关。

6. 应对无效　与焦虑、恐惧情绪有关。

(三)护理目标

1. 患者能描述焦虑体验,能认识到焦虑情绪与现实威胁不相符合,能用一种以上合理的方式来调整焦虑情绪,减少焦虑体验。

2. 患者能描述恐惧发作时的体验,能认识到恐惧情绪超乎现实威胁,能通过注意力转移以及松弛疗法等减少恐惧的体验,主观舒适感增加。

3. 患者能用语言表达恐惧感,用合理的宣泄情绪的方式来代替攻击他人的,减少暴力行为的发生。

4. 患者能认识到恐惧情绪的发作与现实的害怕不相符,能用合理的方式表达自己内心的体验,消除任何伤害自己的想法,如果出现自杀想法时,能及时与护士联系,学会求助。

5. 患者能认识到睡眠紊乱与恐惧情绪有关,让患者能够配合医护人员通过药物或者行为治疗等纠正睡眠问题。

6. 患者对自身的疾病有正确的认知,提高个人的应对能力,掌握更多的应对方法。

(四) 护理措施

1. 建立良好的治疗性护患关系 护士应在建立良好护患关系的基础上,鼓励患者描述恐惧的对象、恐惧发生时的内心体验等,陪伴患者,让其有安全感。

2. 为患者提供安全的生活环境 提供安静、安全、舒适的环境,为患者营造良好的适合休息的环境,增强患者的安全感,促使患者尽快康复。

3. 做好患者的日常生活护理 维持患者营养均衡,协助或指导患者完成洗澡、洗头、换衣服等,做好个人卫生。密切关注患者躯体情况,做好全身检查,及时发现和解决躯体问题,减少患者不必要的担心和害怕。

4. 针对恐惧症状的护理 密切监测患者恐惧发作时的生命体征,做好记录,护士应注意陪伴患者,增加其安全感。护士运用较好的沟通技巧,给予患者理解、支持,建立良好的护患关系,让患者树立起对疾病治疗的信心,通过耐心、专业的解释,让患者对自己的恐惧情绪能有很好地认识,教会患者用语言表达等合理的方式来缓解恐惧情绪,让患者掌握多种应对恐惧的方法。

5. 用药护理 护士给药前交代好患者有关药物的使用方法、剂量、服用后可能出现的不良反应,交代患者及家属注意防跌倒等意外的发生,尤其是老年患者。

6. 健康教育 指导患者及家属制订切实可行的活动计划,鼓励患者参加各项活动,丰富生活的同时分散患者的注意力,同时也可增强患者的个人应对能力。

(五) 护理评价

1. 患者对自身疾病能否有正确的认知。

2. 在护理后患者的舒适感是否增加,焦虑和恐惧情绪是否减少。

3. 患者能否运用合理的方式来缓解恐惧情绪。

4. 患者能否积极配合治疗和护理。

二、焦虑障碍患者的护理

(一) 护理评估

1. 生理状况 患者的年龄、性别、文化教育程度、职业、经济状况、婚姻、家族史和既往史、有无心脏病等躯体疾病、自理能力等。

2. 心理行为状况 焦虑症状发作的主要临床表现、程度、形式、频率及持续时间等,是否伴有情绪情感变化,有无消极念头等,有无失控感、濒死感(惊恐发作)。

3. 家庭状况 家庭教育方式、家庭成员之间的关系、家庭经济状况、家庭支持及家庭成员对疾病的认识和态度等。

4. 社会状况 影响患者焦虑发作的生活事件等社会因素,患者的社会功能是否受损,有无较好的社会支持。

(二) 护理诊断

1. 焦虑 与担心自己健康状况有关。

2. 恐惧 与濒死感有关。

3. 有暴力行为的危险（对他人）　与焦虑发作时的烦躁情绪有关。

4. 有暴力行为的危险（对自己）　与焦虑症状有关。

5. 自我健康管理无效　与焦虑、烦躁情绪发生有关。

6. 睡眠形态紊乱　与焦虑有关。

7. 应对无效　与急性焦虑发作时患者的濒死感有关。

（三）护理目标

1. 患者能描述焦虑发作时的体验，能识别何时焦虑加重，能用一种以上适宜的方式来宣泄焦虑情绪，减少焦虑的体验。

2. 患者能认识到急性焦虑发作时的濒死感与现实不符，能在护士的帮助下描述恐惧发作时的内心体验，能用正当的途径来调整恐惧情绪的发生，主观舒适感增加。

3. 患者能用语言表达烦躁和受挫感，用合理的宣泄情绪的方式来代替攻击他人的行为，减少暴力行为的发生。

4. 患者能用合理的方式表达自己心中的感受，消除任何自我伤害的想法，如果出现自杀想法时，能自行或委托他人及时与护士联系。

5. 协助患者完成日常活动，随着症状的逐渐减轻，指导患者很好地恢复自理能力。

6. 患者能对自己的睡眠形态改变有正确的认知，通过松弛训练等方式改善睡眠状况，患者对睡眠的主观舒适感增加。

7. 患者能在医护人员以及家属的支持下完成一些事情，随着病情好转，患者能运用更多的方法去应对所遇到的事情。

（四）护理措施

1. 建立良好的治疗性护患关系　良好的护患关系的建立是整个护理过程能否顺利进行的重要保证。护士应在充分了解患者躯体症状和精神情况的基础上理解患者，成为患者倾诉的对象，鼓励患者用语言等合理的方式表达自己的感受和体验。

2. 做好日常生活护理

（1）提供安静、舒适的环境　为患者改善焦虑情绪和解决睡眠问题创造良好的条件。

（2）做好基础护理　调整饮食，维持营养均衡；观察大小便情况，及时处理便秘等问题；协助或指导患者完成洗澡、洗头、换衣服等日常生活活动，做好个人卫生。

3. 针对焦虑症状的护理　密切关注患者躯体情况，做好全身检查，及时发现和解决躯体问题，减少患者不必要的担心。焦虑症状发作明显时，引导患者用说话等方式来宣泄焦虑情绪，待患者情绪稳定后，耐心地告诉患者其躯体并无器质性损害，减少患者焦虑情绪。护士应做好患者症状的评估，做好攻击性行为的预测，一旦冲动性行为出现，应做好安全护理，待患者情绪平稳后，护士应与患者一起找出诱发攻击行为的因素，理解并支持患者，引导患者对自己的疾病有正确的认知，教会患者用合理的方式宣泄内心的焦虑和烦躁情绪，让患者学会控制和调整自己的情绪。

4. 针对睡眠的护理　密切观察患者睡眠状况，可用睡前热水泡脚、喝热牛奶等方式促进睡眠，叮嘱患者睡眠前不要做影响睡眠的事情。例如，睡前喝浓茶、咖啡，不要过多交谈等，必要时遵医嘱给患者服用催眠药物。

5. 心理护理　心理护理应很好地贯穿于整个护理过程中。入院阶段建立良好的护患关系，住院过程中以支持和宣泄为主，出院阶段主要是教会患者放松的方法。例如，肌肉松弛训练、散步、慢跑、练瑜伽等。

6. 用药护理　护士给药前交代好患者有关药物的使用方法、剂量、服用后可能出现的不良反应(如头晕、胃肠道不适、嗜睡等),交代患者家属做好陪护,服用镇静催眠药后防跌倒等意外发生,尤其是老年患者。

7. 健康教育 指导患者出院后,制订可行的活动计划,鼓励患者参加各项活动,生活内容丰富有助于分散患者的注意力,让患者学会运用缓解焦虑情绪的方法。指导患者维持用药治疗以及门诊随访。

(五)护理评价

1. 患者对自身疾病能否有正确的认知。

2. 在护理后患者的舒适感是否增加,焦虑和恐惧情绪是否减少。

3. 患者能否用肌肉放松等方法缓解焦虑情绪。

4. 患者能否积极配合治疗和护理。

三、强迫障碍患者的护理

(一)护理评估

1. 生理状况 患者的年龄、性别、文化教育程度、经济状况、既往史、个人史、家族史和自理能力、饮食和睡眠状况、人格特征(是否做事谨慎小心、追求完美、刻板固执)等。

2. 心理行为状况 详细了解强迫症状发作的主要表现、程度、形式、频率及持续时间等,是否伴有情绪情感变化,有无自伤、自杀等念头。

3. 家庭状况 家庭教育方式、家庭经济状况、家庭成员对疾病的认识和态度以及家庭支持等。

4. 社会状况 是否存在引发强迫症的社会因素,患者能否主动配合治疗和护理,社会功能受损情况等。

(二)护理诊断

1. 焦虑 与反强迫有关。

2. 有暴力行为的危险(对自己) 与悲观绝望有关。

3. 皮肤完整性受损 与反复洗涤有关。

4. 自我认同紊乱 与强迫思维和行为有关。

5. 睡眠形态紊乱 与强迫思维有关。

6. 应对无效 与反强迫引发的焦虑情绪有关。

(三)护理目标

1. 患者能描述焦虑情绪,能在护士的帮助下用合理的方式宣泄,缓解焦虑,患者愿意主动参加工娱治疗,愉快的体验逐渐增多。

2. 对自己,陪伴患者,鼓励其倾诉内心的痛苦体验,鼓励患者能用合理的方式表达心中的感受,消除任何自我伤害的想法和行为。

3. 患者能认识到皮肤完整性受损的危害,配合护士做好皮肤护理,防止感染。

4. 患者能正确地认识疾病的性质,自卑情绪有所减少,对自我有正确的评价。

5. 患者能对自己的睡眠形态有正确的认知,通过药物或者松弛训练等不断纠正睡眠问题。

6. 指导患者学习多种放松的技巧,不断提高个人的应对能力。

(四)护理措施

1. 建立良好的治疗性护患关系 鼓励患者运用语言等方式描述其内心体验,给予理解和支持,建立良好的护患关系,保证整个护理过程顺利进行。在制订护理计划时,尽可能让患者参与,减少患者不必要的担心。

2. 做好日常生活护理　为患者提供安静、安全、舒适的环境,减少环境中的不良刺激;调整饮食,维持营养均衡;及时处理便秘等问题;协助或指导做好个人卫生;维持良好的睡眠;注意皮肤护理,防止感染等情况的发生。

3. 针对强迫症状的护理　记录患者强迫症状发生的次数、时间、发作时伴随的躯体表现及情绪体验,与患者共同制订计划,减少患者强迫症状的发生。鼓励患者参加工娱治疗,培养患者的兴趣爱好,分散患者的注意力。密切关注患者躯体情况,做好全身检查,及时发现和解决躯体问题,减少患者不必要的担心。

4. 针对冲动行为的护理　密切观测患者的临床表现,做好安全防范,必要时予以隔离,清除环境中的一切危险物品,定期进行安全巡视,避免自杀行为发生。

5. 心理护理　建立良好的护患关系,灵活地运用沟通技巧,鼓励患者倾诉其内心体验,理解和支持患者;鼓励患者树立对疾病治疗的信心;对于患者的疑问给予耐心的解释,减少患者不必要的担心;教会患者放松的技巧和方法,并指导患者实施运用;鼓励患者多培养一些兴趣爱好,修饰人格。

6. 用药护理　护士给药前交代患者有关药物的使用方法、剂量、服用后可能出现的不良反应,及时处理患者服药后的不良反应,减少患者不必要的担心。

7. 健康教育　帮助患者认识到其自身性格的缺陷,指导患者找到修饰人格的方法;指导患者制订可行的活动计划,鼓励患者参加各项文体活动,丰富其生活内容,分散患者对自身症状的关注;让患者了解维持用药治疗的重要性、用药方法、剂量、药物的不良反应及有效的处理方法;建议患者定期随访。

(五)护理评价

1. 患者对自身疾病能否有正确的认知,无自伤、自杀行为发生。

2. 在护理后患者的舒适感是否增加,强迫症状和焦虑情绪是否减少。

3. 患者能否积极配合治疗和护理。

4. 患者社会功能恢复情况。

四、癔症患者的护理

(一)护理评估

1. 生理状况　患者的年龄、性别、文化教育程度、职业、经济状况、婚姻、既往史、个人史、家族史和自理能力,有无心血管、消化及呼吸系统疾病,人格特征(具有暗示性、自我中心、情感丰富且不稳定、具有表演性、富于幻想)等。

2. 心理行为状况　详细了解分离(转换)障碍的主要表现、频率及持续时间等,是否伴有情绪情感变化,有无自伤、自杀等消极念头。

3. 家庭状况　家庭教育方式、家庭成员之间的关系、家庭成员对疾病的认识及是否能给予患者理解和支持。

4. 社会状况　了解患者学习、工作以及与人交往的情况,适应周围环境的能力,对治疗的合作程度,可能诱发患者发生癔症的生活事件以及患者内心冲突,患者的社会支持等。

(二)护理诊断

1. 有冲动行为的危险(对自己)　与内心冲突有关。

2. 有冲动行为的危险(对他人)　与情感爆发有关。

3. 焦虑 与缺乏对疾病的认识以及相关的心理卫生知识有关。

4. 有失用综合征的危险 与癔症性瘫痪有关。

5. 个人应对无效 与急性意识范围缩窄、情感爆发等有关。

(三)护理目标

1. 在患者出现情感爆发时做好安全防范,患者不出现伤害自己的行为。

2. 做好危险因素预测,减少或避免患者伤害周围人。

3. 患者能用语言等方式描述焦虑体验,能在医护人员的帮助下掌握并运用缓解焦虑情绪的方法,患者主观舒适感增加。

4. 对患者的肢体进行被动运动和按摩,使肌肉得到足够的锻炼,防止失用性萎缩。

5. 患者能认识到疾病的性质,在医护人员的帮助下学会更多的应对方法,能很好地应对所遇到的生活事件或者内心冲突。

(四)护理措施

1. 一般护理

(1) 提供安全、安静、舒适的房间,减少一切不良刺激,保证患者有很好的休息环境。

(2) 保证营养均衡,注意大小便情况,督促或协助患者做好个人卫生。

(3) 监测生命体征,密切注意患者躯体情况变化以及用药治疗后的不良反应,并给予及时处理。

(4) 选择合适的时机给患者解释其各项检查结果,让患者认识到其临床表现并非是器质性疾病所致,不会造成生命危险。与患者及家属沟通时,医师与护士应保持一致,减少患者不必要的担心。

2. 心理护理 建立良好的护患关系,鼓励患者回忆并倾诉疾病发作时的感受,认真倾听,给予患者理解和支持。鼓励患者参加各种工娱治疗,分散患者注意力,尽可能地避免患者对疾病的关注,同时也能充分调动患者的积极性,增强患者对治疗的信心。针对患者的人格特征,加强心理疏导,学会运用各种暗示技巧,帮助患者了解和认识疾病,消除患者的疑虑。

3. 特殊护理

(1) 清除患者居住的病房内的危险物品,减少安全隐患。

(2) 患者症状发作时,护士应保持冷静,使周围环境处于安静状态,避免有人围观,给予患者积极的关注,但不要过分关注,护士态度要温和,避免有刺激性语言,以免加重患者的症状发作。密切观察患者的躯体症状及情绪变化,必要时将患者隔离,防伤人及自伤、自杀等意外发生。

(3) 对于癔症性失明、失声等症状的患者,护士应运用暗示疗法,并在取得一定的效果时给予肯定和表扬。对于癔症性肢体运动障碍的患者,护理时要定期进行肢体的被动运动及按摩,防止肌肉失用性萎缩。

(4) 遵医嘱给予患者适当的药物治疗,让患者了解药物治疗的重要性和必要性,用药治疗可能出现的不良反应,要及时给予解释和处理,提高患者治疗的信心和治疗的依从性。

4. 康复护理及健康教育

(1) 不断地强化患者的观念,让其认识到疾病并非是器质性疾病,增强患者信心。

(2) 使患者的家属理解患者的症状,给予理解和支持。

(3) 鼓励患者积极参加社会活动,帮助患者认识到其人格特点,并不断地修饰。

(五)护理评价

1. 在患者症状发作时,没有伤人、自伤、自杀等行为。

2. 患者对自身疾病有无正确的认知,能否认识到诱发疾病的因素,患者能否描述疾病发作时的主观感受,在治疗和护理后症状发作的次数有无减少,主观舒适感是否增加。

3. 患者有无压疮、肌肉萎缩等并发症。

4. 患者能否认识到自身的人格特点,能否积极配合医护人员的治疗和护理。

5. 患者能否积极地参加社会活动,人际交往是否得到改善。

本 章 小 结

(一) 神经症的共同特征

1. 表现为焦虑、恐惧、强迫、神经衰弱等症状,以焦虑为最常见,无精神病性症状。

2. 症状一般以没有明确的器质性病变为基础。

3. 起病与心理社会因素有关,患者病前多有一定的易患素质和人格基础。

4. 自知力完好,有较强的求治欲望。

5. 社会功能相对完整。

(二) 恐惧症的临床表现

1. 场所恐惧症(又称为广场恐惧症、旷野恐惧症) 主要表现为对某些特定环境或者场景的恐惧,主观痛苦感明显,患者极力回避,甚至严重影响社会功能。

2. 社交恐惧症(又称为社交焦虑障碍) 多于 17~30 岁发病,主要表现为在社交的情景中,不可控制地出现焦虑发作,并对此产生持久的、明显的害怕和回避,影响个人的生活和社会功能。

3. 特定恐惧症 患者对特定的物体或情境产生强烈的、不合理的害怕或者恐惧,当处于恐惧的情境中,会出现心跳加速、大汗淋漓、呼吸急促、四肢发软等表现;有血液—注射—创伤恐惧的人,常出现心动过缓、直立性低血压,甚至晕厥。特定恐惧症常起病于童年或成年早期,如果不经治疗,病程可持续数十年。

(三) 焦虑障碍的临床表现

1. 惊恐障碍(又称为急性焦虑发作) 患者在无特殊性恐惧的情境中出现突如其来的惊恐体验,胸闷、心动过速、呼吸困难、头昏、四肢麻木,有严重的濒死感。发生突然,持续时间较短,一般不超过 1 小时,可反复发生。

2. 广泛性焦虑障碍 起病缓慢,以广泛而持久的焦虑为核心表现,持续时间较久,主要表现为对未来可能发生的事情出现不同寻常的焦虑,伴有肌肉紧张、运动性不安,以及口干、心慌气短等自主神经功能紊乱的表现,患者的社会功能受到不同程度的影响。

(四) 强迫障碍的临床表现

起病于青春期或成年早期,以强迫观念和强迫行为为主要表现,患者能意识到强迫症状是不必要的,但却无法控制,主观痛苦感明显,常主动求治,社会功能损害明显。

(五) 癔症的临床表现

由精神因素引起,患者一般有强烈的自我暗示,临床表现复杂多样,主要表现为以精神症状为主的分离障碍和以躯体症状为主的转换障碍,常反复发作,暗示治疗效果最为有效。

(六) 常见神经症和癔症患者的护理要点

1. 建立治疗性护患关系 良好护患关系的建立对整个护理过程的顺利进行有极其重要的意义。护士应与患者建立良好的治疗关系,鼓励倾诉其内心体验,给予理解支持,提高治疗的依从性以及患者对治疗的信心。

2. 日常生活护理　给患者提供适合休息的安静、安全舒适的环境,协助或指导患者完成一般日常生活护理,如洗头、洗澡、换衣服等,保证个人卫生,维持营养均衡,监测生命体征。

3. 症状护理　在症状发作时,注意清除环境中的危险因素,减少安全隐患,护士应陪伴患者左右,给予支持,护士的语言温和。症状发作后,鼓励患者倾诉发作时的内心体验,帮助患者分析,让患者认识到疾病的性质以及减少发作的方法,耐心地解释检查结果,让患者减少不必要的担心。此外,注意患者的特殊症状,如强迫洗手的患者要注意皮肤护理,防感染;癔症性瘫痪的患者要注意肢体的被动运动及按摩,防止肌肉失用性萎缩;惊恐障碍和恐惧症患者发作时,注意对晕厥症状的处理等。

4. 心理护理　运用一定的沟通技巧,鼓励患者倾诉,给予理解和支持,帮助患者树立对疾病治疗的信心,耐心地解释,让患者认识到疾病的性质,减少患者焦虑情绪。对于强迫症患者,尤其要注意在制订护理计划时尽可能地让患者本人参加,减少其不必要的担心;癔症患者护理时,尤其注意在交代病情时,医师和护士要保持一致,并避免反复的不必要的检查,防止患者病情复杂化。

5. 用药护理　指导患者遵医嘱服药,交代患者服药的注意事项、剂量、服用方法,监测服用后可能出现的不良反应,并给予及时处理,以免影响患者治疗和护理的依从性。

6. 健康教育　指导患者制订切实可行的活动计划,鼓励患者积极参加各种活动,尽快恢复社会功能。指导家属对患者的疾病给予理解和支持,帮助患者提高应对能力等。

(七)焦虑障碍的鉴别诊断

1. 正常的紧张　与病理性焦虑不同,正常的紧张表现为对现实客观威胁的一种情绪反应,特点是焦虑的强度与现实威胁的程度一致,并随着现实威胁的消失而消失,有利于动员体内的潜能来应对威胁。病理性焦虑表现为过分、莫名的担心和害怕,而程度与现实的威胁程度不符。

2. 躯体疾病伴发的焦虑症状　患者有明确的躯体疾病史,应详细询问病史,并通过认真的体格检查以及必要的实验室检查等加以鉴别,以免耽误诊治。

3. 使用药物伴发的焦虑症状　临床上使用激素类药物后,患者服用可卡因等精神活性物质后出现的焦虑症状,应详细询问病史,做必要的相关检查加以鉴别。

4. 惊恐发作与恐惧症　单一恐惧症因为有明确的特定对象,一般和惊恐发作容易鉴别。场所恐惧症的焦虑旨在特定场所发生,伴有明确的回避行为;而惊恐发作患者的主观痛苦体验和躯体症状非常明显。惊恐发作的患者有社交回避,应和社交焦虑障碍鉴别。社交焦虑障碍患者一般只在社交场合出现症状,严重时可达到惊恐发作的程度,但缺乏惊恐发作时的濒死体验和预期性焦虑。

- -

练习题

(一) A1 型题

每一道考题下面有 A、B、C、D、E 五个备选答案,请从中选择一个最佳答案。

1. 以下哪一项是癔症患者的特点　　　　　　　　　　　　　　　　　　　　　( )

　　A. 人格衰退　　　　　B. 仅限于女性　　　　　C. 与病前性格无关

　　D. 发病与精神因素无关　　E. 起病突然,症状多样,易复发

2. 当患者服用阿普唑仑时,护士应指导患者避免食用下列哪一种食物　　　　( )

　　A. 巧克力　　　B. 酒类　　　C. 奶酪　　　D. 贝类食物　　　E. 肉类食物

3. 对恐惧症的患者进行健康教育时,护士的观念应包括下列哪一项　　　　　( )

　　A. 待在房间里可减少恐惧发作

　　B. 当症状开始时,服用药物控制

C. 恐惧的发作是有时限性的,它将会逐渐减轻直至消失

D. 保持自我控制可以减少恐惧症状

E. 越是害怕症状越明显

4. 患者的下列哪一项描述表明其需要额外的苯二氮䓬类药物的指导　　　　　　(　　)

A. 当我服用地西泮时不能饮酒

B. 我可以在任何时候停止服用此药

C. 该药使我困倦,所以我不应该开车

D. 该药使我紧张的肌肉好点儿

E. 夜间起床的时候注意不要跌倒

5. 一名强迫性神经症患者服用氯丙咪嗪进行药物治疗。护士可以预料到患者会出现与下列哪一种药物相似的不良反应　　　　　　　　　　　　　　　　　　(　　)

A. 百忧解　　　B. 舍曲林　　　C. 丙咪嗪　　　D. 帕罗西汀　　　E. 氟伏沙明

6. 某患者按照医师的处方服用丁螺环酮2日,说明其需要进一步指导的是患者的下列哪一项陈述　　　　　　　　　　　　　　　　　　　　　　　　　　　　　(　　)

A. 这个药物对缓解我的肌肉疼痛有作用

B. 7～10日内我可能感觉不到好转

C. 此药不会导致生理性依赖

D. 我可以将药物与食物同服

E. 此药需要2周左右才能明显缓解我的不舒适

7. 一名患有广场恐惧症的患者拒绝通过大厅走到活动室去。护士的下列哪一项反应最恰当

　　　　　　　　　　　　　　　　　　　　　　　　　　　　　　　　　　(　　)

A. 我知道你能做这件事　　　　　　　　B. 试着扶着墙走

C. 这次你不会遇见大家的　　　　　　　D. 我会和你一起走

E. 这次你走过了,下次就不害怕了

8. 护士注意到一名强迫性神经症患者每当别的患者坐到其身边时,她一定会站起来坐到别的地方去。护士的下列哪一项行为对患者最有治疗性意义　　　　　　(　　)

A. 忽视患者的这种行为

B. 询问患者这种习惯性行为

C. 向患者表示护士意识到患者需要这种习惯性行为

D. 告诉其他患者跟着该患者移动

E. 询问患者移动的原因是什么

9. 一名使用苯二氮䓬类药物治疗的焦虑障碍患者,同时服用下列哪一项药物时,护士应给予相应的指导　　　　　　　　　　　　　　　　　　　　　　　　　　　(　　)

A. 抗酸剂　　　B. 对乙酰氨基酚　C. 维生素　　　D. 阿司匹林　　　E. 抗生素

10. 一名广场恐惧症患者无惊恐障碍,问护士哪一种类型的治疗对其治疗更有利。护士的建议应为下列哪一项　　　　　　　　　　　　　　　　　　　　　　　　(　　)

A. 内省疗法　　B. 集体治疗　　　C. 行为治疗　　　D. 认知治疗　　　E. 精神分析疗法

(二) A2型题

每一道考题以一个小病例出现,其下面均有A、B、C、D、E五个备选答案,请从中选择一个最佳答案。

11. 蔡某,女性,28岁。与同事吵架后,突然倒地,全身挺直,双手乱动,几分钟后,号啕大哭,捶

胸顿足,10 分钟后安静下来。其症状为以下哪一项　　　　　　　　　　　　　　（　）

A. 假性痴呆　　B. 情感爆发　　　C. 精神病态　　　D. 情感倒错　　E. 情感不协调

12. 杨某,男性,38 岁。在病房内来回踱步并搓双手。当护士问其有什么不舒服的感觉时,他回答说:"我只需要走走。"护士的下列哪一项反应最具有治疗性　　　　（　）

A. 你需要坐下来放松一下吗　　　　　　　B. 你感到焦虑不安吗

C. 你现在一定有什么问题　　　　　　　　D. 有什么事情干扰你吗

E. 你这样会更加不舒服的

13. 王某,男性,25 岁,被他的哥哥送到医院急救室。患者大汗淋漓,呼吸急促,主诉眩晕和心悸。排除心血管系统疾病后,患者诊断为惊恐发作。在患者症状消失后,他对护士说:"我以为我要死了。"护士的回答下列哪一项是最合适的　　　　　　　　　　（　）

A. 这种情况对你来说非常可怕　　　　　　B. 我们不会让你死的

C. 我也有过同样的感觉　　　　　　　　　D. 你现在已经好了

E. 不用担心,医护人员会帮助你的

14. 患者,女性,38 岁。向来小心谨慎,只要一拿钱,就反复数个不停,买东西前,要先列出清单,并反复检查清单,生怕有遗漏。出门后,门与灯虽已关,但她仍不放心,一而再再而三的反复检查。此患者的症状为　　　　　　　　　　　　　　　　　　　　（　）

A. 强迫行为　　B. 强迫意向　　C. 强迫联想　　D. 强迫思想　　E. 强迫回忆

15. 王某,男性,36 岁,入院诊断为强迫症。该患者在每次进早餐前,必须整理他的床铺 22 次,正因为如此,他昨天错过了和其他患者一起进早餐的时间。护士制订的下列哪一项措施可以帮助患者按时进早餐　　　　　　　　　　　　　　　　　　　　　（　）

A. 告诉患者只整理床铺 1 次

B. 提前 1 小时叫醒他,让他完成他的例行习惯

C. 到了吃早饭的时间,坚决要求他停止这种行为

D. 建议患者在整理床铺之前先吃早餐

E. 让患者单独进餐

（三）A3 型题

以下病例设了三个考题,请根据病例所提供的信息,在每道题下面 A、B、C、D、E 五个备选答案中选择一个最佳答案。

（16～18 题共用题干）

李某,女性,23 岁。在一次与人发生口角时,对方声音洪亮,患者自感不是对手,第二天起无法说话,与人交谈只能打手势。能正常咳嗽,耳鼻咽喉科检查正常。

16. 该患者可能患有　　　　　　　　　　　　　　　　　　　　　　　　　　　　（　）

A. 癔症　　　　B. 焦虑症　　　C. 恐惧症　　　D. 惊恐发作　　E. 急性应激障碍

17. 该患者的表现为　　　　　　　　　　　　　　　　　　　　　　　　　　　　（　）

A. 缄默　　　　B. 违拗症　　　C. 躯体化障碍　　D. 分离障碍　　E. 转换障碍

18. 护理该患者时最应注意的是　　　　　　　　　　　　　　　　　　　　　　　（　）

A. 转移注意力　　　　　　　　　　　　　B. 建立良好的护患关系

C. 协助患者料理生活　　　　　　　　　　D. 运用良好的沟通技巧

E. 医护一定要保持一致

第六章 应激相关障碍患者的护理

教学视频　　教学课件

学习目标

1. 掌握　应激相关障碍的临床特点和护理措施。
2. 熟悉　应激相关障碍的病因和护理评估,护理诊断。
3. 了解　应激相关障碍的发病机制。
4. 结合临床案例,运用所学知识对患者进行护理评估,做出护理诊断,制订护理计划、措施,做好评价。
5. 在实践中尊重、理解、关爱患者,学会观察和记录患者病情的变化,并分析原因。

【案例导入】

　　赵某,男性,50 岁,工人,大学文化。3 天前,赵某的妻子与孩子外出旅游时,遭遇地震死亡,当患者获知噩耗后,当即晕厥,数分钟后醒来,出现言语不连贯,意识清晰度下降,拒绝承认是自己的孩子出事。反复念叨:"我媳妇和孩子到外面去玩了,她们去旅行了,很快就会回来的。""今天是愚人节,他们是和我开玩笑,想吓唬我的。"服用镇静剂后,方安静下来。第二天醒来后,患者出现情绪波动明显,时常号啕大哭,反复责备自己"那天我要是不让他们出去,把他们留在身边就好了"。对别人的劝解很反感,容易被激怒,情绪波动非常明显。

　　入院后表现情绪激越,坐立不安,不配合,不愿意多说话,定向力障碍,检查不合作,难以与其正常交谈。

　　思考题:

　　1. 根据病史,请找出能反映患者护理问题的具体表现。

　　2. 针对这些护理问题列出护理措施。

第一节　概　　述

一、基本概念

　　应激相关障碍(stress-related disorders)是指一组主要由心理、社会(环境)因素引起异常心理反应所导致的精神障碍,也称反应性精神障碍。决定此类精神障碍的发生、发展、病程及临床表现的因素如下:

　　1. 生活事件和生活处境,如剧烈的超强精神创伤或生活事件,或持续困难处境,均可成为直接病因。

2. 社会文化背景。

3. 人格特点、教育程度、智力水平，以及生活态度和信念等。

4. 不包括癔症、神经症、心理因素所致生理障碍，以及各种非心因性精神病性障碍。

本病的共同特点有：① 心理社会因素是直接原因。② 发病时间和持续时间与应激因素有密切关系。③ 临床的主要表现与心理应激因素密切相关。④ 应激因素消除或环境改变后，精神症状可随之消失。⑤ 预后良好，一般无人格缺陷等。

本章重点介绍急性应激障碍、创伤后应激障碍和适应障碍。

【知识链接】

<h3 style="text-align:center">应　激</h3>

应激（stress）一词源于拉丁语，意思是"用力地提取""紧紧地捆扎"。应激概念最早由加拿大著名生理学家汉斯·塞里（Hans Selye）于 1936 年首先应用于医学领域。他根据对动物和人的大量理论及实验研究结果，提出了著名的应激学说。

二、流行病学特点

1. **急性应激障碍**　急性应激障碍（ASD）的严重程度与个体的心理素质、应对方式以及当时躯体健康状态等密切相关。可发生于各年龄段，多见于青年人，男女患病率无显著差异。如果存在躯体功能衰竭和器质性因素，则发病的危险性增加。张本等对唐山大地震孤儿的调查发现，ASD 发病率为 47%；韦波等对汶川地震灾后 7 日壮族灾民的调查发现，64.10% 的灾民产生命运不公等消极想法；Classea 等调查发现，33% 的暴力事件目击者符合 ASD 诊断标准。

2. **创伤后应激障碍**　创伤后应激障碍（PTSD）最早出现在 1980 年美国的精神障碍诊断标准（DSM-Ⅲ）中。早期主要研究的对象是退伍军人、战俘、集中营的幸存者，后来逐渐扩展到遭遇各种天灾人祸的人群。发病率因应激源的不同存在较大的差异。PTSD 总的患病率为人口的 1.0%～2.6%；经历战争场面的人群发病率较高，如 1987 年对美国越战退伍士兵的调查发现，PTSD 的终身患病率男性为 31%，女性为 27%。美国社区人群中，PTSD 的终身患病率为 1%～14%；唐山大地震 20 年后调查发现，PTSD 的现病率为 1.8%。特大爆炸事故幸存者 PTSD 的患病率为 79%。大多数的患者可以痊愈，但约有 15% 的患者病情持续多年，或变为持久的人格改变。

3. **适应障碍**　国外认为适应障碍较常见，有研究报道本病占精神科门诊的 5%～20%。国内目前尚缺乏相关的资料。Strain 等曾对美国、加拿大、澳大利亚 7 所大学教学医院会诊-联络精神病学服务机构中连续就诊患者进行调查，发现有 12% 的患者符合适应障碍的诊断。该病可发生于任何年龄，青少年最常见，女男之比约为 2∶1（Gelder，M，1996）。成年人中单身女性的患病危险性最高。

三、病因和发病机制

1. **急性应激反应**　突如其来且超乎寻常的威胁性生活事件和灾难是发病的直接因素，应激源对个体来讲是难以承受的创伤性体验或对生命安全具有严重的威胁性。应激源多种多样，大体上可分为下列几项：① 严重的生活事件：如严重的交通事故、遭受歹徒袭击、亲人的突然死亡、被奸污或家庭财产被抢劫等创伤性体验。② 灾难性事件：如特大洪水暴发、大面积火灾或强烈地震等威胁生命安全的伤害。③ 长期紧张压抑的心理状态：如工作压力大、无法胜任工作、人际关系紧张、家庭关系不和谐等。④ 环境改变:如移民、转学、被拘禁和隔离等。⑤ 战争场面。Kaplan 将应激的后果归纳为三期:第一期为冲击期,当个体遭受应激后,处于一种"茫然"休克状态,表现出某种程度的定向障碍和注意力分散,一般持续数分钟至几小时,这就是本病急性期临床主要症状的发病机制。第二期以明显的混乱、模棱两可及变化不定为特点,并伴有情绪障碍,如焦虑、抑郁或暴怒等表现。第三期为长期的重建和再度平衡,其结果是可出现两者之一:一方面,为功能的增强及改善水平;另一方面,为心理的、躯体的人际关系之间的障碍,并可能趋向慢性化。

2. 创伤后应激障碍 主要是对异乎寻常的威胁性、灾难性时间的延迟和/或持戒的反应。常见的危险因素有存在精神障碍的家族史与既往史、童年时代的心理创伤(如遭受性虐待、10 岁前父母离异)、性格内向及有神经质倾向、创伤事件前后有其他负性生活事件、家境不好、躯体健康状态欠佳等。多数经历创伤性事件的人都会出现不同程度的心理和生理症状,但只有部分人最终发展为 PTSD。这与许多因素相关,如个性特征、应对方式、社会支持、身体状况和精神障碍家族史等,都是影响病情和病程的重要因素。例如,人格方面的缺陷如敏感、多疑、胆怯和偏执等,往往会妨碍个体良好的社会适应,甚至与周围环境格格不入,更容易患 PTSD。若能应用合适的应对方式,则可避免 PTSD 的发生。

3. 适应障碍 在发病前一个月内存在可辨认的一个或多个应激事件或生活改变,是适应障碍发病的诱因。常见的应激源主要是以下几类:① 冲突性危机,如天灾、人祸、破产、失业等。② 消耗性危机,如受歧视,长期心理压抑,法律纠纷,长期经济困难等。③ 家庭或个人危机,如毕业求职、新婚期、离婚、退休、健康状况恶化等。在同样的应激源作用下,有的人适应良好,有的人则适应不良。这与患者病前个性心理特征有关。适应障碍的发生与否,要同时权衡应激源强度和个性心理特征两个方面的因素。

四、临床特点

(一)急性应激障碍

发病急速,一般当受到超强应激性生活事件的影响后几分钟出现症状,临床表现变化多端,形式丰富。多数患者初发症状为"茫然"状态或"麻木"并伴有一定程度的意识障碍,如意识范围狭窄,意识清晰度下降,定向力障碍,不理会外界刺激等。有的患者可出现亚木僵或木僵状态,也有的患者会出现精神运动性兴奋,并伴有自主神经功能紊乱症状。这些症状往往在 24~48 小时后开始减轻,一般不超过一周,恢复后对病情可有部分或大部分遗忘,难以全面回忆,如症状存在时间超过 4周,应考虑"创伤后应激障碍"。患者一般预后良好。按照临床优势症状 ASD 主要表现为以下4 种:

1. 反应性蒙眬状态(reaction twilight state) 患者主要表现为定向障碍,对周围环境不能清楚感知,注意力狭窄。患者在受精神刺激的情感体验中,表现出紧张、恐惧,难以进行交谈,有自发言语、缺乏条理、语句凌乱或不连贯,动作杂乱、无目的性、偶有冲动。有的可出现片段心因性幻觉,数小时后意识恢复,事后可有部分或全部遗忘。

2. 反应性木僵状态(reactive stupor state) 临床主要表现以精神运动性抑制为主。患者受到打击后,表现为目光呆滞、表情茫然、情感迟钝、呆若木鸡、不言不语、呼之不应,对外界刺激毫无反应,呈木僵状态或亚木僵状态。此型历时短暂,多数持续数分钟或数日,但不超过 1 周,大多有不同程度的意识障碍,有的可转入兴奋状态。

3. 反应性兴奋状态(reactive excitement state) 此时临床表现以精神运动性兴奋为主。患者受精神打击后,表现为伴有强烈情感体验的精神运动性兴奋,表现为话多、呼喊,内容往往与精神创伤有密切联系,且伴有相应情感反应,情绪激越、情感暴发,有时会冲动伤人、毁物。此型历时短暂,一般在 1 周内缓解。

4. 急性应激性精神病(acute stress psychosis)　也称为急性反应性精神病(acute reactive psychosis)。这是急性应激障碍的一种表现形式,是强烈且持续一定时间的精神创伤事件直接引起的精神病性障碍。临床上以妄想或严重情感障碍为主,反应内容与应激源密切相关,易被人理解。急性或亚急性起病,历时短暂,一般在 1 个月内恢复,经治疗预后良好。

(二) 创伤后应激障碍

创伤后应激障碍多见于精神创伤性事件发生后数日至数月内发病,罕见延迟 6 个月以上才发生,过程多持续 1 个月以上,可长达数月或数年。个别甚至达数十年。症状的严重程度可能有波动,少数可变为慢性病程或转变为持久的人格改变。临床上主要有以下 3 种表现。

1. 闯入性再体验　在重大创伤性事件发生后,患者以各种形式重新体验创伤性事件,有驱之不去的闯入性回忆,频频出现的痛苦梦境,有时可见患者处于分离状态,以错觉、幻觉构成的创伤事件的重新体验,称为"闪回",持续时间可数秒至几日。此时患者仿佛又完全处于当时的情景,重新表现出事件发生时所伴发的各种情感。创伤性体验的反复重现是 PTSD 最常见、最具特征性的症状。当患者面临类似的情绪或目睹死者遗物、旧地重游、纪念日等场景因素时,又产生"触景生情"式的精神痛苦。

2. 警觉性增高　患者表现为难以入睡或易惊醒,注意力难以集中,容易受惊吓,可有焦虑或抑郁情绪和躯体不适症状,少数患者甚至出现自杀企图。

3. 回避症状　患者表现为对创伤相关刺激存在持续的回避,回避对象不仅限于具体的场景与情景,还包括有关的想法、感受及话题等。患者不愿提及有关事件,甚至对创伤事件的某些重要方面失去记忆,出现"选择性失忆"。有的患者会出现"心理麻木"或"情感麻木"的表现。不愿与人交往,与外部世界疏远,对很多事情都感到索然无味,对亲人表现冷淡,难以表达和感受一些细腻的感情,对工作、生活缺乏打算,变得退缩,让人感觉患者性格孤僻,难于接近。

(三) 适应障碍

适应障碍发病多在应激性生活事件发生后的 1～3 个月内出现,临床表现多种多样,包括抑郁心境、焦虑或烦恼,感到不能应对当前的生活或无法计划未来,失眠,应激相关的躯体功能障碍(如头痛、腹部不适、胸闷、心慌),社会功能或工作受到损害。

成年人多表现为情绪症状,以抑郁为主者,表现为情绪不高,对日常生活丧失兴趣,自责、无望无助感,伴睡眠障碍、食欲变化和体重减轻,有激越行为;以焦虑为主者,则表现为焦虑不安、担心害怕、神经过敏、心慌、呼吸急促、窒息感等。青少年多以品行障碍为主,表现为逃学、斗殴、盗窃、说谎、物质滥用、离家出走、性滥交等。儿童适应性障碍主要表现为尿床、吸吮手指等退行性事件行为,以及无故腹部不适等含糊的躯体症状。

五、治疗

1. 环境治疗　应尽可能地去除精神因素或脱离引起精神创伤的环境,消除创伤性体验,对整个治疗有积极的意义。必要时重新调换工作岗位,改善人际关系,建立新的生活规律等。要根据患者具体情况进行安排。

2. 药物治疗　以对症治疗为主,适当的药物可以使患者症状较快地获得缓解,有助于心理治疗的开展和奏效。药物剂量以小量为宜,疗程不宜过长,并应注意药物不良反应,如出现严重反应,立即停药。

对焦虑、恐惧不安者,可使用抗焦虑药;对抑郁症状突出者,可选用丙米嗪、阿米替林、帕罗西汀等抗抑郁药;对有妄想、幻觉、兴奋激动者,可应用抗精神病药,如氯丙嗪、氟哌啶醇、利培酮等。

3. 心理治疗　ASD首选心理治疗,心理治疗首选认知行为治疗(CBT)。PTSD早期类似ASD,后期处理比较棘手,常用的方法有暴露疗法、认知行为治疗、焦虑控制等。适应障碍可以选择支持性心理治疗、认知行为治疗、短程动力疗法等。

第二节　常见应激相关障碍患者的护理

一、护理评估

1. 病情观察　包括精神和躯体两个方面。如患者有无幻觉、妄想等精神症状;患者有无一般健康状况,如体温、呼吸、脉搏、血压是否正常,有无躯体疾病或症状,发生时间,严重程度等。

2. 一般情况　患者衣着面貌,个人卫生情况,生活自理程度,睡眠、进食、排泄等情况;与周围人的接触,参加活动、体育锻炼完成情况;对住院及治疗护理的态度。

3. 心理方面　患者的心理问题及需要等相关因素,以及心理治疗或心理护理的效果反馈。

4. 药物治疗　患者是否得到切实有效的治疗,疗效如何,有何不良反应,患者对药物及其他检查治疗的接受程度、顾虑及信心如何。

5. 患者环境的观察　包括床单位,病房有无安全隐患,患者有无发生暴力行为、自杀自伤及出走等意外的企图及行动。病房是否整齐、卫生、安静、舒适,确保患者住院期间的安全。

6. 社会支持方面　评估患者是否在角色、人际交往、个人生活能力等方面有缺失以及社会支持情况。

7. 对应激过程的评估　包括精神刺激的种类、强度、发生的原因、持续时间,以及患者的主观感受与评价,疾病发作与心理创伤的关系,患者的应对方法等。

二、护理诊断

1. 有暴力行为的危险(对他人或自己)　与行为障碍有关。
2. 急性意识障碍　与急性心因性反应有关。
3. 语言沟通障碍　与意识障碍和应激情绪反应有关。
4. 睡眠形态紊乱　与易惊醒及应激情绪反应有关。
5. 社交孤立　与应激反应及社会退缩有关。
6. 记忆功能障碍　与延迟性心因性反应有关。
7. 慢性疼痛　与适应障碍有关。
8. 营养失衡:低于机体需要量　与应激情绪反应有关。
9. 焦虑　与应激情绪反应有关。

三、护理目标

(一)近期目标

1. 患者住院期间,皮肤无擦伤、刮伤。
2. 在医护人员的照顾下,患者不对他人发生身体伤害。
3. 患者机体生理需要得到满足,保证营养供给。

4. 患者易惊醒及失眠症状得到有效控制,患者睡眠基本恢复正常。

(二)远期目标

1. 患者能恰当地表示个人需要,能完成个人生活自理,恢复正常的人际关系,行为方式得以改善。

2. 患者的自我价值感增加,有正性的自我认识,能恰当地做自我评价。

3. 在定向力障碍及突发性意识模糊发作期间,在护理人员的帮助下,患者的安全得到保障。

4. 患者能认识哪些是触发创伤性体验的情境,定向力恢复正常。患者能现实地面对应激事件,不发生伤害自己和他人的行为。

四、护理措施

(一)安全护理

提供安静舒适的环境,减少外界刺激。由于应激相关障碍患者富有暗示性,不能将其他症状严重的患者安排在同一病室,以免增加新症状或使原有症状更严重。加强观察和关心患者。排除不安全因素和加强危险物品的管理,以便早期发现自杀、自伤或冲动行为的先兆,防患于未然。

(二)生活护理

及时补充营养和水分,维持水及电解质平衡。对有躯体化症状的患者,应用暗示性言语引导缓慢进食或分散注意力,避免其全神贯注自己的进食障碍而妨碍进食。同时,应在少量进食后,可用没有出现不良反应的事实,鼓励其进食。对有自理缺陷的患者,做好晨晚间护理,加强饮食护理,必要时可鼻饲饮食,保证其营养的需要。做好皮肤、口腔等护理,防止压疮。利用患者有暗示性的特点,以暗示言语鼓励其循序渐进地加强自主功能训练。

(三)用药护理

遵医嘱给予相应治疗药物,如抗焦虑药、抗抑郁药、抗精神病药等,让患者了解和自行观察药物的作用和不良反应。

(四)心理护理

1. 建立良好的护患关系 谈话时护士要态度和蔼,倾听为主,提问要扼要,着重当前问题,给予简明的指导。鼓励患者回忆自己心理创伤所致应激障碍和适应障碍发作时的感受和应对方法,接纳患者的焦虑和抑郁感受,并讨论和教会应对应激相关障碍发作的简易方法。

2. 给予支持性心理护理 每日定时接触患者,分析应激相关障碍症状和恶劣心境的原因和危害,使患者认识到对自身病症的过度关心和忧虑无益于恢复健康。用支持性言语帮助患者渡过困境,辅导患者有效地应对困难。帮助列出可能解决问题的各种方案,并协助患者分析各方案的优缺点。当初获成效时,应及时表扬患者。教会患者放松技术,与医师合作,做好暗示治疗、行为治疗、反馈治疗等,使其增强治疗信心,并要争取病友、家庭和社会的支持。

(五)健康教育

使患者和家属对应激相关障碍的发生有正确的认识,消除模糊观念引起的焦虑、抑郁。应帮助患者和家属学习疾病知识,以免担心疾病会演变成严重的精神病。使家属理解患者的痛苦和困境,既要关心和尊重患者,又不要过分迁就或强制患者。协助患者合理安排工作、生活,恰当地处理与患者的关系,并教会家属正确地帮助患者恢复社会功能。

五、护理评价

在执行护理措施后,评价每个护理目标是否实现。对部分实现或未实现的原因进行探讨、分

析,找出问题所在,重新修订护理计划或护理措施,力争达到尽善尽美。评价内容包括以下几方面:

1. 患者在治疗和保护下,是否不发生伤人及自伤行为。

2. 患者定向障碍及突发性意识模糊发作期间,是否能保护患者的安全。

3. 患者语言沟通障碍是否得到缓解及康复,是否能进行言语沟通。

4. 患者睡眠质量是否有所提高。

5. 患者社会功能退缩是否有所缓解,是否能从事日常的社会交往。

6. 患者在心理治疗下,记忆障碍是否减轻或消失。

7. 患者慢性疼痛是否能够减轻。

8. 患者机体生理需要是否得到满足,是否保证营养供给。

9. 患者情绪症状是否得到有效控制,心理上的舒适感是否增加。

本 章 小 结

应激相关障碍(stress-related disorders)是指一组主要由心理、社会(环境)因素引起异常心理反应所导致的精神障碍。常见的类型及区别见下表。虽然各类型表现有所区别,但治疗类似,都是在消除应激源的同时辅以心理治疗,药物治疗较少。护理措施包括安全方面的护理、躯体方面的护理、治疗方面的护理、心理护理、特殊护理、健康教育及康复训练。

ASD、PTSD 和适应障碍的鉴别

类型	ASD	PTSD	适应障碍
应激源	急剧、严重的精神打击	异乎寻常的威胁性或灾难性事件	有明显的生活事件
发病时间	受刺激后 1 小时内发病	受创伤后数日至数月后发病	在应急事件或生活环境改变后 1 个月内
主要临床表现	精神运动性兴奋或精神运动性抑制,可伴意识障碍	反复出现的闯入性再体验、警觉性增高和回避	以情感障碍为主,伴有适应不良的行为障碍或生理功能障碍
病程	数小时至 1 周内症状消失,不超过 1 个月	病程多持续 1 个月以上,可达数月或数年	较长,但一般不超过 6 个月
预后	预后良好,少数可有部分或完全遗忘	大多数患者预后良好,少数患者病情持续多年,或有人格改变	部分缓解并伴有适应能力提高,部分反复发作

- -

练习题

A1 型题

每一考题下面有 A、B、C、D、E 五个备选答案,请从中选择一个最佳答案。

1. 在遭遇创伤性事件后的几小时内,患者出现妄想和严重情绪障碍,称为　　　　　　　(　　)

    A. 创伤后应激障碍　　B. 应激反应　　　　C. 急性应激障碍　　D. 适应障碍

    E. 精神障碍

2. 在重大创伤事件后患者出现各种症状,如重新体验创伤性事件,对创伤相关刺激持续回避等,称为　　　　　　　　　　　　　　　　　　　　　　　　　　　　　　(　　)

　　A. 创伤后应激障碍　　　　　　　　　　　　B. 应激反应

　　C. 急性应激障碍　　　　　　　　　　　　　D. 适应障碍

　　E. 精神障碍

3. 治疗干预急性应激障碍首先应　　　　　　　　　　　　　　　　　　　　　（　　）

　　A. 认知治疗　　　　　　　　　　　　　　　B. 帮助患者尽快脱离创伤情境

　　C. 行为治疗　　　　　　　　　　　　　　　D. 精神分析疗法

　　E. 药物治疗

4. 在生活发生改变时,产生一定阶段的心理痛苦,称为　　　　　　　　　　　　（　　）

　　A. 创伤后应激障碍　　　　　　　　　　　　B. 应激反应

　　C. 急性应激障碍　　　　　　　　　　　　　D. 适应障碍

　　E. 精神障碍

5. 对于急性创伤后应激障碍,主要采用什么原则与技术给予患者支持　　　　　（　　）

　　A. 行为治疗　　　　　　　　　　　　　　　B. 支持性心理治疗

　　C. 危机干预　　　　　　　　　　　　　　　D. 精神分析疗法

　　E. 药物治疗

6. 导致严重应激障碍发生的直接原因是　　　　　　　　　　　　　　　　　　（　　）

　　A. 遗传因素　　　　B. 精神因素　　　　C. 器质性因素　　　　D. 生物因素

　　E. 社会因素

7. 创伤后应激障碍,精神障碍延迟发生一般在　　　　　　　　　　　　　　　（　　）

　　A. 数分钟后　　　　B. 数小时后　　　　C. 数日后　　　　　D. 数年后

　　E. 数月后

8. 关于急性应激障碍的预后不正确的是　　　　　　　　　　　　　　　　　　（　　）

　　A. 精神因素消除后症状可迅速缓解　　　　B. 心理治疗可获得较好的效果

　　C. 病程一般较长　　　　　　　　　　　　D. 预后良好,不发生精神衰退

　　E. 症状一般不超过1周

9. 适应性障碍起病一般在应激性事件或生活改变后　　　　　　　　　　　　　（　　）

　　A. 1周内　　　　　B. 2周内　　　　　C. 1个月内　　　　　D. 2个月内

　　E. 1年内

10. 适应障碍者表现为逃学、旷工、斗殴、破坏公物、目无法纪中的哪一型　　　（　　）

　　A. 品行障碍型　　　B. 焦虑型　　　　　C. 能力减弱型　　　　D. 混合型

　　E. 抑郁型

11. 下列哪一项不是急性心因性反应的临床特点　　　　　　　　　　　　　　　（　　）

　　A. 不同程度的意识障碍　　　　　　　　　B. 强烈的情感体验

　　C. 妄想少见　　　　　　　　　　　　　　D. 暗示性强

　　E. 不同程度的精神运动障碍

12. 关于心因性精神障碍下列哪一项是错误的　　　　　　　　　　　　　　　　（　　）

　　A. 一般认为,遗传因素对反应性精神障碍的发生有重大影响

　　B. 急性反应性精神障碍或亚急性起病者,较快达到病情充分发展期

　　C. 持久性心因性反应以妄想较常见

　　D. 适应性障碍与人格障碍相鉴别要点是病史的追溯

　　E. 应激因素消除后,精神症状可随之消失

13. 反应性精神病与癔症的共同点是 （ ）
    A. 发病与精神因素有关   B. 精神症状内容与创伤无关
    C. 症状表现为夸张色彩或表演色彩   D. 暗示治疗有效
    E. 首选药物治疗

14. 延迟性心因性反应的精神障碍主要表现为 （ ）
    A. 创伤体验的反复重现   B. 持续性警觉性增高
    C. 持续地回避   D. 以上均正确
    E. 病程多持续1个月以上

15. 关于应激相关障碍患者的睡眠护理,下列哪一项不正确 （ ）
    A. 告知患者睡前不喝浓茶、咖啡等饮料
    B. 保持病室空气清新,温度适宜
    C. 安排合理的作息制度
    D. 如果患者晚间睡眠不足,应鼓励患者白天多睡
    E. 调整情绪,消除紧张、焦虑的情绪

16. 有关刺激与反应以下哪一项最正确 （ ）
    A. 物理刺激产生物理反应
    B. 化学刺激产生化学反应
    C. 语言刺激只引起心理反应
    D. 从最简单的单细胞生物到最复杂的人类,都有接受刺激和做出反应的能力
    E. 生物刺激只能引起生理反应

17. 有关应激与应激源以下哪一项不对 （ ）
    A. 应激即指对应激源做出的反应
    B. 应激源指导致个体出现应激的原因
    C. 处于应激状态下的个体常有内环境的紊乱
    D. 心理健康的个体是因为他们较少碰到应激源
    E. 应激引起的反应可以是适应的,也可以是不良的

18. 以下哪一项不是处于应激状态下的个体的表现 （ ）
    A. 体内神经递质发生改变
    B. 体内神经内分泌发生改变
    C. 可能导致脑功能损害
    D. 常表现交感神经抑制而副交感神经兴奋
    E. 心理状态发生改变

19. 以下哪项一般不是心理应激状态下的情绪特征 （ ）
    A. 情绪不稳、易激惹   B. 表情茫然
    C. 激情发作   D. 情感淡漠
    E. 紧张、恐惧,难以进行交谈

20. 以下哪一项不是急性应激障碍的特征 （ ）
    A. 可出现意识障碍   B. 精神运动性兴奋与抑制
    C. 内容常涉及个人经历   D. 病程一般不超过3个月
    E. 患者一般预后良好

21. 以下哪一项不是创伤后应激障碍的特点 （ ）

A. 应激源往往具有异常惊恐或灾难性质　　B. 症状常有晨重夜轻的节律变化

C. 反复重现创伤性体验　　D. 持续性的警觉性增高

E. 出现"选择性失忆"

22. 以下哪一项不是适应性障碍的特征　　　　　　　　　　　　　　　　（　　）

A. 应激源常为日常生活中的应激性事件　　B. 适应能力不良的个体易患

C. 病程一般不超过一年　　D. 部分患者可以表现为品行障碍

E. 部分患者可以表现为情绪症状

23. 下列哪一项作用是给有严重创伤后应激障碍患者服用三环类抗抑郁药物的原因　（　　）

A. 它能防止活动过度和无目的运动　　B. 它能提高患者集中注意力的能力

C. 它能有助于避免进一步经历创伤　　D. 它能推进悲痛过程

E. 它能防止持续的回避症状

24. 与患有创伤后应激障碍的患者谈论创伤时采取下列哪一种方式最为合适　（　　）

A. 通过另一个当事人来证实患者所说的话　　B. 要求患者记下他所说的话

C. 专心聆听　　D. 分散患者的注意力，以减轻病痛

E. 与患者谈论创伤性事件

25. 在帮助患有创伤后应激障碍的患者及其家属处理好家庭冲突方面，下列哪一项护理措施
最有效　　　　　　　　　　　　　　　　　　　　　　　　　　　　　（　　）

A. 让其家人教会患者识别防卫行为

B. 让其家人讨论如何改变交际障碍的家庭模式

C. 让其家人不告诉患者如何处理问题

D. 让患者增加参加社交活动的机会

E. 让其家人迁就患者

26. 当一个患有创伤后应激障碍的患者说"我的家人不相信任何关于创伤后应激障碍的东西"
时，护理人员应对其家人采取什么样的指导措施　　　　　　　　　　　　（　　）

A. 与其家人讨论对此类问题的看法

B. 教其家人如何解决问题

C. 对其家人提供大量的关于创伤后应激障碍的信息

D. 对患者的家庭状况进行评估

E. 指导其家人如何进行护理

27. 家人在照顾患有创伤后应激障碍患者时发现，大的噪声能引起患者强烈的焦虑，下列哪一
项解释能够帮助家人理解患者的这种强烈反应　　　　　　　　　　　　（　　）

A. 对正常的刺激，患者会经常表现出极度的恐惧

B. 环境的刺激能引起患者情绪化的反应

C. 对于受创伤后患者，一般无法用适当的方式来应对刺激

D. 这种反应表明我们应对另一种情感问题进行调查研究

E. 发病时间和持续时间与刺激有密切关系

28. 对于一个在汽车事故中唯一幸存的住院患者来说，下列哪一项心理症状是护理人员最期
待看到的　　　　　　　　　　　　　　　　　　　　　　　　　　　　　（　　）

A. 拒绝接受（相信、承认）　　B. 漠不关心

C. 情感倒错　　D. 信任　　E. 失忆

29. 如果一个患创伤后应激障碍的患者说"我已经决定逃避任何事及任何人"。那么应怀疑患

者最有可能采取哪一种行为 （ ）

A. 不回家　　　　　　　　　B. 糟糕的经济状况

C. 失业　　　　　　　　　　D. 滥用物质

E. 自杀

30. 被诊断患有创伤后应激障碍的患者的家属无法理解为何患者患有此类障碍,尤其是因为患者并没有直接经历过这种创伤。基于这种情况,护理人员应和患者家属讨论下列哪一类话题 （ ）

A. 识别患者出现症状的时期

B. 询问患者家属他们认为患者的问题在哪

C. 解释他人的经历对自己会产生什么样的作用

D. 向其家属了解患者的人格特征

E. 向其家属了解患者的症状

第七章　精神分裂症患者的护理

教学视频　教学课件

学习目标

1. 掌握　精神分裂症的概念、主要精神症状及护理程序。
2. 熟悉　精神分裂症的早期症状、临床分型。
3. 了解　精神分裂症的病因、诊断标准及治疗措施。
4. 结合临床案例,运用所学知识对患者进行护理评估,做出护理诊断,制订护理计划、措施,做好评价。
5. 在实践中尊重、理解、关爱患者。学会观察和记录患者病情的变化并分析原因。

【案例导入】

患者,男性,19 岁,大学生,未婚。主诉:言语零乱,时哭时笑,伤人,毁物 3 个月。拟诊为"精神分裂症"收住入院。入院后患者很少与周围人接触,睡眠差。经常独自发笑,自言自语,忽而大哭,时而高声骂:"老家伙,你不让我吃饭了,你解剖我吗?"有时用各种手势乱作比划,打自己的头,在床上翻滚或用被子蒙头,有时做出打人或毁物姿势,有时脱光衣服,在地上爬,学鸡、狗、猫叫,或拿起纸篓扣在自己头上,吃自己的鼻涕。患者否认有病,对主管医师说:"父母不让我吃饭,医护人员要害我。"说这些话时表情平淡,患者常向主管医师要笔纸,但书写内容不易理解,如:"新华社社长,艺术家王某没有想我,假如那样死去,我的生活比牛马更悲惨,然而我们总要夸耀自己。"有时拉住病友听他说话,但是说了半天,大家也不明白他想要说的主题。

思考题:

1. 根据病史,请找出能反映患者存在暴力行为、思维及感知障碍、自知力缺乏、睡眠形态紊乱、生活自理缺陷、社交孤立等护理问题的具体表现。
2. 针对这些护理问题列出护理措施。

第一节　概　　述

一、基本概念

精神分裂症(schizophrenia)是具有思维、情感、行为等多方面的障碍,以精神活动与环境的不协调为主要特征的一类最常见的精神病。病因至今尚不明确,起病缓慢、病程迁延、症状复杂,通常无意识障碍和智能障碍,多起病于青壮年,常有渐进性人格改变,直至精神衰退。

【知识链接】

"精神分裂"的概念起源

20世纪,瑞士精神病学家布鲁勒(Bleuler,1911)对本病进行了细致的临床学研究,指出情感、思维和意志障碍是本病的原发性症状,而中心问题是人格的分裂,故提出了"精神分裂"的概念。

二、流行病学特点

精神分裂症在精神疾病中患病率最高,多发于青壮年期,城市的患病率明显高于农村,女性的患病率高于男性。此病容易慢性化,复发率、致残率高,如不积极治疗,可出现精神衰退和人格改变。大多数的患者在慢性期出现不同程度的社会功能缺损,不能适应社会生活,不能完成对家庭和社会应承担的责任。

三、病因和发病机制

精神分裂症的病因迄今未明,但多数专家认为精神分裂症很可能是多基因、多因素共同作用的结果。

1. 遗传因素 本病患者近亲中的患病率比一般人群高数倍,且血缘关系越近,发病率越高。父母双方均有精神分裂症的患者,其子女发病率可达35%~68%。双生子研究发现,单卵双生比双卵双生的患病率高4~6倍。寄养子研究发现,精神分裂症母亲所生子女从小寄养出去,生活于正常家庭环境中,成年后仍有较高的患病率,提示遗传因素在本病发病中发挥着主要的作用。关于遗传途径,目前多处于假设阶段,许多学者倾向于多基因遗传,即疾病是由于致病基因和环境因素共同作用而起病。

2. 心理社会因素 有学者认为,社会心理因素在精神分裂症发生中起决定性作用,幼年生活在破裂家庭,父母性格怪异、父母过分关心,以及一些能引起不愉快的生活事件(战争、地震、失恋、失业等)可能与本病发生有关。国内外关于本病患病率调查的地区分布特点证实,精神分裂症多发生在经济水平低或社会阶层低的人群。临床上还发现,很多精神分裂症患者病前有不良的性格,即分裂性人格,表现为性格怪异、内向、孤僻、敏感多疑、与人格格不入、人际关系紧张等,但性格问题是否是病因还有争论。

3. 躯体方面因素 分娩、中毒、严重躯体感染等与本病发生可能有关。胎儿期病毒感染或出生时有窒息等并发症的人,成年后患精神分裂症的概率明显增高。1957年,芬兰赫尔辛基有流感病毒 A_2 流行,Mednick 等对 1957 年 11 月至 1958 年 8 月出生的青年(年龄 26.5 岁)进行检查,发现胎儿于第 4~6 个月暴露于 A_2 病毒流行者,成年时患精神分裂症者明显高于对照组。有学者推测,这与病毒感染影响胎儿的神经发育的危险因素有关。

4. 中枢神经系统生化代谢研究 研究发现,中枢神经系统(CNS)递质变化也与本病的发生有关。脑部额叶和颞叶与思考、记忆、情绪及判断有关,患者的这些组织都较常人小。精神分裂症神经生化基础方面的研究,主要有三个方面的假说:① 多巴胺假说,20世纪60年代有研究者提出精神分裂症的多巴胺假说,即认为精神分裂症患者中枢 DA 功能亢进。② 氨基酸类神经递质假说,认为中枢谷氨酸功能不足可能是精神分裂症的病因之一。③ 5-HT 假说,早在 1954 年 Wolley 等就提出精神分裂症可能与 5-HT 代谢障碍有关的假说。神经系统生化变化和临床特点的关系有待进一步阐明。

四、临床特点

(一)前驱症状

1. 睡眠改变　出现失眠等神经衰弱综合征或有强迫症状,但不主动要求治疗。

2. 情感改变　逐渐表现孤僻、冷淡、失去以往的热情、对亲人不关心、缺少应有的感情交流,与朋友疏远,对周围事情不感兴趣,或因一点儿小事而发脾气,莫名其妙地伤心落泪或欣喜等情感改变,有的变得敏感多疑、过多思虑、恐惧等。

3. 行为改变　突然出现令人费解的奇异行为,如无目的开关电门,在课堂叫喊,下雨时无故在室外站立不动,或突然冲动、毁物等;有的表现为生活懒散、发呆发愣、蒙头大睡、外出游荡、夜不归家等行为改变。

4. 性格改变　原来活泼开朗、热情好客的人,变得沉默少语,独自呆坐似在思考问题,不与人交往;一向干净利索的人变得不修边幅、生活懒散、纪律松弛,做事注意力不集中;原来循规蹈矩的人变得经常迟到、早退、无故旷工、工作马虎,对批评满不在乎;原来勤俭节省的人,变得挥霍浪费,本来很有兴趣的事物也不感兴趣。

随着这些症状的发展,逐渐显露出精神分裂症状和病型的特点。认识精神分裂症的早期症状是十分重要的,可以及早发现并及早治疗。但有些急性起病者病前很难发现或者根本就不存在早期症状。

(二)精神症状

1. 感知觉障碍　精神分裂症最常见的感知觉障碍是幻觉,以幻听最常见,主要是言语性幻听。听到的内容往往是使患者不愉快的。最具有特征性的是评议性幻听,听见两个或多个声音在谈论患者,彼此争吵,或以第三人称评论患者。患者行为常受幻听支配。如与声音做长时间对话、发怒、大笑、恐惧、或喃喃自语,做侧耳倾听状;或沉醉于幻听中,自笑、自言自语、做窃窃私语状。幻听可以是真性的,声音来自客观空间和外界;也可以是假性的,即患者听见脑子里有声音在对话,在谈论他。

精神分裂症患者也可出现幻视。精神分裂症幻视的形象往往很逼真,颜色、大小、形状清晰可见。内容多单调离奇,如看见一只手、半边脸、没有头的影子,灯泡里有一个小人等。幻视的形象也可在脑内出现,患者说是用"肉眼"看见的,即假性幻视。

2. 思维障碍

(1)思维松弛　患者在意识清晰的情况下,思维内容散漫,联想松弛。如患者被问及姓名时回答:"我姓李,木子李,桃李满天下。"

(2)破裂性思维　联想过程破裂或中断,表现为语言表达难以理解,句与句之间或字与字之间缺乏内容的连贯性和逻辑性,言语支离破碎。如患者说:"林黛玉,金玉良缘,坐飞机,哈哈哈!"

(3)思维中断　无外因影响下突然言语终止。

(4)思维贫乏　缺乏联想,沉默少语。

(5)语词新作　对一些符号、自创或拼凑的"字"赋予特殊意义。

(6)思维云集　涌现大量的强制思维。

(7)思维异己体验　患者认为自己的思想被外力夺走(思维被夺)或一些思想是由外力插入自己脑中的(思维插入);感到自己内心体验已被人知晓(思维被洞悉)或被广播出去(思维扩散或思维被广播)。

(8)病理性象征性思维　将无关具体的事物来代表某一抽象概念,如从头到脚红色穿戴,说成是彻头彻尾的革命者,这种联想若不经过患者自己解释,别人无法理解。

（9）妄想 是精神分裂症最常见的症状之一,属于原发性妄想,包括被害妄想、关系妄想、夸大妄想、罪恶妄想、嫉妒妄想、疑病妄想、钟情妄想、影响妄想等,以被害妄想和关系妄想最常见。

3. 情感障碍 患者主要表现情感与心境、环境的不协调,是本病的重要特征。

（1）情感淡漠 表现为情感反应迟钝,对周围人和事漠不关心。

（2）情感倒错 是指情感表现与患者的内心体验和外界刺激不相协调。如遇到高兴的事反而表现为伤感,内心很高兴却表现为痛哭流涕。

（3）矛盾情感 无故独自发笑、悲啼或暴怒。

4. 意志行为障碍 在疾病早期出现并逐渐加重。在疾病早期表现为社会适应能力下降,社交减少,工作懒散,失眠,类似神经症,随着病情发展,可出现以下症状:

（1）意志行为增强 患者在幻觉、妄想和言语运动性兴奋症状的支配下,行为活动过度增强,出现打人、毁物。

（2）意志行为减退 患者在慢性期往往社会行为活动减少,社交能力退缩,表现为生活不能自理,食异物,重复、刻板性动作等。

（3）紧张综合征 此综合征最明显的表现是紧张性木僵,患者缄默、不动、违拗或呈被动服从,并伴有肌张力增高。患者的姿势极不自然,如患者卧在床上,头与枕头间可隔一距离(空气枕头),也有日夜不动地闭目站立。可见蜡样屈曲,患者的任何部位可随意摆布并保持在固定位置。有时紧张性兴奋和紧张性木僵交替出现,突然出现冲动行为,即紧张性兴奋,患者行为冲动、动作杂乱、做作或带有刻板性。

5. 其他

（1）感知综合障碍 在精神分裂症中并不少见,在早期可以表现为特殊的身体不适感、头部重压感、脑内屏障感等异样的精神症状,有的患者出现对时间、空间、距离、大小以及个体的感知异常,如看到镜子内的自己明显变形而砸碎镜子等。

（2）人格解体 在精神分裂症中有一定的特点,如患者感到大脑离开了自己的躯干,丧失了体重,身体轻得好像风能吹起来,走路时没感到下肢的存在等。有时此类的体验较复杂抽象,如患者诉说丧失完整"我"的感觉,"我"分裂成 2 个或 3 个,自己是其中 1 个,只有部分精神活动和肉体活动受自己的支配等。

（三）临床分型

根据临床综合征不同,将精神分裂症划分为不同类型,类型与起病缓急、临床特点、病程经过、治疗反应,以及疾病预后有一定的关系。

1. 偏执型 又称妄想型,最常见。以妄想、幻听为主的偏执表现,多见于青壮年或中年。一般起病较缓慢,发病年龄偏大,以青壮年和中年为主;以相对稳定的妄想为主,往往伴有幻觉;情感、意志和言语障碍及紧张症状不突出,情感迟钝、意志缺乏等"阴性"症状不典型,较少出现精神衰退;预后相对较好。

2. 青春型 较常见。此型多始发于 15～25 岁的青春期,起病较急,病情发展较快;以思维联想障碍、情感不协调、行为障碍等为主要表现,主要症状是思维内容离奇,难以令人理解,思维破裂。情感改变突出,喜乐无常,表情做作,傻笑,不协调。行为幼稚、愚蠢、做鬼脸,常有兴奋冲动行为及本能意向亢进。幻觉、妄想片段零乱,精神症状丰富易变,治疗效果较差;病情进展迅速,预后欠佳。

3. 单纯型 较少见。好发于青少年,早期多表现类似"神经衰弱"的症状,出现易疲劳、社交减少、失眠、工作效率下降等神经衰弱症状,但自知力差,不主动就医;起病缓慢,持续进行,病情自发缓解者少;日益加重的孤僻、被动、生活懒散、兴趣丧失、情感淡漠及行为古怪。由于妄想和幻觉等精神病性症状不明显,往往不易早期发现,是难于确定诊断的一个类型。在治疗上较困难,对抗精神病药不敏感,预后最差。

4. 紧张型　较少见。多见于青壮年,起病较快,病程呈发作性,可自行缓解,以紧张症状为主要临床表现,轻者行为缓慢、少语少动;重者表现为肌肉紧张、蜡样屈曲、对环境变化无反应等木僵状态,患者可以不语、不动、不食,但意识清楚,对周围发生的事情能感知,可与紧张性兴奋交替出现,后者表现为突然兴奋、冲动、毁物、打人等,然后再恢复至木僵状态。较少产生精神衰退,治疗效果较其他型好,预后相对较好。

5. 未分型　临床上将上述各型部分症状同时存在,难以分型者称为未分型。根据临床特征分为Ⅰ型和Ⅱ型,其特点如表7-1。

表7-1　精神分裂症Ⅰ型和Ⅱ型临床特征比较

分型	临床特征	抗精神病药物反应	认知改变	预后	生物基础
Ⅰ型(阳性)	阳性症状	好	无	良好	多巴胺功能亢进
Ⅱ型(阴性)	阴性症状	差	有	差	脑功能衰变退化

6. 其他型　残留型精神分裂症、精神分裂症后抑郁或衰退型精神分裂症。

残留型精神分裂症是指在以"阳性症状"为主的活动期后迅速转入以"阴性症状"为主的非特征性表现的人格缺陷阶段的精神分裂症,本型在精神分裂症中也较为多见。抑郁型精神分裂症是指精神分裂症急性期除"阳性症状"外,同时伴有抑郁症状的精神分裂症,如精神分裂症其他各种症状减轻后才逐渐出现抑郁症状,则称为分裂症后遗抑郁状态。

精神分裂症如果长时间不能治愈或者病情多次复发,患者就会出现思维贫乏、情感淡漠、意志缺乏等阴性症状,此时患者智力相对正常,却生活懒散,对家人缺少亲情,对自己的未来毫无打算,整日呆坐不语,丧失工作和生活能力,这就是"精神衰退"。

【知识链接】

精神分裂症阳性和阴性症状

按精神分裂症临床表现分为两大组:一组称为阳性症状,表现为思维障碍、情感障碍、妄想、幻觉等;一组称为阴性症状,表现为思维贫乏、行为退缩、意志缺乏、不顾礼仪等。

五、治疗

(一)治疗原则

1. 综合治疗原则　精神分裂症治疗应采取综合治疗的原则,一般在急性期以药物治疗为主;在慢性期或疾病缓解期,除用药物治疗减轻症状外,社会心理康复治疗有利于患者对疾病的认识,促进患者自知力恢复,通过增强患者与社会接触,活跃患者精神生活,有效防止精神衰退的发生。

2. 个体化、足量足程治疗原则　注意贯彻治疗的"个体化",治疗做到足量足程的原则,临床使用时根据患者病情以及患者对药物的耐受性和依从性选药。

(二)药物治疗

常用药物有氯丙嗪、氟哌啶醇、奋乃静、三氟拉嗪、氯氮平、硫利达嗪、利培酮、舒必利等,最主要的不良反应是锥体外系症状,其次是肝损害、内分泌影响、皮肤过敏反应、抗胆碱样反应、体位性低血压等。使用时应注意观察,出现不良反应及时处理。

1. 药物选择 在熟悉药物的性能、药理作用、症状作用谱以及毒副反应的同时,还要考虑患者的个体差异性以及抗精神病药物的高剂量、低效价和低剂量、高效价特点。其中,效价低、有效剂量高的以氯丙嗪为代表,其镇静作用强,对心、肝等毒性作用大,锥体外系症状相对小;效价高、剂量小的以氟哌啶醇、奋乃静、氟奋乃静等为代表,其镇静作用较小,锥体外系作用强,对各脏器的毒性作用相对少而小。但应注意,高效价不等于高疗效。对于兴奋躁动者宜选用镇静作用较强的氯丙嗪、氟哌啶醇等;对幻觉、妄想为主要表现者,选用氯氮平、三氟拉嗪、氟哌啶醇;对淡漠、退缩等阴性症状为主要表现者,可选用奥氮平、利培酮、舒必利等。尽可能单药使用,小剂量开始,逐渐加量,并注意剂量个体化。

2. 用药注意事项

(1) 抗精神病药急性期治疗 小剂量开始逐渐加量,1~2周加至治疗量,增加过程中观察不良反应,及时调整(不合作患者,可考虑肌内或静脉注射)药量。急性期治疗剂量至少维持4周,病情缓解后可逐渐减量,一般情况下不能突然停药。治疗4周未见效者可考虑换药。镇静作用强者宜在晚上给药,剂量小时可晚上一次给药,剂量大时可在中午用1/3,晚上用2/3。

(2) 抗精神病药维持治疗 抗精神病药维持治疗可明显降低复发率,原则上仍用急性期治疗有效的药物,用药剂量为治疗量的1/3~1/2,在精神症状消失后再维持治疗1~2年,多次复发者需治疗更长时间,甚至终身服药。

(三) 无抽搐电休克治疗

紧张型精神分裂症、精神分裂症伴有明显抑郁症状者及某些精神分裂症患者经多种抗精神病药物治疗后疗效不佳者,可选择无抽搐电休克治疗。

(四) 环境、社会、心理康复治疗

对于精神分裂症患者尤其是慢性患者除采取适量抗精神病药物治疗外,应特别注重心理治疗和工娱治疗。为了改善患者生活自理能力及社交能力,可进行行为疗法,可让其参加文娱活动及生活自理活动,采取阳性强化法,计分予以奖励,以强化其正常行为,调动其积极性。同时,应耐心对患者进行教育、启发、诱导,培养良好的生活和劳动习惯,鼓励其参加集体劳动和文体活动,以丰富精神生活,活跃情绪,对改善大脑功能,防止衰退具有重要的作用;还应积极配合家庭治疗,对患者家属进行心理教育,将患者的病情、治疗原则及方法、预后等告诉其家属,要求家属予以同情、体贴、耐心和蔼的态度配合治疗,采取合理而切合实际的方法来处理患者与家属的个人问题。家庭是患者生活的基地,家庭治疗对患者仍影响较大,对防止复发和疾病恶化起重要的作用。治疗过程中要了解患者生活中的急慢性应激因素,并给予支持性的心理治疗,帮助患者解决家庭和社会中的不良刺激,通过心理教育,提高患者及其家庭的应对技能,提高人际沟通能力,动员家庭和社会力量开展对患者的社会心理治疗。家属应密切配合,根据医嘱督促患者服药,进行长时间的维持治疗,巩固疗效,以防止复发。

第二节 精神分裂症患者的护理

一、护理评估

(一) 健康史

1. 个人成长史 患者自幼有无内向、敏感多疑、胆怯懦弱、孤僻不合群、偏执人格等表现。

2. 既往史

（1）既往有无精神分裂症病史。

（2）首次疾病发作的治疗经过、疗效、预后、发病次数等情况。

（3）有无复发、复发的次数及经过。

（4）有无药物过敏史。

3. 家族遗传史　近系三代以内有无精神病性家族史。

4. 发病的诱因　是否因停药、减药或精神刺激而引起。

（二）生理心理评估

1. 躯体症状　生命体征、意识状态、全身营养状况、睡眠状况、饮食状况、排泄情况。

2. 精神症状　评估患者有无幻听、妄想、思维联想障碍、情感障碍、行为障碍、被动体验或被控制体验、思维被插入等情况；发生、持续时间长短。

3. 自理能力　能否正常工作，能否维持正常生活。

4. 自知力　评估对疾病认识的有无，自知力是否完整。

5. 食欲和睡眠情况、排泄状况。

（三）家庭社会评估

评估家庭气氛、各成员之间关系是否融洽，患者在家中的地位、经济状况、受教育情况及工作环境、社会支持系统。患者能否坚持正常工作，与同事和家人能否正常相处。患者的社交能力、应对方式、心理状态、与家人的关系及家属配合情况；是否存在结婚、离婚、丧偶、考试、失业等生活压力事件；社区环境和工作单位是否影响患者的康复；周围人群对患者的态度和支持程度。

（四）实验室及其他辅助检查

血常规、尿常规、粪常规、血生化检查、心电图检查、脑电图检查。

二、护理诊断

1. 思维及感知改变　与思维障碍、幻觉、妄想有关。

2. 有暴力行为的危险（对自己或他人）　与幻觉、妄想、精神兴奋有关。

3. 有外走行为的危险　与幻觉、妄想、极度焦虑、自知力缺乏有关。

4. 生活自理缺陷　与行为障碍导致生活懒散有关。

5. 躯体移动障碍：木僵　与意志行为抑制有关。

6. 不合作　与自知力缺乏、思维异常有关。

7. 饮食障碍　与幻觉、妄想、意志行为抑制有关。

8. 睡眠形态紊乱　与心理压力、幻觉有关。

9. 社交孤立：不能与人正常交往　与精神状态异常有关。

三、护理目标

1. 患者精神症状逐渐控制，能正确地感知周围环境，语言与行为表现出接近现实的思维。

2. 患者能认识和体验现实，住院期间不发生伤人（或自伤）、毁物等现象，能控制冲动行为。

3. 患者能安心住院治疗，住院期间未发生出走现象。

4. 患者身体清洁、无异味，衣着整洁，在一定程度上生活能自理。

5. 患者能注意自身安全，生命体征稳定。

6. 患者能配合完成各项治疗及护理。

7. 患者治疗期间能定时定量进餐,学会正确、安全用餐。

8. 患者睡眠得到改善,能按时入睡,每日睡眠时间保持在7~8小时。

9. 患者精神症状逐步得到控制,日常生活不受精神症状困扰,能完成社会功能,能正常与人交往。

四、护理措施

(一) 一般护理

1. 患者入院时的卫生处置,包括理发、洗澡、修剪指甲等。详细检查皮肤损伤与皮肤病、寄生虫等,如发现虱子,应立即灭虱。保持患者床铺整洁干燥。对大小便失禁者应随时更换衣物,并用温水洗净臀部。对卧床患者,要随时帮助其翻身,防止压疮。

2. 定时洗澡更衣,经常洗头,定时修剪头发,但不可使用发夹,以防发生意外。洗澡前,护理人员应做好患者的组织和准备工作,保持浴室温度适宜,调节好水温,防止患者烫伤。洗澡时,要有专人陪同督促或协助洗澡,对年老体弱、行动不便或其他自理能力差的患者,应由护理人员重点照顾。洗澡完毕,协助患者更衣后护送回病室,并派专人修剪指(趾)甲。允许患者适当修饰和打扮,提高生活乐趣。

3. 督促患者按时起床。起床后,要督促或协助患者梳洗,整理床铺、被褥和清洁床头柜,并检查危险物品。

4. 每晨检查患者衣着是否整洁合适,气候变化时要及时为患者增减衣服。入院时应准备两双布鞋,以便更换。拒绝穿衣者要耐心说服,年老体弱、活动少的患者应注意保暖。

5. 女患者在经期要督促或协助其料理经期卫生并做记录。床铺应垫橡皮单,要保持衣裤清洁。每晚要清洗会阴,预防尿路感染。

6. 帮助患者制订日常生活时间表,鼓励在其能力范围内自理生活,使患者明白为了舒适、自尊和与他人社交,清洁卫生是必要的。

7. 提供安静、安全的治疗环境,保证患者的睡眠以及健康和安全,对难以入睡或大喊大叫者,可根据医嘱常规给予一些镇静催眠药引导入睡。

8. 严格安全管理与检查制度,病房每15分钟巡视一次,病房设施要安全,门窗应随手关锁;病室内危险物品要严加管理,如药品、器械、玻璃制品、绳带、易燃物、锐利物品等,交接班时均要清点实物,一旦缺少及时追查。每日整理床铺时查看有无暗藏药品、绳带、锐利物品等;加强安全检查,凡患者入院、会客、请假离院返回,外出活动返回均需做好安全检查,严防将危险品带进病室。每周一次对全病房的环境、床单位、患者个体做安全检查。凡是有患者活动的场所都应有护士看护,请假离院、出院时必须有家属陪伴。

9. 尽量满足患者的生理需求,保证营养。

10. 合理安排活动,鼓励患者参加工娱活动、集体活动,培养正常的社会适应能力,使患者在精神症状缓解后能够恢复自我照顾能力和社会功能。

11. 遵医嘱给予各种对症药物,注意观察药物治疗作用与不良反应。服药是治疗的关键,在患者服药时,医护人员要亲自给药,确认患者服下后方可离开,防止患者将药藏在舌下、指缝间、口腔两颊、衣服口袋、衣袖、烟盒以及房间的拐角处;或趁人不备时将药片扔掉或吐到药杯内,影响治疗效果;或防止患者一次性吞服大量药物引起意外发生。对拒绝服药者,可以耐心劝说解释,必要时用鼻饲。注意观察药物的治疗效果和不良反应。

(二) 心理护理

1. 尊重患者的人格,对待患者态度和蔼,热心帮助患者解决实际困难,加强与患者的心理沟通。

2. 了解每个患者的主要精神症状,易发生的问题,重点护理,及时发现病情变化。

3. 综合应用心理治疗方法,巩固并促进病情康复。

(三)思维及感知障碍的护理

1. 接受和理解患者的幻觉感受,禁止对患者的幻觉进行批评和嘲笑。

2. 否定患者幻觉的存在,可以对患者这样说:"我相信你听到了某人说话,但我和其他在场的人确实没听到。"以此来诱导患者怀疑其幻觉的真实性,使其对幻觉产生动摇。

3. 行为治疗、工娱活动分散患者对幻觉的注意力,指导患者出现幻觉时寻求护士帮助,当患者出现幻听时如听到自己子女的哭声时,可带患者到现实场所去证实有无客观事物的存在。

4. 避免质疑、指责或提及患者的妄想,当患者出现被害妄想而拒食时,可采用集体进食制,让别人先吃一口,以消除患者疑虑,避免强迫患者进食。

5. 护士不在患者面前议论是非或低声交谈,以免患者猜疑,强化妄想。

(四)有暴力行为危险患者的护理

1. 了解患者的病情及既往冲动行为(伤人、毁物)的形式、程度等,掌握住院患者冲动发生的规律。对其过激言行采取不辩论的方式,但不轻易迁就。患者出现妄想、幻觉时,应尽力将其注意力吸引到现实中患者感兴趣的事物上来,谈论真实的人与事。在日常沟通、治疗护理中,需要与患者发生躯体接触时,应谨慎,必要时应有他人陪同。

2. 在良好护患关系的基础上,告诉患者如果感到某人对其有威胁时,要及时告诉工作人员,以便及时帮助患者排解或转移焦躁、愤怒、敌视情绪。

3. 当患者出现暴力的先兆症状时,如烦躁不安、来回踱步、言语挑衅、双拳紧握,以及有伤人或自残行为者,及时予以疏导、配合药物治疗等。患者出现妄想及幻觉时,可设法转移其注意力,引导到现实中患者感兴趣的事物上来,并给予适当安慰和良性感官刺激,以减少错觉、幻觉、妄想等不良刺激。

4. 当患者有冲动行为甚至手拿凶器时,工作人员要沉着、冷静,有组织地从侧面和背面制止其伤害行为,既要保护患者避免受伤,又要防止自身受到伤害。

5. 适当约束患者,将患者安置在保护床上,四肢用保护带约束,对少数变得更加敌对或吵闹的患者,可适当使用药物。

6. 做好约束后的安全措施。患者被约束之后,应清除身上的危险物品,加强监护,防止发生意外事故,也要防止其他患者攻击患者,并要加强护理,注意摄入足够的营养和水分。

7. 遵医嘱给予抗精神病药物治疗,注意治疗效果以及不良反应的发生。

8. 严格安全管理与检查制度,病房每15分钟巡视一次,病房设施要安全。

9. 对冲动后的患者要做好事后心理护理,让患者讲述冲动原因和经过,以便进一步制订防范措施。在患者安静解除隔离或约束时,要解释冲动危害,以及隔离或约束的必要性。

(五)有外走行为的危险患者的护理

1. 针对患者不安心住院逃离医院行为的问题,护士要做到心中有数,重点交接班。平时要加强巡视,患者活动范围要在护士视线范围之内,同时要经常与患者沟通,了解患者心理反应及逃离医院的想法,及时做好心理疏导工作,帮助患者正确地对待住院的现实和认识治疗的意义。

2. 严格检查患者携带的物品,严禁将锐器、刀片、铁丝、钱币等带入病房,以避免患者用这类物品作为逃离医院的工具而发生意外。

3. 随手锁好各种门,经常检查门窗及环境设施,发现问题及时采取措施及维修。鼓励患者参加集体活动,使患者心情愉快,消除恐惧、顾虑和不安。对患者提出的合理要求要尽量解决,不能解决的要做好解释工作,避免用简单生硬的语言刺激患者,争取消除患者逃跑的想法。

（六）生活自理缺陷的护理

1. 训练患者的日常生活规律及主动性，养成良好的生活习惯。① 训练患者按时起床并整理床单位、洗脸、漱口、梳头。② 训练患者洗澡、换干净的衣服，衣服随脏随换。③ 训练患者学会控制大小便，督促如厕。④ 训练患者按时作息，对不愿上床睡觉者，必要时在床上行保护性约束。⑤ 训练患者养成规律用餐习惯，防止抢食、暴饮暴食。⑥ 训练患者按时服药，防止漏服和藏药。⑦ 关心患者的冷暖，注意天气变化，及时提醒患者增减衣服。

2. 社交技能训练 组织患者看报、游戏、唱歌、打球、下棋，利用医院设施进行活动（如到理发室理发、取指甲钳剪指甲等）。

3. 简单劳动技能训练 如种植和管理花、草、树木，打扫卫生等。

4. 训练患者如何表达意愿、求助等生活社交技巧 如果患者按要求行事，表现好者给予表扬和物质奖励。

（七）躯体移动障碍（木僵）患者的护理

由于木僵状态患者意识清晰，尽管处于精神运动的抑制状态，对周围刺激无反应，无自卫能力，但对医护人员的语言及周围人对他的态度能感知。

1. 保证患者安全，安置患者住单人房间，房间内物品陈设要简单、实用。给予患者安静、安全环境，防止其他患者攻击或伤害木僵患者，要注意病情变化，警惕有些患者从木僵状态转为兴奋状态，如伤人、毁物，防止意外的发生。设专人护理，防止其他患者进入房间伤害患者，必要时锁门。

2. 尊重患者人格，对待患者态度温和、轻声细语，不用不良言语刺激患者。

3. 保证营养供给，尽量劝说喂食，把食物及便盆放在他旁边，在环境安静时，患者可能自行进餐和排便。对拒食者必须鼻饲维持营养。不能自行排便者，必要时给予导尿或灌肠。

4. 加强生活护理，采取卧位，头偏向一侧。注意口腔卫生，避免发生溃疡。注意预防并发症，做好皮肤护理，定时翻身，防止压疮形成。保持床单位整洁、平整、柔软、干燥，注意保暖，定时按摩肢体，防止肢体功能丧失。

5. 必要时遵医嘱配合医师做 ECT，注意观察治疗效果与不良反应。

6. 防止其他患者的干扰和伤害。

（八）不合作、不接受治疗患者的护理

1. 拒绝服药治疗的原因大多是患者对疾病无自知力，否认有病。可先进行劝说，态度要和蔼，语言要诚恳，争取得到患者的信任。注意心理疏导，及时了解患者自己的想法，并给予解释、劝慰和正确的指导。

2. 告知患者，他的某些思维方式与常人不同，通过药物治疗可以逐渐改变这种异常思维，坚持治疗可以达到正常的思维方式，通过劝说争取得到患者对治疗护理的配合。无效者可将药物研成粉末，放在饭菜中，让患者在不知不觉中服用；或采用强迫患者接受治疗的方式，尽量以注射治疗为主，可确保治疗到位；或通过鼻饲喂入。

（九）饮食障碍的护理

1. 噎食患者的护理

（1）立即停止进食，清除口腔积食；或辅助患者侧位，头低 45°，轻轻拍背，以协助患者吐出食物。食物卡在咽喉部时，用竹筷或牙刷柄刺激咽喉部引吐。

（2）当已经发生窒息时，在快速清除口腔积食的同时应让患者仰卧，肩胛下方垫高，颈部伸直后仰，立即用一粗针头迅速刺入环状软骨下方 1～2 cm 处气管内，以缓解患者缺氧症状，并做好气管插管的准备。

（3）密切观察生命体征改变，根据病情对症处理，如给予吸氧、呼吸中枢兴奋剂的使用。

（4）安慰患者不要紧张，主动配合医护人员的抢救操作。

2. 吞食异物患者的护理

（1）冷静劝慰患者，使患者讲出吞食何物及异物大小、数量及有何不适。在吞食金属物或不明性质的异物时应立即进行X线或B型超声检查，以便查明异物，及时处理。

（2）尽快给患者食用富含粗纤维的蔬菜，食用时让患者粗略咀嚼即下咽，以便粗纤维包绕异物，防止或减少异物对胃肠壁的损伤，同时促进肠蠕动，利于异物排出，可给予缓泻剂。

（3）如患者咬碎体温表并吞食汞，应让患者立即吞食蛋清或牛奶。

（4）自吞食异物起，要对患者每次的大便进行仔细检查，直至找到全异物为止。

（5）密切评估患者的生命体征和主诉。如吞服的异物较大，不可能从肠道排出，应采用外科手术取出，或者有腹痛或内出血征兆也应立即请外科医师会诊处理。

（6）处理吞食异物引起的并发症。

3. 拒食、贪食患者的护理

（1）分析患者拒食的原因，采用不同的劝食方法。例如，对有被害妄想怕中毒者，可与他人共食，让别人先吃，以解除其疑虑；对受幻听影响者，在进餐时从旁劝导或喂食；对自罪的患者，可将菜饭拌和，让患者视为残羹剩饭而进食；对兴奋躁动者，应予以督促或喂食；对木僵患者，不宜强行喂食，可将饮食放在患者近旁，等待患者自动取食，不进食者可鼻饲；对恶心或呕吐患者，应鼓励少量就餐、细嚼慢咽，吃清淡饮食并调整用药方式。

（2）严密观察进食情况，并采取诱导、劝解进食的方法，逐渐增加进食量。

（3）给患者喂食时，护士必须有耐心。禁止强塞，以防止损伤牙龈、口唇或发生窒息。食物温度不能太高，以防烫伤。

（4）每餐饭后防止丢弃食物或自我引吐。应使患者明白，如营养状态无改善，将采取鼻饲方法以保证营养。完全拒食达1日以上者，应静脉输液或者鼻饲。

（5）对贪食患者，严格限制进食量，防止暴饮暴食。鼓励患者参加喜爱的活动，转移对食物的强烈欲望。

（6）避免对患者的恶性刺激，以免加重病情。

（7）精确记录出入量，确保患者需要。

（8）在重建良好饮食习惯和营养状态改善时，应与患者讨论过分害怕体重增加等不正常观念。帮助解除焦虑、紧张情绪等有关问题。

（十）睡眠形态紊乱的护理

除积极控制精神症状外，护理上应要求护士将患者昼夜不眠情况报告医师，及时给予治疗。护士发现患者出现药物不良反应时，应及时报告医师，及时调整治疗或药物，以及时控制药物不良反应。创造良好的睡眠环境，保持环境安静、舒适，如要求医护人员夜间工作要做到三轻，即走路轻、说话轻、关门轻等，以保证患者夜间的良好睡眠。患者入睡前减少谈话，减少各种环境刺激，尽可能地使患者情绪安定，必要时给予镇静药帮助患者控制兴奋，达到睡眠状态，保证治疗中需要的睡眠时间。每个人都是在充分的体力或脑力劳动后感到疲劳才能出现相应的睡眠。因此，白天要适当给患者安排一些读报、看书、劳动等体力或脑力活动内容，这样患者白天感到疲劳，夜间才会有高质量的睡眠。

（十一）社交孤立的护理

由于精神状态异常，患者体验到孤独并感到处于受他人威胁的状态，不易沟通，不能与他人正常相处。护理中要关心患者,根据病情制订生活计划,安置患者住多人房间,指导患者学会关心他人,掌握与他人相处的方法,鼓励并要求患者参加集体活动,逐渐恢复与他人交往的能力,消除紧张、疑虑。加强对患者日常生活能力和社交能力的培训,为适应家庭生活、社会环境做好准备。

（十二）健康教育

1. 患者自知力恢复后,给患者介绍疾病知识及健康教育的内容,帮助患者树立重返社会的信心和能力,教会患者如何尊重别人、尊重家人和逐渐恢复正常生活的方法。

2. 对患者的家庭成员进行心理教育,讲授家庭治疗方法。减少家庭成员不当的高情绪表达(过分关注和过分指责患者),为患者回归家庭营造宽松、和谐、温馨的环境,同时提高家庭和患者应对技能,掌握精神分裂症心理护理的基本知识,改善家庭环境的人际关系。

3. 指导家属学习有关精神疾病知识,正确地对待精神病患者的疾病症状,不歧视患者,尊重患者,给患者以亲人的关怀,为患者出院后创造良好的家庭护理环境,让患者广泛地接触现实生活,参加力所能及的家务劳动,逐步适应社会生活,密切与周围环境的接触,以改善精神状态,从而避免患者因长期住院与社会隔绝而引起的精神衰退。

4. 教导患者按时服药,积极配合治疗。教导患者如何避免各种精神刺激,防止病情反复。如生活规律,注意劳逸结合,克服性格中的缺陷,保持良好的人际关系,正确地对待及处理生活中的事件,适应并正确地处理有关的社会矛盾,消除自卑与不满,树立坚强的意志等。教导患者预防复发的方法,生活规律,不嗜烟酒及刺激物品,不参加过于兴奋激动的活动,保持心情舒畅。

五、护理评价

在执行护理措施后,评价每个护理目标是否实现。对部分实现或未实现的原因进行探讨,指出问题所在,重新修订护理计划或护理措施。主要有以下几个方面:精神症状是否控制或消失,妄想内容是否动摇或消失;有无伤人和意外的事故发生;患者是否对疾病有所认识,安心住院治疗;能否配合治疗护理;正确服药;生活自理能力是否得到改善和进步;自知力是否恢复,能否配合治疗按时服药;住院期间饮食是否按身体需求得到保证;睡眠是否规律,睡眠时间是否保证;人际关系是否缓解。

本 章 小 结

精神分裂症(schizophrenia)是具有思维、情感、行为等多方面的障碍,精神活动与环境的不协调为主要特征的一类最常见的精神病。初期表现不典型,主要是睡眠、性格或神经衰弱等改变。典型精神症状包括:① 感知觉障碍,以幻听最常见,主要是言语性幻听。② 思维障碍,主要表现为思维松弛、破裂性思维、思维中断、思维贫乏、语词新作、思维云集、思维异己体验、病理性象征性思维、妄想等。妄想是精神分裂症最常见的症状之一,包括被害妄想、关系妄想、夸大妄想、罪恶妄想、嫉妒妄想、疑病妄想、钟情妄想、影响妄想等,以被害妄想、关系妄想最常见。③ 情感障碍,表现为情感与心境、环境的不协调。④ 意志行为障碍,可以出现意志行为增强、意志行为减退、紧张综合征。⑤ 感知综合障碍以及人格解体等。

精神分裂症的主要分型及特点如下:

类 型	频 度	发病年龄	起病形式	症状	预后
偏执型	最常见	青壮年或中年	缓慢	妄想幻觉	较好
青春型	较常见	青年	较急	不协调症状	较差

续 表

类 型	频 度	发病年龄	起病形式	症状	预后
紧张型	少见	青壮年	较急	木僵等紧张症状	较好
单纯型	少见	青少年	很缓慢	阴性症状	差

精神分裂症采取综合治疗、个体化、足量足程原则,急性期以药物治疗为主;在慢性期或疾病缓解期,除了用药物治疗外,加强社会心理康复治疗防止精神衰退的发生。

精神分裂症患者的护理措施包括安全方面的护理、躯体方面的护理、治疗方面的护理、心理护理、特殊护理、健康教育及康复训练。

练习题

（一）A1 型题

每一考题下面有 A、B、C、D、E 五个备选答案,请从中选择一个最佳答案。

1. 精神分裂症最常见的情感障碍是　　　　　　　　　　　　　　　　　　　　　　　（　　）

　　A. 情感淡漠　　　B. 焦虑　　　　　C. 情感高涨　　　D. 情绪不稳　　　E. 情感低落

2. 精神分裂症最好的治疗方法是　　　　　　　　　　　　　　　　　　　　　　　　（　　）

　　A. 心理治疗　　　　　　　B. 抗精神病药物治疗　　　　C. 心理治疗和药物治疗

　　D. 工娱治疗　　　　　　　E. 无抽搐电休克治疗

3. 精神分裂症的特征性症状除外　　　　　　　　　　　　　　　　　　　　　　　　（　　）

　　A. 幻听　　　　　B. 被害妄想　　　C. 自知力缺乏　　D. 思维松弛　　　E. 思维迟缓

4. 精神分裂症的思维障碍除外　　　　　　　　　　　　　　　　　　　　　　　　　（　　）

　　A. 思维破裂　　　　　　　B. 思维贫乏　　　　　　　　C. 原发性妄想

　　D. 思维奔逸　　　　　　　E. 病理性象征性思维

5. 某患者无端坚信自己是个伟大的发明家,此症状属于　　　　　　　　　　　　　　（　　）

　　A. 关系妄想　　　B. 破裂性思维　　C. 幻想　　　　　D. 夸大妄想　　　E. 幻觉

6. 某患者身穿一身红,以此来表示自己是彻头彻尾的革命者。此症状属于　　　　　　（　　）

　　A. 思维奔逸　　　　　　　B. 病理性象征性思维　　　　C. 夸大妄想

　　D. 错觉　　　　　　　　　E. 关系妄想

7. 关于安全护理错误的是　　　　　　　　　　　　　　　　　　　　　　　　　　　（　　）

　　A. 患者出院或者请假出院时要有家属陪伴

　　B. 病室要上锁

　　C. 餐具使用不易碎的物品

　　D. 危险物品不能带入

　　E. 药物不能由患者自己保管

8. 关于精神分裂症的特点正确的是　　　　　　　　　　　　　　　　　　　　　　　（　　）

　　A. 有思维、情感、行为等多方改变　　　　　B. 精神活动与周围环境协调

　　C. 意识障碍　　　　　　　　　　　　　　　D. 智能障碍

　　E. 情感高涨或低落

9. 精神分裂症感知觉障碍最常见的是　　　　　　　　　　　　　　　　　　　　　　（　　）

　　A. 错觉　　　　　B. 被害妄想　　　C. 幻想　　　　　D. 幻觉　　　　　E. 强迫观念

10. 精神分裂症最常见的妄想是　　　　　　　　　　　　　　　　　　　　（　　）

    A. 钟情妄想　　　　　　　B. 被害妄想或关系妄想　　C. 嫉妒妄想

    D. 疑病妄想　　　　　　　E. 罪恶妄想

11. 下列哪一种属于精神分裂症的典型思维障碍　　　　　　　　　　　　　（　　）

    A. 思维奔逸　　B. 思维迟缓　　　C. 强迫性思维　　D. 破裂性思维　　E. 以上均对

12. 最常见的精神分裂症是　　　　　　　　　　　　　　　　　　　　　　（　　）

    A. 偏执型　　　B. 青春型　　　　C. 紧张型　　　　D. 单纯型　　　　E. 未定型

13. 预后最差的精神分裂症是　　　　　　　　　　　　　　　　　　　　　（　　）

    A. 偏执型　　　B. 青春型　　　　C. 紧张型　　　　D. 单纯型　　　　E. 未定型

14. 精神分裂症的首选药物是　　　　　　　　　　　　　　　　　　　　　（　　）

    A. 氯丙嗪　　　B. 奋乃静　　　　C. 氟哌定醇　　　D. 丙米嗪　　　　E. 碳酸锂

15. 抗精神分裂症药物的最主要不良反应是　　　　　　　　　　　　　　　（　　）

    A. 低血压　　　　　　　　B. 锥体外系症状　　　　　C. 内分泌紊乱

    D. 便秘　　　　　　　　　E. 心脏及肝毒性作用

16. 表现为语言表达难以理解,句与句之间或字与字之间缺乏内容的连贯性和逻辑性,属于下

    列哪一种思维障碍　　　　　　　　　　　　　　　　　　　　　　　　（　　）

    A. 思维中断　　　　　　　B. 思维云集　　　　　　　C. 破裂性思维

    D. 思维贫乏　　　　　　　E. 思维异己体验

17. 紧张综合征的特点,下列哪一项除外　　　　　　　　　　　　　　　　（　　）

    A. 精神运动性抑制　　　　B. 可表现为紧张性兴奋和紧张性木僵交替出现

    C. 肌张力增高　　　　　　D. 意识模糊　　　　　　　E. 重者蜡状屈曲

18. 对精神分裂症患者最有暴力风险的幻听是　　　　　　　　　　　　　　（　　）

    A. 命令性幻听　　B. 议论性幻听　　C. 争论性幻听　　D. 原始性幻听　　E. 评论性幻听

19. 在精神分裂症的病因学研究中,目前认为最重要的因素是　　　　　　　（　　）

    A. 脑萎缩　　　B. 遗传因素　　　C. 环境因素　　　D. 生化因素　　　E. 精神因素

20. 精神分裂症最常见的情感障碍是　　　　　　　　　　　　　　　　　　（　　）

    A. 焦虑　　　　B. 欣快　　　　　C. 情感淡漠　　　D. 情感高涨　　　E. 情绪不稳

21. 下列关于抗精神病药的用药方法错误的是　　　　　　　　　　　　　　（　　）

    A. 从小剂量开始

    B. 门诊量低于住院量

    C. 为了增加治疗效果,常联合用药

    D. 症状控制后还要维持量给药较长时间

    E. 维持量通常是出院时的治疗量或最大量的 1/2～2/3

22. 精神分裂症患者一般不会出现　　　　　　　　　　　　　　　　　　　（　　）

    A. 智能障碍　　B. 情感障碍　　　C. 行为障碍　　　D. 思维障碍　　　E. 自知力障碍

(二) A2 型题

每一道考题以一个小病例出现,其下面均有 A、B、C、D、E 五个备选答案,请从中选择一个最佳
答案。

23. 患者,男性,36 岁。23 岁结婚后 6 个月开始怀疑爱人作风不正,常争吵,打爱人,过后又同
    爱人说:"我也不信,就是耳朵里有人说你和别人有两性关系。"一次在田间劳动时突然看
    到全家人被一起埋在一个大坑里,当天突然将农场一台拖拉机砸毁,过后解释说是听到国

家领导人在空中说:"快砸。"体格和神经系统检查正常,既往无癫痫以及其他脑器质性疾病病史,其诊断是 （　）

    A. 癫痫性精神障碍　　　B. 精神分裂症　　　　　C. 偏执性精神病

    D. 脑肿瘤所致精神障碍　E. 脑炎所致精神障碍

24. 患者,男性,31岁。首次发作精神分裂症,经药物治疗后症状缓解,自知力部分恢复,家属询问继续服药时间是 （　）

    A. 医师指导下长期治疗　　　　　　B. 医师指导下不少于1年

    C. 医师指导下不少于2年　　　　　D. 医师指导下不少于3年

    E. 医师指导下不少于5年

25. 患者,男性,65岁。脑出血,有意识障碍,不时大喊"床上有毛毛虫,树、生、飞、我写字……塑料盒……一去不复返……"该症状是 （　）

    A. 思维破裂　　B. 思维松弛　　C. 思维不连贯　　D. 思维中断　　E. 思维插入

26. 患者,男性,59岁。病程3~4年,主要表现不愿与他人接触,喜独处沉思,自言自语,大吵大闹,无故打人,言语少,情感淡漠,孤僻,赤足露胸,生活懒散,衣着不整,不洗澡,随地便溺,需要什么用手打手势示意,思维贫乏,自发言语杂乱无章。躯体检查:神经系统检查均正常。诊断为 （　）

    A. 精神分裂症　　　　　B. 老年性痴呆　　　　　C. 人格改变

    D. 脑器质性精神障碍　　E. 精神发育退缩

27. 患者,男性,22岁,大学二年级学生。近一年来听课发愣,不做笔记,时有自语自笑,动作迟缓,吃一顿饭要1小时以上,患者5日前开始终日卧床,不吃饭,不知上厕所。精神检查:意识清晰,卧床不动不语,针刺其身体无反应,肌张力增高,令患者张嘴,反把嘴闭得更紧,把患者肢体摆成不舒服的姿势,可以保持很久不变。躯体及神经系统检查无异常。该患者的正确诊断是 （　）

    A. 抑郁症　　　　　　　B. 脑炎　　　　　　　　C. 精神发育迟滞

    D. 癔症　　　　　　　　E. 紧张型精神分裂症

28. 王某,男性,22岁。一年前因精神刺激表现为郁郁不乐,认为自己有罪,耳边听到有说话声,内容说不出,有时侧耳倾听有"地球隆隆响声",问家人"为什么我想的事别人都知道",看见小汽车非常恐惧,不出门,独处一隅,喝酒,自语自笑。一次突然对着打开的电风扇下跪说:"我有罪,该死。"近期听到电风扇中有一男人说:"你是叛徒,内奸。"认为自己大脑被一名死者控制着,哭笑都不受自己支配,自己想事别人通过遥控器控制他,有时想事想到一半时,认为想法被一个死人"抽走"了,无法继续想下去。躯体及神经系统检查均正常。检查:意识清晰。该患者的诊断是 （　）

    A. 抑郁症　　　　　　　B. 精神分裂症　　　　　C. 反应性精神病

    D. 人格障碍　　　　　　E. 脑器质性精神病

(三) A3型题

以下提供了若干个病例,每个病例下设2~4个考题,请根据病例所提供的信息,在每道考题下面的A、B、C、D、E五个备选答案中选择一个最佳答案。

(29~31题共用题干)

患者,女性,35岁。3日来不吃饭,只喝水,说有人一直在告诉她饭里有毒,要求家人陪同去派出所报案。

29. 该患者的症状是 （　）

A. 感觉障碍　　B. 被害妄想　　　C. 思维奔逸　　D. 被控制感　　E. 强制性思维

30. 从题干信息还能得知患者可能存在 （　　）

A. 情感淡漠　　B. 思维贫乏　　C. 思维鸣响　　D. 无故发笑　　E. 自知力缺乏

31. 患者入院后护士最基础的评估是 （　　）

A. 有无冲动行为　　　　B. 有无躯体感染　　　　C. 有无躯体受伤

D. 精神症状严重程度　　E. 基本生理需要量是否满足

（32～33题共用题干）

患者，男性，19岁。突然动作显著缓慢，整天卧床，不起来吃饭，也不上厕所，叫他推他均无反应，表情呆板。

32. 该患者的症状是 （　　）

A. 违拗症　　　　　　B. 缄默状态　　　　　　C. 木僵状态

D. 意志减退　　　　　E. 兴趣减退

33. 护理该患者时最应注意的是 （　　）

A. 保证患者安全　　　B. 保证足够入量　　　C. 做好基础护理

D. 关心体贴患者　　　E. 给予正性鼓励

（34～37题共用题干）

患者，男性，23岁。觉得大街上人们都在注意他的行动，对他有敌意，房子里有人安装了摄像头，监视他的行动；有时自言自语、自笑；不吃家人做的饭，害怕饭里有毒，要自己亲自做饭；对家人和同学漠不关心，父亲病重住院，患者无动于衷。

34. 该患者可能患有 （　　）

A. 癔症　　　B. 抑郁症　　　C. 焦虑症　　　D. 精神分裂症　　E. 阿尔茨海默病

35. 该患者情感属于 （　　）

A. 欣快　　　B. 情感淡漠　　C. 情感高涨　　D. 情感低落　　E. 情感暴发

36. 该患者思维属于 （　　）

A. 关系妄想　　B. 夸大妄想　　C. 被害妄想　　D. 罪恶妄想　　E. 物理妄想

37. 该患者主要护理问题为 （　　）

A. 社交障碍　　　　　B. 预感性悲哀　　　　C. 思维过程改变

D. 穿着或修饰自理缺陷　E. 生活自理能力降低

（38～39题共用题干）

刘某，男性，30岁，已婚，工程师。因怀疑被毒害一年入院。病前个性：孤僻、多疑、沉默、敏感。平素健康，无重病史。母患精神病已20年。半年前患者在工作中与人发生过学术争论，以后出现失眠、少食，怀疑单位领导存心与他作对，每次在单位进餐后均有头昏、手胀、喉塞。疑是领导布置在食物中放毒加害于他，并认为身体已被搞垮。近日连续写控告信，并去公安局要求保护。身体检查和神经系统检查未发现异常。

38. 该患者临床诊断是 （　　）

A. 偏执型精神分裂症　　　　　B. 精神分裂症（青春型）

C. 精神分裂症（单纯型）　　　D. 精神分裂症（紧张性）

E. 其他型

39. 该患者主要存在的精神症状是 （　　）

A. 幻觉　　　B. 错觉　　　C. 妄想　　　D. 思维破裂　　E. 焦虑

第八章 情感性精神障碍患者的护理

教学视频　教学课件

学习目标

1. 掌握　躁狂发作、抑郁发作的临床表现和护理措施。

2. 熟悉　情感性精神障碍的概念、临床分类、护理评估和护理诊断。

3. 了解　情感性精神障碍的病因、发病机制、治疗与预后。

4. 具有处理情感性精神障碍患者暴力行为和自伤自杀行为的急救能力,能帮助患者学会正确地应对生活中的各种事件。

5. 学会运用护理程序为情感性精神障碍患者实施整体护理,在实践中理解、关爱和帮助患者,学会观察和记录患者病情的变化,避免严重后果的出现。

【案例导入】

　　薛某,男性,55 岁。因忧愁、烦恼、想死与兴奋话多间歇性发作 12 年,少语、心烦 1 个月入院。家族史阴性。病前性格外向。患者 2018 年因盖房子,心理压力大而亚急性发病,表现忧愁、少语、入睡困难、早醒,感觉活着受罪,害怕救护车,在某医院门诊治疗 2 个月好转,能正常劳动、生活。2013 年 5 月,患者无原因出现兴奋、话多,吹嘘自己的能力大,到处乱跑,不感疲劳,又住院治疗 35 天恢复正常,坚持服药 6 个月,病情一直稳定。2015 年 11 月,患者因生气病情复发,出现心烦,叹气,少语,呆坐,行动迟缓,整天想不高兴的事,失眠,饮食少,感觉活着没意思等症状。患者主动要求治疗。

　　思考题:

　　1. 请指出该患者的临床症状有哪些?

　　2. 如何对该患者开展有效的护理工作?

　　3. 针对患者的护理诊断/问题,护士应采取哪些护理措施?

　　情感性精神障碍是一类临床常见的并逐渐引起医学界广泛重视的重性精神障碍。中国疾病预防控制中心,精神卫生中心提供的数据显示,近十年来,我国心境障碍的患病率在 1.38‰~8.6‰,将来,抑郁症可能成为仅次于心脏病的人类第二大疾患,居疾病总负担首位。综合医院对抑郁症的识别率低,容易造成误诊,严重影响着个人及家庭的生活质量以及社会的进步。本章将帮助学生了解情感性精神障碍的基本知识,通过了解情感性精神障碍的临床表现及护理,将能帮助学生对抑郁症和躁狂症有清晰的了解,为接下来系统地学习精神疾病的相关知识奠定基础。

第一节 概 述

一、基本概念

(一) 概念

情感性精神障碍(affective disorder),又称心境障碍,曾称"躁狂抑郁性精神病"。它是以显著而持久的情感或心境改变为主要临床特征的一组疾病,并伴有相应的认知、意志行为的改变和躯体症状。严重者可出现幻觉、妄想等精神病性症状。多数患者有反复发作倾向,但疾病间歇期完全正常,一般不会出现精神的衰退。

【知识链接】

情感性精神障碍的演化

早在公元前 4 世纪,希波克拉底创用了忧郁(melancholy)这个词。东汉末年,我国著名医学家张仲景在《伤寒杂病论》中,就有关于"躁""狂"的记载。到 19 世纪,法莱(Farlel)发现在同一患者身上可有躁狂和抑郁交替发作。1896 年,克雷丕林首先提出了躁狂-抑郁性精神病的诊断,后被称为情感性精神障碍。

(二) 特征

1. 功能性疾病 该病是一组以显著而持久的情感或心境改变为主要特征的功能性疾病。

2. 心境高涨和低落交替出现 患有双相障碍的患者,时而心境高涨,精力充沛,时而心境低落,精力减退。

3. 多伴有认知和行为改变 躁狂症患者往往会自我评价过高,自命不凡,思维内容丰富多彩,精力旺盛,行为也随之发生改变。抑郁症患者往往自我评价低,无价值感,伴有自责、自罪、自卑感,思维迟缓,意志行为减退。

4. 周期发作 大多数情感性精神障碍的患者会有反复发作的特点,间歇期患者精神正常,多次反复发作,精神一般不衰退。躁狂发作多在春末夏初,抑郁发作多在秋末冬初。

5. 预后较好 情感性精神障碍患者一般预后较好,但如果反复发作、有适应不良人格、有家族史、缺乏社会支持系统、未经过治疗或治疗不充分等,预后往往较差。

二、流行病学特点

1982 年,我国 12 个地区精神疾病流行病学调查显示,情感性精神障碍终身患病率为 0.76‰。1993 年,对其中 7 个地区进行的复查显示,情感性精神障碍终身患病率为 0.83‰。

情感性精神障碍的患病率女性高于男性,而双相情感障碍患病率男女比例为 1∶1.2。世界卫生组织(WHO) 有关全球疾病总负担的统计显示,1990 年抑郁障碍和双相情感障碍分别排在第 5 位和第 18 位,抑郁障碍与自杀共占 5.9%,列 2 位。

三、病因和发病机制

目前,情感性精神障碍的病因和发病机制尚未明确,研究发现可能与遗传因素、神经生化因素、神经内分泌功能、脑电生理变化、神经影像及心理社会因素等方面有关。

(一) 生物学因素

1. 遗传因素　研究表明,遗传因素在情感性精神障碍的发病中具有重要的作用。

(1) 家系研究　情感性精神障碍的发病有明显的家族遗传倾向,但遗传方式尚未获得证实。通过对患者家系和群体抽样调查发现,情感性精神障碍患者亲属患病率是一般人群的 10～30 倍。血缘关系越近,患病率越高,一级亲属的患病率远远高于其他亲属。在双相情感性精神障碍中,这种趋势尤为明显。

(2) 双生子研究与寄养子研究　国外研究发现,单卵双生子同病率为 56.7%,而双卵双生子的同病率为 12.9%。由此说明,单卵双生子的同病率显著高于双卵双生子。有研究者认为,存在情感性精神障碍的父母或有此患者的家庭,会对其子女造成不利的环境影响,进而导致精神障碍发生率的升高。关于寄养子的研究发现,患病父母的亲生子女即使寄养到基本正常的环境中,仍具有很高的患病率。而患病父母寄养到别处的亲生子女情感性精神障碍发生率与未寄养的子女接近,进一步说明情感性精神障碍发病中,环境因素在其中所起的作用远远不如遗传因素直接和重要。关于本病的遗传方式,目前研究多倾向于多基因遗传模式。

2. 神经生化因素　研究认为,情感性精神障碍可能与大脑中某些神经递质的功能性受体缺乏有关。有研究者提出了 5-羟色胺(5-HT)假说、去甲肾上腺素(NE)假说、多巴胺假说、第二信使平衡失调假说、褪黑素假说(季节性情感障碍)等。

(1) 5-羟色胺(5-HT)假说　该假说认为 5-HT 功能活动降低可能与抑郁发作有关,5-HT 功能活动增高可能与躁狂发作有关。部分抑郁发作患者脑脊液中 5-HT 的代谢产物 5-羟吲哚乙酸(5-HIAA)含量降低,浓度越低,抑郁程度越重,伴自杀行为者比无自杀企图者更低。

(2) 去甲肾上腺素(NE)假说　该假说认为 NE 功能活动降低可能与抑郁发作有关,NE 功能活动增高可能与躁狂发作有关。抑郁发作患者中枢 NE 浓度降低,NE 代谢产物 3-甲氧基-4-羟基-苯乙二醇(MHPG)浓度增加;尿中 MHPC 明显降低,转为躁狂发作时则升高。

(3) 多巴胺假说　该假说认为多巴胺功能活动降低可能与抑郁发作有关,多巴胺功能活动增高可能与躁狂发作有关。抑郁发作患者尿中多巴胺主要降解产物高香草酸(HVA)水平降低。有研究显示,上述神经递质相应受体功能的改变以及受体后信号转导系统的改变也参与心境障碍的发病。

3. 神经内分泌因素　某些特定的神经内分泌功能的变化有可能是情感性精神障碍的病因之一。研究发现,与情感性精神障碍有关的神经内分泌联系,主要是通过下丘脑-垂体-肾上腺轴(HPA)、下丘脑-垂体-甲状腺轴(HPT)、下丘脑-垂体-生长素轴(HPGH),其中以 HPA 轴与情感性精神障碍的关系最为密切。此外,与情感性精神障碍有关的尚有褪黑素夜间分泌减低,色氨酸所抑制的催乳素释放降低等。

4. 脑电生理变化　脑电图研究发现,抑郁发作时多出现于低 α 频率,躁狂发作时多出现高 α 频率或出现高幅慢波。睡眠脑电图研究发现,抑郁发作患者总睡眠时间减少,觉醒次数增多,快眼动睡眠潜伏期缩短(与抑郁严重程度正相关)。

5. 神经影像改变　MRI 发现抑郁发作患者海马、额叶皮质、杏仁核、腹侧纹状体等脑区萎缩。功能影像学研究发现,抑郁发作患者左额叶及左前扣带回局部脑血流量(rCBF)降低。

(二) 心理社会因素

1. 人格特征　具有明显的焦虑、强迫、冲动等特质的个体易发生抑郁症;具有环性人格(以心境反复波动性为特征)者易患双相障碍。

2. 应激性生活事件　情感性精神障碍可因紧张性生活事件诱发,其中配偶、子女或父母亡故以及慢性应激性处境如家庭关系破裂、失业、慢性躯体疾病等,都可能会增加抑郁症的发病率。

3. 早期养育环境　儿童期遭受虐待、父母失和、因分离或死亡造成的母爱剥夺,在成人期易患抑郁症。经济状况差,社会阶层低下者也易患本病。

四、临床特点

情感性精神障碍典型临床特点可有躁狂发作、抑郁发作和混合发作。

(一) 躁狂发作

躁狂发作(manic episode)的典型临床症状表现为"三高",即情感高涨、思维奔逸、意志活动增强。患者可伴有夸大观念或妄想、冲动行为等。发作应至少持续一周,并有不同程度的社会功能损害,可给自己和他人造成危险或不良后果。

1. 情感高涨　情感高涨是躁狂发作患者的必备症状。

(1) 主观体验　患者主观体验特别愉快,整日兴高采烈,得意扬扬,甚至感到天空都格外晴朗,周围事物的色彩都格外绚丽。欢欣喜悦的病态心理,导致患者自己有无比幸福愉快的感觉。这种情感反应生动鲜明,与内心体验和周围环境协调一致。

(2) 客观体验　部分患者的这种高涨心境具有一定的"感染力",与自身体验及周围环境协调,常博得周围人的共鸣,引起阵阵欢笑。

(3) 易激惹　有的患者表现为易激惹或愤怒,并不表现出情感高涨,动辄暴跳如雷、怒不可遏,甚至出现破坏或攻击行为,但很快转怒为喜或赔礼道歉。

2. 思维奔逸

(1) 思维联想加快　患者自觉"脑子变得特别聪明",表现为联想过程明显加快,自觉思维非常敏捷,思维内容丰富多变,有时感到舌头与思维赛跑,语言赶不上思维的速度。常表现为言语增多、滔滔不绝、手舞足蹈。即使口干舌燥、声音嘶哑,但仍要讲个不停,一般讲话内容较肤浅,且凌乱不切实际,常给人以信口开河之感。

(2) 随境转移　由于患者注意力随境转移,思维活动常受周围环境变化的影响导致话题突然改变,讲话内容从一个主题很快转到另一个主题,即意念飘忽。严重时可出现"音联"和"意联"。

3. 意志活动增强　多为协调性精神运动性兴奋。

(1) 精力充沛　患者自觉精力旺盛,兴趣广泛,动作快速敏捷,整日忙忙碌碌,但多虎头蛇尾,有始无终。

(2) 行为鲁莽　患者爱管闲事,对自己的行为缺乏判断,随心所欲,不考虑后果,任意挥霍钱财,十分慷慨。注重打扮装饰,但并不得体,行为轻率或鲁莽。患者无疲倦感,自觉"全身有使不完的劲"。病情严重时,自我控制力下降,可出现冲动攻击和破坏行为。

4. 躯体症状　患者常有面色红润,汗液与唾液分泌增多的表现。由于患者自我感觉良好,精力充沛,故很少有躯体不适的主诉。表现为两眼有神,体格检查可见瞳孔轻度扩大,心率加快,且有交感神经兴奋等症状。

(1) 睡眠障碍　患者睡眠需要量明显减少,可整夜不睡或每日只睡 2~3 小时,患者常主诉"我的睡眠质量非常高,我不能把有限的时间浪费在睡眠上"。醒后精力充沛,终日奔波而不知疲倦。

(2) 食欲增加　患者会出现抢食、暴饮暴食,但因为活动过多,摄入量不足,体重增长不明显,甚至体重下降。严重者可能会导致虚脱、衰竭,尤其是体弱、年老者。

(3) 性欲亢进　患者有时会在不适当的场合出现与人过分亲热、拥抱、接吻而不顾别人的感受。

5. 其他伴随症状　躁狂发作时患者的主动注意和被动注意均有增强,但不持久,容易被周围事物所吸引。部分患者可出现记忆力增强,常充满许多细节琐事,对记忆的时间失去正确的分界,当患者处于极度兴奋、躁动状态时,可出现短暂、片段性幻听,行为紊乱,伴有冲动行为。严重时也可出现夸大妄想、被害妄想及关系妄想等精神病性症状。有的患者还会出现焦虑情绪等。

(二) 抑郁发作

重度抑郁发作临床表现为情绪低落、思维迟缓和意志活动减退"三低"症状,不一定所有的抑郁症患者都出现这三种症状。目前,将抑郁发作的表现分为核心症状、心理症状群和躯体症状群三个方面。发作应至少持续两周,并不同程度地损害社会功能,或给自己造成痛苦或不良后果。

1. 核心症状　抑郁发作的核心症状包括情绪低落、兴趣和愉快感缺乏、精力降低、活动减少,这些是抑郁障碍的关键症状,诊断时必备其中之一。

(1) 情绪低落　患者自觉情绪低沉,苦恼忧伤。常表现为终日愁眉苦脸、忧心忡忡、郁郁寡欢,可出现典型的"抑郁面容"。患者常诉说自己心情不好,高兴不起来、活着没意思。典型病例常有"晨重暮轻"节律改变的特点,即情绪低落在早晨最为严重,傍晚时则有所减轻。少部分抑郁障碍患者会出现"微笑型抑郁",患者如同在抑郁的心境表面蒙上了一层微笑的面纱。

(2) 兴趣缺乏　是指患者对各种以前喜爱的活动缺乏兴趣,如文娱活动、体育活动,业余爱好等。

(3) 乐趣丧失　也称快感缺失,患者丧失体验快乐的能力,不能从平日从事的活动中得到乐趣。

以上三个主症是相互联系的,可以在一个患者身上同时出现,互为因果。但也有不少患者只以其中某一两种症状突出。

2. 心理症状群　抑郁发作包含许多心理学症状,可分为心理伴随症状(抑郁性认知、焦虑、自责自罪、精神病性症状以及自杀观念和行为,自知力等)和精神运动性症状(精神运动性兴奋与精神运动性激越等)。

(1) 心理伴随症状

1) 抑郁性认知:在抑郁内心体验的基础上,患者往往会出现认知扭曲,即抑郁性认知,也是抑郁症的重要特征之一。在抑郁发作的基础上患者会感到无望、无助与无用,从而继发自杀观念和行为。

无望:想到将来,感到前途渺茫,悲观失望,预见自己的将来要出现不幸,包括工作、家庭、健康等,认为自己无出路。

无助:在悲观失望的基础上,常产生孤立无援的感觉,对自己的现状缺乏改变的信心和决心,认为治疗是无用的。

无用:认为自己生活的毫无价值,充满失败,一无是处,觉得自己连累了家庭和社会。患者还可能出现自责自罪,或夸大自己的过失与错误,认为给家庭、社会带来巨大的负担,甚至坚信自己犯了某种罪,应该受到惩罚,严重者达到罪恶妄想。

2) 思维迟缓:患者体验到自己的思维无法开动,联想速度明显变慢,讲话时声音低沉、语速缓慢,应答时间延长。患者记忆力下降,注意力减退,自我评价低。

3) 意志活动减退:患者表现为行动迟缓,活动减少,懒得打理家务和个人卫生,对周围事物的兴趣下降,对生活失去信心,常出现自伤、自杀等消极行为。严重的抑郁症患者出现抑郁性木僵,表现为不吃不喝、目光呆滞、能简单对话或完全不予应答,症状缓解后,大多数患者能回忆。

4）焦虑：焦虑是抑郁症主要的心理症状群之一，常与抑郁共病。表现为莫名其妙的紧张、担心、坐立不安，甚至恐惧。可伴有心跳加快、尿频、出汗等躯体症状。

5）精神病性症状：患者自我评价过低，可出现自罪妄想，即使是一个小小的错误，患者也会认为自己有不可饶恕的罪恶，甚至会通过自伤、自杀等行为来赎罪。患者躯体症状明显时可能产生疑病妄想，坚信自己患有某种严重的无法治愈的疾病。有的患者还有虚无妄想存在。

6）自杀观念和行为：患者感到生活中的一切，甚至是生活本身毫无意义，认为死是最好的归宿，但同时又想到自己的家庭离不开自己，或自己的离开会让亲人感到伤心、难过，下不了死的决心，此症状成为自杀观念。部分严重的抑郁患者认为"结束生命是一种解脱"或"活在世上是多余的"。有的患者会出现"扩大性自杀"，患者会认为活着的亲人也非常痛苦，可在杀死亲人后再自杀，导致极其严重的后果。抑郁发作中至少有25%的人有自杀企图或自杀行为。

（2）精神运动性症状　运动性迟滞与精神运动性激越：迟滞表现为活动减少，动作缓慢，工作效率下降，严重者表现为木僵状态。激越者则与之相反，脑中反复思考一些没有目的的事情，思维内容无条理，大脑处于紧张状态。因无法集中注意力来思考一个问题，实际上思维效率下降，表现为紧张，烦躁不安，难以控制自己，甚至出现攻击行为。

3. 躯体症状群　表现为睡眠紊乱，食欲紊乱，性功能减退，精力丧失，非特异性躯体症状如疼痛、周身不适、自主神经功能紊乱等。

（1）睡眠紊乱　是抑郁状态最常伴随的症状之一，也是不少患者的主诉。表现为早段失眠、中段失眠、末段失眠、睡眠感缺失等。其中以早段失眠最为多见，而以末段失眠（早醒）最具有特征性。少数抑郁症患者表现为睡眠过多。

（2）食欲紊乱　主要表现为食欲下降和体重减轻。轻者表现为食不甘味，但进食量不一定出现明显减少，此时患者体重改变在一段时间内可能不明显；重者则完全丧失进食的欲望，体重明显下降，甚至导致营养不良。不典型抑郁症患者则可见有食欲亢进和体重增加。

（3）性功能减退　有较大部分患者出现性欲减退、阳痿、闭经等。

（4）精力丧失　表现为无精打采，疲乏无力，懒惰，不愿见人。有时与精神运动性迟滞相伴随。

（5）其他躯体不适　可有非特异性疼痛、头痛或者全身性疼痛；可有躯体不适如恶心、呕吐、心慌胸闷、出汗、尿频、尿急等。有的患者其抑郁症状为躯体症状所掩盖，而抗抑郁治疗有效，故有人称之为"隐匿性抑郁障碍"。

（三）混合发作

躁狂发作和抑郁发作可在一次发作中同时出现，如抑郁心境伴以连续数日至数周的活动过度和言语急促，躁狂心境伴以激越、精力和本能活动降低。

五、临床分型

（一）抑郁障碍

抑郁障碍以显著而持久的心境低落为主要临床特征，临床表现可从闷闷不乐到悲痛欲绝，多数病例有反复发作的倾向，每次发作大多数可以缓解，部分可有残留症状或转为慢性。抑郁症是最常见的抑郁障碍，表现为单次发作或反复发作，病程迁延。约3/4的患者有终生复发的风险，发作间隙有不同程度的残留症状。

（二）双相情感性精神障碍

双相情感性精神障碍是反复（至少两次）出现心境和活动水平明显紊乱的发作，有时表现为心境高涨、思维奔逸和活动增多（躁狂或轻躁狂），有时表现为心境低落、思维迟缓和活动减少（抑郁），有时表现为躁狂和抑郁交替发作。发作间期通常以完全缓解为特征。

（三）持续性心境障碍

1. 环形心境障碍（cyclothymia） 主要特征是持续性心境不稳定。心境高涨与低落反复交替出现，但程度都较轻，心境波动与患者的人格特征有密切关系。波动幅度较小，每次波动时不符合躁狂或者抑郁发作的标准。

2. 恶劣心境（dysthymia） 原称为抑郁性神经症，是一种以持久的心境低落状态为主的轻度抑郁，从不出现躁狂。抑郁常持续 2 年以上，其间无长时间的完全缓解，如有缓解，一般不超过 2 个月。恶劣心境与社会事件和性格都有较大的关系。

六、诊断标准

心境障碍的诊断主要应根据病史、临床症状、病程及体格检查和实验室检查，典型病例诊断一般不困难。密切的临床观察，把握疾病横断面的主要症状及纵向病程的特点，进行科学的分析是临床诊断的可靠基础。

1. 躁狂发作 是指表现出躁狂特征的状态，以情绪高涨、思维奔逸和意志行为增强为特征。其他常见症状为：① 注意力不集中或随境转移；② 话量增多；③ 睡眠需要减少；④ 自我评价过高或者夸大；⑤ 鲁莽行为；⑥ 性欲亢进。病程至少持续 1 周。排除器质性精神障碍或精神活性物质和非成瘾物质所致的类躁狂发作。

2. 抑郁发作 是指首次发作的抑郁障碍和复发的抑郁障碍。患者常具有心境低落，兴趣和乐趣感丧失，精力不济或疲劳感等典型症状。其他常见症状为：① 集中注意力和注意的能力降低；② 自我评价降低；③ 自罪观念和无价值感；④ 认为前途暗淡无光；⑤ 自伤和自杀的观念和行为；⑥ 睡眠障碍；⑦ 食欲下降。病程至少持续 2 周。可存在某些精神分裂症症状，但不符合精神分裂症的诊断标准。若同时符合精神分裂症的症状标准，在精神分裂症缓解后，满足抑郁发作标准至少 2 周。ICD - 11 的分类比较复杂，根据发作次数分为单次和多次发作，根据严重程度，分为轻、中、重度三种类型。

3. 双相障碍 是指以受检者出现两次或多次心境和活动水平明显紊乱发作为特点的一种精神障碍。有时表现为心境高涨，精力和活动增加，有时表现为心境低落、精力减低和活动减少。

4. 环性心境 是指反复出现轻度心境高涨或低落，但不符合躁狂或抑郁发作的诊断标准。心境不稳定至少持续 2 年（儿童及少年为 1 年），其间有轻度躁狂或轻度抑郁的周期，可伴有或不伴有心境正常间歇期，社会功能受损较轻。

5. 恶劣心境 是指慢性的心境低落，无论严重程度还是一次性发作的持续时间，均不符合轻度或中度复发性抑郁标准，同时无躁狂症状。至少 2 年内抑郁心境持续存在或反复出现，其间的正常心境很少持续几周，社会功能受损较轻。

七、治疗

情感性精神障碍治疗以药物治疗为主，还可综合应用心理治疗、电抽搐治疗等多种治疗方法。

1. 躁狂发作的治疗

（1）药物治疗 以心境稳定剂为主，目前较为公认的心境稳定剂主要包括锂盐和丙戊酸盐、卡马西平。

1）心境稳定剂：锂盐是治疗躁狂发作的首选药物，临床上常用碳酸锂。但碳酸锂的治疗剂量和中毒剂量非常接近，在临床使用时，须注意监测患者的血锂浓度。急性期血锂浓度维持在 0.8～

1.2 mmol/L,不超过 1.4 mmol/L,维持期在 0.4～0.8 mmol/L。老年人和儿童以及有躯体疾病的患者应酌情减量,避免碳酸锂中毒。

2) 抗惊厥类药物:抗惊厥药卡马西平和丙戊酸盐广泛应用于治疗躁狂发作及用锂盐治疗无效的快速循环型。治疗剂量为 400～1200 mg/d。也可与锂盐合用,但剂量应适当减少,应用时注意监测患者出现的不良反应。

3) 抗精神疾病药物:严重兴奋、激越、攻击或伴有精神病性症状的急性躁狂患者可合并使用抗精神病药物。经典抗精神疾病药如氯丙嗪和氟哌啶醇,新型抗精神疾病药如氯氮平、奥氮平等,对于控制躁狂患者急性期出现的兴奋、冲动伤人,以及精神疾病性症状效果较好。

4) 苯二氮䓬类药物:氯硝西泮肌内注射能较好地控制躁狂急性发作,也可用于缓解躁狂患者的睡眠障碍和焦虑情绪,但应注意避免长期使用,以免造成药物依赖。

(2) 电抽搐治疗　对于急性重症躁狂发作、极度兴奋躁动、对锂盐治疗无效或不能耐受者有一定的疗效。一般 4～10 次为一个疗程。合并药物治疗的患者应适当减少药物剂量。

2. 抑郁发作的治疗　抑郁症复发率高达 50%～85%,其中 50% 的患者在疾病发生后 2 年内复发。为改善这种高复发性疾病的预后,防止复发及复燃,目前抑郁发作的治疗倡导全病程治疗。全病程治疗分为急性期治疗、巩固期和维持期治疗。

(1) 急性期治疗　一般为治疗的前 3 个月。治疗的目标是控制症状,尽量达到临床痊愈。药物治疗一般 2～4 周起效,6～8 周仍无效考虑换药。

1) 药物治疗:目前一般推荐选择性 5-羟色胺再摄取抑制药(SSRI)选择性去甲肾上腺素再摄取抑制药,α_2 肾上腺素受体阻滞剂或去甲肾上腺素能及特异性 5-羟色胺能抗抑郁药作为一线药物选用。SSRI,如氟西汀、帕罗西汀、氟伏沙明、舍曲林等,使用时密切监测患者的胃肠道不良反应。伴有强迫症状的抑郁发作可选用 SSRI 或氯米帕明。伴有精神病性症状的抑郁发作不宜选用安非他酮。抗癫痫药拉莫三嗪可用于治疗双相障碍的抑郁发作,被公认为是抗抑郁效果最好的心境稳定剂。

2) 非药物治疗:

电抽搐治疗:对于有严重自杀倾向、木僵、拒食、拒药、极度兴奋躁动者可采用电抽搐治疗。对于重度抑郁患者疗效可达 90%。

心理治疗:对于轻度、中度患者以及恢复期抑郁发作的患者,心理治疗具有特别重要的作用。为帮助患者正确地认识和对待自身疾病,主动配合治疗,可采用倾听、解释、指导、鼓励和安慰等支持性心理治疗。认知行为治疗、精神分析、婚姻及家庭治疗等可帮助患者识别和改变歪曲的认知,矫正适应不良的行为,改善人际交往能力,提高其对社会环境的适应能力。

(2) 巩固期治疗　症状缓解后,最低有效剂量应继续巩固治疗 4～9 个月。治疗目标是巩固原有疗效,避免病情的复燃。

(3) 维持期治疗　目的是防止症状复发。根据不同的情况,维持治疗的时间长短不同。一般认为,症状反复发作的患者应长期维持治疗。

第二节　常见情感性精神障碍患者的护理

一、躁狂发作的护理

(一)护理评估

1. 健康史　患者的个人史、家族史、既往史、疾病史;治疗经过及效果、评估患者以往用药情况、有无药物不良反应等;患者的常规化验以及特殊检查结果。

2. 生理方面 患者有无入睡困难、早醒、多梦等情况;患者的二便情况,有无便秘、尿潴留等情况;患者的营养状况,有无营养失调;患者有无躯体外伤;患者个人卫生,是否着奇装异服等情况。

3. 心理行为方面 患者有无情感高涨、易激惹等情感障碍;有无思维奔逸、夸大妄想等认知障碍;有无冲动行为和自控能力下降等意志行为障碍;有无自制力,是否积极配合治疗和护理等;重点评估患者的伤人、毁物等危险行为。

4. 家庭社会方面 家庭教育方式、经济状况、家庭成员对疾病的认识和态度,家庭支持等;躁狂的发生有无明确的诱发因素,患者人际交往等社会功能是否受损,有无较好的社会支持系统等。

(二)常用护理诊断

1. 有暴力行为的危险 与失去正常的社会控制能力及精神运动性兴奋有关。

2. 营养失调,低于机体需要量 与极度兴奋,活动过多,摄入量不足有关。

3. 睡眠形态紊乱 与持久兴奋导致睡眠需要量减少有关。

4. 思维过程障碍 与思维联想和思维内容障碍有关。

5. 不合作 与自知力缺乏有关。

(三)护理目标

1. 患者能描述自己内心的体验和感受,学会控制和疏泄自己高涨或焦虑的心境,不发生因行为不当造成的躯体或物品损害。

2. 患者饮食改善,建立和维持营养、水分、排泄等方面的适当的生理功能,保证营养均衡。

3. 患者能遵医嘱服用安眠药入睡,养成良好的睡眠习惯,逐渐可以做到不依靠安眠药即可保持充足睡眠的状态。

4. 患者能描述与躁狂发作有关的因素,能觉察自己想法的不当之处,病态思维逐渐减轻,对自己正确评价,建立良好的人际关系。

5. 患者能认识和分析自己的病态行为,恰当表达个人的需要,有适宜的应对方式。

6. 患者能按计划完成日常活动。

(四)护理措施

1. 安全护理

(1)护士应坚守岗位,加强巡视。

(2)合理安置患者的居住环境,减少周围环境的刺激与干扰,为患者提供安全、安静的病室环境,室内物品要求简化以避免患者兴奋毁坏物品。

(3)清除所有危险物品,防止患者将其作为伤人的工具。

(4)护士要设法引导患者把过多的精力运用到正性活动中去,以减少其可能造成的破坏性行为。

(5)对于患者完成的每一项活动,护士应及时给予肯定,以增加患者的自信,避免有破坏性事件的发生。

(6)鼓励患者以接受的方式表达、宣泄激动和愤怒;一旦发生冲动,应实施有效限制语言,当难以制止冲动时,可隔离或保护约束患者,并及时报告医师采取进一步措施。

(7)护士应及时发现患者潜在暴力行为发生的先兆,如情绪激动、挑剔、质问、无理要求增多等,要及早采取相应的安全措施,设法稳定患者的情绪,可以根据当时的情况尝试采取委婉、暂缓、转移等方法,稳定和减缓患者的激越情绪,杜绝暴力行为的发生。

2. 基础护理

(1)饮食护理

1）患者因过度忙碌于自认为有意义的活动,从而忽略最基本的需求。护理人员应主动为患者提供富有营养和水分的食物,同时合理安排患者的活动、休息和睡眠时间。

2）对处于极度兴奋与激越状态的患者,可在数人协助或保护下耐心喂食。

3）对能正常饮食的患者,进食时注意减少周围事物的干扰。

（2）睡眠护理

1）为患者建立有规律的生活计划,日间卧床和睡眠时间应适量减少。

2）提供安静舒适的休息和睡眠环境。

3）提供促进睡眠的帮助,指导患者睡前避免激烈活动,避免过于兴奋,避免晚饭吃得太饱等。

4）叮嘱患者睡前饮热牛奶,用热水泡脚或洗热水澡,深呼吸,确保充足睡眠。

5）对于严重睡眠障碍的患者,应遵医嘱给予药物辅助睡眠。

（3）生活护理

1）鼓励患者自行料理个人卫生,督促和提示患者保持适当的穿着及个人卫生。

2）对患者异常的打扮和修饰应婉转的指正,指导其更好地体现个人修养和身份。

3）对兴奋不合作的患者,应做好晨晚间和日常生活的护理。

3.用药护理

（1）了解患者心理需求,帮助患者维持用药。

（2）对容易忘记服药的患者,与其共同商量将吃药与日常活动配合在一起,坚持服药。

（3）严格执行医嘱,核对药物剂量,对使用碳酸锂治疗的患者,要高度注意用药反应,严密观察,早期发现不良反应及中毒反应。

4.病情观察

（1）了解患者病情变化特点,做到重点患者心中有数。

（2）加强巡视,确保患者安全。

（3）对有产生幻觉、妄想的患者,要密切观察病情变化。

（4）对异常行为要进行劝说,避免意外发生。

（5）尽量避免将躁狂患者与精神运动兴奋、敌对、冲动行为的患者安排在一起。

5.症状护理

（1）暴力行为患者的护理

1）掌握病情变化,不激惹患者。

2）预防暴力行为,护理人员应详细评估患者的暴力倾向,及早发现暴力行为的征兆。

3）当暴力行为出现时,应立即疏散人群,保证其他患者的安全,及时清除环境中的危险物品,解除患者的武装。护士应冷静面对,切勿慌乱,语言要温和,耐心劝说,给患者一种安全感,稳定患者情绪。必要时给予保护性约束,减少对患者本人和他人的伤害。在使用约束带时尽量捆绑患者关节活动的部位,松紧度以2指为宜,每2～3小时放松约束带1次,以免影响末梢循环的功能。另外,立即向医师汇报患者情况,遵医嘱给予药物治疗,一般采用地西泮2.5～5 mg肌内注射,或选择氟哌啶醇等抗精神病药以控制急性发作期的发作。

4）引导患者正确地宣泄过剩的精力。教给患者控制和发泄情绪的技巧,控制兴奋冲动行为。如焦虑时从1数到10,冲动时可做操、跑步、撕纸片等。引导患者参与其喜爱的活动,如打球、唱歌、跳舞,小手工制作,参与病室卫生的打扫等,并给予支持和鼓励,既增强患者的自信心,又使其过剩的精力得以发泄。

（2）兴奋、冲动患者的护理

1）掌握病情变化,不刺激患者。

2）运用有效的沟通技巧,阻止患者毁物伤人行为。一旦患者出现兴奋冲动行为,应将其安置在安静的隔离房间,加强巡视,班班交接,禁止患者单人活动,必要时加以约束。

6. 心理护理

（1）对患者及其家属进行相关知识的宣传教育,使他们了解疾病的表现、治疗药物、不良反应的观察及处理,强调坚持服药的重要性。

（2）教育患者及其家属如何识别疾病复发的早期征象,以便及时就诊。

7. 健康宣教

（1）护士应对患者加强药物重要性和不良反应的宣教,提高药物依从性。

（2）对于恢复期患者,护士应帮助患者明确维持用药的重要性。

（3）指导患者与人沟通的技巧,指导家属为患者提供良好的家庭支持。

（五）护理评价

1. 患者情绪是否平稳,暴力行为风险是否消除,是否发生暴力行为。

2. 患者能否保持正常的就餐行为,体重是否减轻。

3. 患者能否得到充足的睡眠。

4. 患者是否学会求助于他人的技巧以及建立有效沟通的方式。

5. 患者能否意识到自己的病态行为。

6. 患者能否独立完成个人的日常生活。

二、抑郁发作的护理

（一）护理评估

1. 健康史　患者的个人史、家族史、既往史、疾病史;治疗经过及效果、评估患者以往用药情况、有无药物不良反应等;患者的常规化验以及特殊检查结果。

2. 生理方面　患者睡眠情况,有无入睡困难、早醒、多梦等情况;患者的二便情况;患者的营养状况,有无营养失调;患者有无躯体外伤;患者个人卫生,衣着是否整洁,生活是否自理等。

3. 心理行为方面　患者有无情感低落、情趣缺乏等情感障碍;有无无望、无助、无用等认知障碍;有无思维迟缓等意志行为障碍;有无被害妄想、幻听等精神病性症状。

4. 家庭社会方面　家庭教育方式、经济状况、家庭成员对疾病的认识和态度,家庭支持等;抑郁的发生有无明确的诱发因素,患者人际交往等社会功能是否受损,有无较好的社会支持系统等。

（二）护理诊断

1. 有自伤、自杀的危险　与严重的抑郁情绪、自我评价过低,对自己、家庭及前途失去信心以及自罪观念妄想有关。

2. 营养失调:低于机体需要量　与自责自罪、食欲缺乏、卧床不动、木僵状态等所致摄入量不足有关。

3. 睡眠形态紊乱　与抑郁情绪和自主神经功能紊乱等有关。

4. 思维过程障碍　与认知障碍、思维联想受抑制有关。

5. 社会功能障碍　与兴趣丧失、抑郁悲观情绪有关。

（三）护理目标

1. 患者住院期间不伤害自己,恢复生活自理能力。

2. 患者饮食和睡眠改善,能适当维持营养和水分摄入、排泄、休息和睡眠等方面的生理功能。

3. 患者能主动在病房与病友和医护人员相处,并协助其建立良好的人际关系。

4. 患者能用言语表达对于自我、过去和未来的正向观点,出院前自我评价增高。

5. 患者对疾病有所认识,并有适宜的应对方式。

(四) 护理措施

1. 安全护理

(1) 护士必须密切观察病情,严格执行护理巡视制度。

(2) 将有自杀企图的患者安排在便于观察的病室内,必要时设专人看护。

(3) 对有消极意念的患者,要做到心中有数,重点巡视并加强交接班制度,尤其是夜间、凌晨、午睡和交接班以及节假日等病房医护人员较少的情况下,要注意防范。

(4) 提供安全的环境,病房光线应充足、明亮,减少噪音的干扰,物品应简洁,清除所有的危险品,以免患者将其作为自杀工具。

(5) 患者一旦发生自杀、自伤等意外,应立即隔离患者,与医师合作,实施有效的抢救措施,并及时通知家属。

2. 基础护理

(1) 饮食护理

1) 对食欲缺乏的患者,应监测患者体重变化,做好记录,通过调整食物的色、香、味等激发患者食欲;选择患者平常较喜欢、富含纤维的食物,可少量多餐,或陪伴患者用餐等,增加患者的食欲,保证患者的进食量。

2) 对于有自责、自罪妄想而拒绝进食的患者,要及时评估,耐心劝导,尽量陪伴患者进食。

3) 对于抑郁性木僵的患者,可将饭菜放在一旁后走开,待没人时患者可自行进食。

4) 确实拒食者需采取另外的措施,如喂食、鼻饲和静脉补充营养。

- -

【知识拓展】

抑郁症患者为何要多吃鱼?

吃鱼对抑郁症患者来说益处最大。这是因为鱼肉里含有大量的维生素 B,维生素 B 对抑郁症的治疗帮助很大。有医学资料记载,如果抑郁症患者的身体内含有较多的维生素 B,尤其是维生素 B_{12},那么患者治疗后的康复效果就比较显著。此外,鱼肉中所含的 Ω-3 脂肪酸能产生相当于抗抑郁药的类似作用,使人的心理焦虑减轻。据统计数据显示,在鱼类消费量较多的国家,抑郁症的发病率也低。而那些鱼类消费较少的国家,抑郁症的发病率就很高。

- -

(2) 睡眠护理

1) 对抑郁发作出现睡眠障碍的患者,护士白天应安排或陪伴患者从事多次短暂的活动,减少卧床时间。

2) 睡前给予适温的饮料如牛奶,洗温水澡,遵医嘱给予必要的安眠药物,保证安静的睡眠环境等。

3) 护士清晨应加强护理巡视,对早醒患者应给予安抚,使其延长睡眠时间。

(3) 生活护理

1) 帮助患者维护自我形象,鼓励患者自行料理个人卫生。

2) 对于一些不能完全自理的患者,应做好皮肤、口腔等个人卫生护理或尽量督促其自理,教会患者日常生活的技巧,训练其生活自理能力。

3) 对于长期卧床不动的严重抑郁患者,应注意发生压疮的可能,帮助患者翻身、被动运动等。

3. 用药护理

（1）护士给药前交代患者有关药物的使用方法、剂量，密切观察患者服用后出现的不良反应，及时给予处理。

（2）护士应确保患者的用药安全，给患者发药后，监督患者服药，检查患者有无藏药行为，一方面保证治疗过程的顺利进行，另一方面防止患者把药物积攒起来，一次服下。

（3）服用镇静催眠药的患者应注意防跌倒等意外，严格遵医嘱给药，防止形成药物依赖。使用多种药物时，应了解用药的原因，注意配伍禁忌。

4. 病情观察

（1）了解患者病情变化的特点，做到重点患者心中有数。

（2）加强巡视，确保患者安全。

（3）对有自杀观念和行为的患者，要密切观察，避免意外发生。

（4）对有严重自杀倾向的患者，每 2 小时专人监护。

（5）对不合作的患者要限制其活动范围，防止出走。

5. 症状护理　　自杀是抑郁发作最严重的后果。据统计，抑郁症患者最终有 10％～15％死于自杀，给个人、家庭和社会带来极大的影响。有效地预防和减少自杀的发生，是精神科护理抑郁症患者的工作重点。

（1）自杀观念及行为患者的护理

1）建立良好的护患关系。密切观察自杀的先兆症状，如焦虑不安、失眠、沉默少语或心情豁然开朗、在出事地点徘徊、忧郁烦躁、拒食、卧床不起等，早期识别并做好干预。

2）建立安全制度，强化安全意识。强化安全意识自杀风险的评估和防范不仅仅在患者刚入院时进行，而且应贯穿于整个护理过程中。对自杀念头强烈的患者需要隔离时，应有专人陪护，清除病房中一切危险物品，患者外出或者家属探望时，注意检查，严防危险物品带入病房。病房安置在离护士站最近的地方，护士每 10～15 分钟进行一次安全巡视，尽可能地让患者在护士的视线范围内活动。做好床头交班，充分掌握患者的病情变化，提高警惕。

3）及时、准确地完成各项治疗。给患者介绍各项治疗的重要性、注意事项等，争取能让患者主动积极配合治疗，保证治疗过程顺利进行。

4）及时、准确地处理自杀行为。一旦自杀行为出现时，应立即组织医护人员进行急救。如患者出现割腕自杀情况时，护士应立即进行止血包扎，监测生命体征的变化，同时通知专业的急救人员进行抢救；如患者出现上吊自杀情况时，护士应立即将患者从绳索上解下，平放，解开领口扣子和皮带，建立良好的通气环境，监测生命体征，同时联系专业人员急救，争分夺秒，以免造成不必要的后果。

（2）意志行为减退患者的护理

在接触言语很少的患者时，应耐心开导，引导患者注意外界事物。阻断患者负向看法，帮助患者回顾自己的优点、成就以增加其正向看法。

6. 心理护理

（1）护士应与患者建立良好的治疗性人际关系。

（2）高度理解和同情患者，接纳患者的病态表现。

（3）定期抽时间陪伴患者，鼓励其诉说内心的痛苦。耐心倾听患者的诉说，要设法打断患者的一些负性思考，以使其从负性情感中摆脱出来，培养其正性认知方式。

（4）训练患者学习新的心理应对方式，积极为患者创造和利用一切个体和团体人际接触的机会，协助患者改善以往消极被动的交往方式，逐渐建立起积极健康的人际交往能力，增加社会交往技巧。

（5）对自罪妄想的患者，要启发其回忆以往积极、成功、高兴的事情，指导患者用积极的心态面对未来。

（6）对疑病妄想的患者,要通过必要的躯体检查来证实其躯体健康,对患者诉说的身体不适仅有短期、必要的关心,不要事事都予以过分关注。

（7）对曾经实施过自杀的患者,不要歧视和埋怨患者,要一如既往地关心患者,了解其自杀前后的心理状态,做好自杀风险评估,完善护理措施。

7. 健康宣教

（1）对患者的健康宣教　向患者介绍疾病的基本知识,使其认识到疾病的特点,预防复发和发现药物不良反应的方法。让患者意识到坚持用药、定期复查的重要性,养成良好的生活习惯,避免精神刺激。

（2）对家属的健康宣教　指导家属学习有关疾病的知识和如何预防疾病复发的常识,教会家属为患者营造良好的家庭环境,改善患者在家庭环境中人际关系的方法,给患者提供与家人、社会接触的机会。指导家属学会简单地观察、识别、判断复发的方法,帮助患者管理药物并监督其按时服药,密切观察患者的病情变化和药物不良反应,如有异常应及时到医院就诊。

(五) 护理评价

1. 患者的情绪低落是否得到有效控制,是否将自杀风险控制到最低。

2. 患者的正常饮食是否恢复,生命体征是否平稳。

3. 患者睡眠是否得到改善,醒后是否有良好的精神面貌。

4. 患者能否认识和分析自己的病态行为,对自己的行为负责。

5. 患者是否学会控制和适当宣泄自己不良的情绪,正确地表达自己的意愿。

6. 患者是否学会使用有效的方法来缓解焦虑。

本 章 小 结

情感性精神障碍(affective disorder)也称心境障碍(mood disorder),是指由各种原因引起的以显著而持久的情感或心境改变为主要特征的一组疾病。其临床基本特征为持续的情感高涨或低落,伴有相应的认知、意志行为改变和躯体症状,可有幻觉、妄想等精神病性症状。

情感性精神障碍发病可能与遗传因素、神经生化因素、神经内分泌功能及心理社会因素等方面有关。典型的躁狂发作(manic episode)临床表现是"三高"症状,即情感高涨、思维奔逸和意志行为增强。典型的抑郁发作(depressive episode)临床表现是"三低"症状,即情绪低落、思维迟缓、意志活动减退。情感性精神障碍治疗以药物治疗为主,采用心理治疗、电抽搐治疗等综合治疗方法。

情感性精神障碍的护理措施包括饮食、睡眠、生活、安全、用药、心理等方面的护理,特殊症状如暴力行为、自杀观念和行为的护理,健康指导和教育。

- -

练习题

(一) A1 型题

每一考题下面有 A、B、C、D、E 五个备选答案,请从中选择一个最佳答案。

1. 对于符合重度抑郁诊断的患者,护士应首先评估下列哪项症状　　　　　　　　（　　）

　　A. 睡眠障碍　　　　　　　B. 食欲下降,体重减轻　　　　　C. 无价值感

　　D. 自杀观念　　　　　　　E. 注意力难以集中

2. 一位被诊断为重度抑郁的患者每日长时间躺在床上并用被单蒙住头。下列哪项是护士采取的具有治疗性的护理方法 （　　）

    A. 等待患者主动交谈   B. 与患者保持经常性的联系

    C. 坐在患者房间的外面   D. 不断问患者问题，直到其回答

    E. 叮嘱家属与患者交谈

3. 一名抑郁患者告诉护士说他失去了工作。护士最合适的反应是下列哪项 （　　）

    A. 这肯定使你非常苦恼

    B. 你能和我谈谈你的工作吗

    C. 当你身体好转时，你会找到其他的工作

    D. 你可能由于过于抑郁而不能胜任工作

    E. 是工作重要还是身体重要，我想你应该很清楚

4. 一位重度抑郁患者明天要出院。在准备患者出院计划时，护士应重点评估下列哪项 （　　）

    A. 将来的工作计划   B. 与另一患者的冲突   C. 心理测试结果

    D. 患者出院后的用药管理   E. 回顾住院治疗的经过

5. 一位抑郁患者说："我是一个很糟糕的人，任何事都做不好，也做不了一件正确的事。"护士的反应中最有治疗性意义的是下列哪项 （　　）

    A. 周围的人都很喜欢你

    B. 我可以看到你有很多优点

    C. 让我们来讨论一下，看看你做过什么正确的事

    D. 你今天能够自己洗衣服了

    E. 你为什么看不到自己的优点呢

6. 一位患者每日口服文拉法辛3次，已经服用2日的患者说："这个药对我没有任何好处，我仍然非常抑郁。"护士最合适的反应为下列哪项 （　　）

    A. 或许我们应该增加你的服药剂量

    B. 再等几日，看看你感觉怎么样

    C. 这种药需要2～4周才充分起效

    D. 时间太短了，还不能判断这种药对你是否有帮助

    E. 才服用2日，怎么可能那么快起效呢

7. 一位急性躁狂的女性患者带了很多行李来住院，当被告知没有足够的空间存放，东西要被其丈夫带回家时，患者开始大骂并侮辱护士。护士的回答最有治疗性意义的是下列哪项

                                                （　　）

    A. 你的行为非常不得体   B. 我不会容忍你这样对我说话

    C. 这里拒绝谩骂和侮辱的行为   D. 我们不是想把你隔离

    E. 这是我们医院的规定

8. 一位急性躁狂患者的丈夫因为妻子的谩骂和侮辱行为向护士道歉。护士的回答中最有治疗性意义的是下列哪项 （　　）

    A. 没关系，我们碰到过比这更糟的   B. 这对你肯定很难

    C. 她像这样多久了   D. 她需要药物治疗

    E. 她怎么能这样呢

9. 一名躁狂患者在走廊里上下蹦跳，几乎要撞到其他患者。护士在制订护理计划时应包括下列哪项 （　　）

A. 组织一次集体活动   B. 看电视   C. 读报纸

D. 清洗活动室的桌子   E. 安排室外活动

10. 下列哪项问题最有助于护士确定情感性精神障碍患者自杀观念的严重性   ( )

A. 你是如何计划伤害自己的   B. 你已经写好遗嘱了吗

C. 你的家人知道你在这吗   D. 你考虑伤害自己有多久了

E. 你觉得活着有意思吗

11. 情绪的异常在排除环境条件的影响、其他因素作用后,持续( )才能确定为情感障碍。

A. 1～2日 B. 3～7日 C. 1～2周 D. 3～4周 E. 1～2个月

12. 抑郁症患者可出现的症状有   ( )

A. 思维贫乏 B. 木僵状态 C. 愚蠢行为 D. 情感倒错 E. 意志增强

13. 抑郁症患者常有   ( )

A. 情绪有昼重夜轻的变化   B. 早醒   C. 便秘

D. 食欲和性欲减退   E. 以上都对

14. 抑郁症最危险的症状是   ( )

A. 情感低落 B. 焦虑   C. 自杀观念 D. 绝食   E. 睡眠障碍

15. 躁狂发作患者的睡眠最常见的是   ( )

A. 睡眠多   B. 睡眠需要量少   C. 入睡困难

D. 维持睡眠困难   E. 完全不能睡觉

16. 抑郁发作的核心症状是   ( )

A. 情感低落、兴趣缺乏、乐趣丧失 B. 情感低落、记忆力减退、活动减少

C. 情感低落、自我评价低、自杀行为 D. 头脑迟钝、兴趣缺乏、入睡困难

E. 情感低落、记忆力减退、自我评价低

17. 抑郁发作患者睡眠的特征为   ( )

A. 睡眠浅   B. 夜间醒来   C. 入睡困难

D. 早醒   E. 完全不能睡觉

18. 躁狂发作患者首选哪种药物   ( )

A. 丁螺环酮 B. 利培酮 C. 帕罗西汀 D. 氯硝西泮 E. 碳酸锂

19. 严重抑郁症自杀观念强烈者应首先考虑使用   ( )

A. 阿米替林 B. 丙咪嗪 C. 多塞平 D. 电抽搐 E. 氟西汀

20. 护理抑郁性木僵患者时,应注意   ( )

A. 安排在光线明亮的单人隔离室内 B. 安排在光线柔和的单人隔离室内

C. 安排在光线明亮、色彩鲜艳的病室内 D. 患者拒食时强行喂食,保证营养

E. 安排患者在大厅

(二) **A2 型题**

每一道考题以一个小病例出现,其下面均有 A、B、C、D、E 五个备选答案,请从中选择一个最佳答案。

21. 患者,女性,28 岁,入院诊断为躁狂发作。患者告诉护士:"我是和平王子,我可以拯救世界。那些反对我的人会来找我并带我到另一个世界,我知道他们会来的。"而后患者开始扫视整个房间,并不断地重复他的妄想。护士的反应最有治疗性意义的是下列哪项

                      ( )

A. 请描述一下这个将要来的人 B. 其他医护人员和我会保护你的

C. 你不是和平王子　　　　　　　　　D. 让我们在病房里走走吧

E. 这是你想象出来的,不是真实的

22. 患者,女性,58岁,入院诊断为重度抑郁,被安排近期做电痉挛治疗,她的女儿问护士:"我
母亲做治疗时会很痛苦吗?"护士正确的回答是下列哪项　　　　　　　　　　　　（　　）

A. 在治疗前给你一些药物来缓解疼痛

B. 医师会保证你母亲免受不必要的痛苦的

C. 你母亲在治疗期间会进入睡眠,不会感到痛苦

D. 你不必担心,医师会处理的

E. 如果痛苦,你母亲会告诉我们的

23. 患者,女性,25岁,入院诊断为重度抑郁。患者每日早上服用帕罗西汀20 mg,在三次服药
后,患者告诉护士,药物使她的胃很不舒服。护士应对患者进行下列哪项指导　　　（　　）

A. 在早餐前一小时服药　　　　　　　B. 将药物与食物一起服下

C. 晚上睡觉时再服药　　　　　　　　D. 在服药时服用果汁

E. 用牛奶服药

24. 宋某,男性,25岁,患有抑郁症。由于割腕自杀被送入隔离病房,当护士听到他说下列哪一
句话时,护士认为该患者可以安全地解除隔离　　　　　　　　　　　　　　　　（　　）

A. 我想回到我的房间独处　　　　　　B. 我需要马上使用卫生间

C. 我将不再对自己带来伤害了　　　　D. 我想见我的好朋友

E. 我在这儿不能呼吸,我要离开这里

25. 女性,30岁。3个月来工作较累,近3周出现兴趣缺乏,易疲劳,言语少,动作迟缓,自觉脑
子笨,没有以前聪明,早醒,食欲减退,腹胀,便秘,全身酸痛,有时感到心慌气急。总觉得
自己患了不治之症,给家庭带来许多麻烦。你认为该患者最可能的诊断是　　　　（　　）

A. 焦虑症　　　B. 神经衰弱　　　C. 疑病症　　　D. 抑郁症　　　E. 心身疾病

26. 吴某,男性,20岁。近2个月来兴奋、话多、爱凑热闹,家里生活并不宽裕,但他却买了名牌
西装和皮鞋,每天夹着公文包去上学,大家觉得他很奇怪,他却不以为然。一次因琐事与
同学争吵,把同学打伤,学校通知家长来校,后被送入精神病院治疗。护士应重点评估的
内容是　　　　　　　　　　　　　　　　　　　　　　　　　　　　　　　　（　　）

A. 家族史　　　　　　　　　B. 一般资料　　　　　　　　C. 既往患病经过

D. 暴力行为风险　　　　　　E. 自杀行为风险

(三) A3 型题

以下提供了若干个病例,每个病例下设2～5个考题,请根据病例所提供的信息,在每道考题下
面的 A、B、C、D、E 五个备选答案中选择一个最佳答案。

(27～29题共用题干)

患者,女性,49岁,汉族,小学文化,退休工人。一年前无明显诱因出现不想吃东西,早上天没
亮就醒了,醒后无法再次入睡,觉得活得没有意思,经常想跳楼。近一个月来病情加重,情绪低落,
整日以泪洗面,睡眠差,有时整夜睡不着。自述脑子坏了,反应很慢,什么都干不了,担心自己的病
也治不好了,认为自己拖累了家人。有时坐立不安,心慌烦躁,口干。自觉活着没有意思,曾企图上
吊自杀而未遂。患者主动要求住院治疗。

27. 该患者目前的情绪状态是下列哪项　　　　　　　　　　　　　　　　　　　　（　　）

A. 情感高涨　　　B. 情感低落　　　C. 情感不稳　　　D. 情感平淡　　　E. 情感淡漠

28. 护士应注意对该患者实施下列哪项护理　　　　　　　　　　　　　　　　　　（　　）

A. 自杀   B. 冲动伤人   C. 噎食   D. 离院出走   E. 拒绝进食

29. 患者说："生活太辛苦了,我真想结束这一切。"护士的反应最有治疗性意义的是下列哪项   (   )

    A. 我陪你回你的房间,这样你可以休息一会儿

    B. 或许你儿子来看望你后,你对事情的感觉会好些

    C. 你现在很痛苦,但是你会感觉好起来的,我会在这帮助你的

    D. 你现在非常抑郁,想要死

    E. 你死了,你的家人怎么办

(30～31题共用题干)

患者,男性,56岁,患类风湿性关节炎20年,全身关节活动受限,生活部分自理。3日前患者企图自杀被家人发现,及时将其送往医院接受治疗,门诊以"重度抑郁症"收治入院。

30. 在实施患者的入院护理时,需要避免的做法是   (   )

    A. 将患者安排在离护士站近的房间   B. 将患者安排在单人房间

    C. 严格检查患者入院携带的物品   D. 向患者介绍主管护士

    E. 向患者介绍同病房的其他患者

31. 对患者实施给药护理时,正确的做法是   (   )

    A. 将药物放在床头柜上,让患者自行服用   B. 将药物交给家属,让其督促患者服用

    C. 将药物混合在患者的食物内,一同服用   D. 护士看护患者服药,确认服下后离开

    E. 患者拒绝服药时,应以命令或强制的方式执行

(32～36题共用题干)

吴某,男性,44岁,公务员。一年来情绪日渐低落,对过去喜欢的打牌、观看各种体育比赛等活动感觉日渐乏味,服饰仪表显得漫不经心,但与同事邻里关系尚可。食欲一般,睡眠差,常出现入睡困难、早醒。每天起床后情绪很低落,不愿意说话、活动,只是呆呆地躺着。有时候跟妻子开玩笑似的说:"老婆,要是我有一天先没了,你一定再找个比我好的。"入院前3日,患者割腕自杀未遂,送入医院,诊断为抑郁症。

32. 抑郁发作的患者,情绪低落常有的特点是   (   )

    A. 晨轻暮重   B. 晨重暮轻   C. 变化无规律   D. 活动前重,活动后轻

    E. 中午最重,早晨次之,傍晚最轻

33. 对吴某确定护理诊断,第一护理诊断是   (   )

    A. 营养失调,低于机体需要量   B. 睡眠形态紊乱

    C. 个人形象紊乱   D. 有自伤的危险

    E. 有自杀的危险

34. 对吴某的护理措施中,不恰当的是   (   )

    A. 测体温时,护士要看着吴某将体温计放在腋下夹好之后方可离开

    B. 将患者安排在医护人员容易观察到的房间

    C. 提供营养充足的膳食   D. 耐心陪伴

    E. 语气温和,与患者谈论轻松愉快的话题

35. 为了防范吴某住院期间再次发生自杀行为,应采取的措施是   (   )

    A. 只需观察患者,不需向其他患者了解吴某的情况

    B. 吴某掩饰自己自杀意念时,护士不要追究

    C. 如患者正在实施自杀行为,护士应立即制止,予以保护性约束,无须告知患者家属

D. 口服给药后,要检查患者口腔,并密切观察病情变化

E. 患者情绪改善后,可以让他独自活动

36. 吴某经过治疗后病情痊愈,准备出院,护士应进行的健康指导是　　　　　　　　　　（　　）

A. 如一个月无复发即可停药

B. 坚持服药,根据复诊情况遵照医嘱增减药量

C. 少接触外界,以免接受不良刺激

D. 患者的口服药可以放在家中药箱中

E. 少让患者进行家务劳动

第九章　精神活性物质所致精神障碍患者的护理

教学视频　　教学课件

学习目标

1. 掌握　精神活性物质所致精神障碍的临床表现和护理要点。
2. 熟悉　精神活性物质的相关基本概念及分类。
3. 了解　精神活性物质所致精神障碍的护理评估及护理诊断。
4. 结合精神活性物质所致精神障碍的临床案例,运用所学知识对患者进行整体护理。
5. 在护理实践中尊重、理解、关爱患者,学会观察和记录患者病情的变化。

【案例导入】

邹某,男性,42岁,初中文化,已婚,工人。主诉:25年前开始,在工作之余常与朋友一起饮酒,每饮必醉,酒量逐渐增加。5年间从开始的2两至1斤半白酒。20年前开始,每日必饮,每日至少2次酒,每次4两至1斤。早晨起来第一件事情就是喝几口酒,才能做其他事。因饮酒影响工作和夫妻感情。1周前母亲病重住院,陪护4日,怕醉酒误事而控制了饮酒。1日前出现双上肢抖动,碗、筷拿不住,并惊呼地上有老鼠,紧张恐惧,趴在地上准备抓老鼠,重复乱嚷"来人啦,有老鼠"。躯体检查不配合,既往健康,除饮酒外,无其他嗜好。其父嗜酒成性,12年前死于"酒精中毒性脑病"。

思考题:

1. 给出该患者的临床诊断。
2. 找出该患者的护理评估、护理诊断及相应的护理措施。

人类使用精神活性物质已有数千年的历史,人类最初使用精神活性物质的目的是为了追求身体上的力量和精神上的愉悦。在现代社会中,随着新的精神活性物质不断涌现,药物和相关化学物质滥用、依赖已泛滥成灾,成为极其严重的社会问题。与药物相关的身心疾病也与日俱增,相关的社会犯罪率日益增多,严重影响着人类社会的安全与生产发展,给家庭、社会带来巨大的危害。据联合国估计(UNDCP),在2000—2001年全球约有两亿人吸食非法药物,其中有1 490万人吸食阿片类药物,有5 210万人滥用苯丙胺类兴奋剂。《2011年中国禁毒报告》显示,冰毒、摇头丸、K粉等新型化学合成毒品已经成为消费新宠,在很多大中城市,吸食新型毒品的人占吸毒者总数的60%以上,有的城市甚至超过90%。精神活性物质所致精神障碍,成为不容忽视的重要问题。本章将重点介绍精神活性物质所致精神障碍的临床表现和护理要点。

【知识链接】

"国际禁毒日"

联合国于 1987 年 6 月 12 日至 26 日在奥地利维也纳举行了"联合国麻醉品滥用和非法贩运问题国际会议"。会议提出了"爱生命，不吸毒"的口号，与会 138 个国家的 3 000 名代表一致同意将每年的 6 月 26 日定为"打击麻醉品滥用和非法贩运国际日"，简称"国际禁毒日"，以便引起世界各国对毒品问题的重视。

第一节　概　　述

一、基本概念

1. 精神活性物质　精神活性物质(psychoactive substances)又称成瘾物质，指来自体外，能够影响人类情绪、行为，改变人类意识状态，并可产生依赖作用的一类化学物质。毒品是社会学概念。人们使用这些物质的目的在于取得或保持在心理、生理上获得的某种特殊状态。使用精神活性物质后会逐渐形成依赖，产生耐受性，如果停用会出现戒断症状。

根据精神活性物质的药理特性，可分为七大类：① 中枢神经系统抑制剂，可抑制中枢神经系统，如巴比妥类、苯二氮䓬类、乙醇类等。② 中枢神经系统兴奋剂，可兴奋中枢神经系统，如咖啡因、可卡因、苯丙胺类等。③ 致幻剂，能改变意识状态或感知觉，如麦角酰二乙胺(LSD)、仙人掌毒素等。④ 阿片类，包括天然的、人工合成的或半合成的阿片类物质，如鸦片、海洛因、吗啡、美沙酮、哌替啶等。⑤ 挥发性溶剂，如丙酮、甲苯等。⑥ 大麻，适量吸入或食入大麻能使人产生欣快感，剂量增加能使人陷入深沉而爽快的睡眠中，进入梦幻状态。⑦ 烟草。

2. 依赖　依赖(dependence)是指一组由反复使用精神活性物质引起的行为、认知和生理症候群，包括强烈地对精神活性物质的渴求，尽管明知对自身有害，但仍难以控制，持续使用。依赖有心理依赖(psychological dependence)和躯体依赖(physical dependence)之分。心理依赖是指患者对所用物质的渴求，以期获得服用后的特殊快感。容易引起精神依赖的药物有吗啡类、二醋吗啡、可待因、哌替啶及巴比妥类、乙醇、苯丙胺、大麻等。躯体依赖是指反复使用某些物质使中枢神经系统发生某种生化或生理变化，以致需要这种物质持续存在于体内，以避免出现戒断综合征的症状。可引起躯体依赖的物质有吗啡类、巴比妥类和乙醇等。也有些物质只引起精神依赖，而不引起躯体依赖，如尼古丁。

3. 滥用　滥用(abuse)又称有害使用，指一种有悖于社会常规或偏离医疗所需的间断或者不间断自行使用的精神活性物质。

4. 耐受性　耐受性(tolerance)是指长期持续使用某种物质，效果逐渐变得不明显，要想达到与用药之初同等的效果，就必须增加用量，若仅使用相同的剂量则效果明显降低。

5. 戒断综合征　戒断综合征(withdrawal syndrome)是指减少或中断使用某些精神活性物质后所出现的特殊的心理生理综合征。如酒精戒断后出现兴奋不眠、体温升高、心率加快、血压升高，甚至癫痫发作等表现。

- -

【知识链接】

新型毒品

所谓新型毒品是相对鸦片、海洛因等传统毒品而言,主要指人工化学合成的致幻剂、兴奋剂之类毒品。例如,冰毒和麻果(苯丙胺类)、摇头丸(安非他明类)、K粉(氯胺酮类)等在我国呈现出流行和滥用之势,大有取代传统毒品的趋势,具体数字尚无法统计。这些新型毒品大多出没于各种娱乐休闲场所,所以又被称为"俱乐部毒品""休闲毒品""假日毒品"等,对青年人的危害十分巨大,必须引起高度重视。

- -

二、流行病学特点

据联合国 2003 年估计,全球大约有 2 亿人使用非法药物,其中 1.63 亿人使用大麻,0.34 亿人使用苯丙胺,800 万人使用摇头丸,0.14 亿人使用可卡因,0.15 亿人使用阿片类药物。目前,全球毒品使用人数不断增加,联合国药品与犯罪办公室 2010 年度报告指出,2009 年全球有 1.72 亿~2.5 亿人使用非法药物,其中大约有 1 500 万人使用阿片类物质,大约有 2 000 万人使用可卡因,大约 5 000 万人使用冰毒,大约 1.9 亿人使用大麻,药物依赖者约有 3 800 万人。近十年来,我国人口中饮酒者也有逐年增加的趋势,酒民已超过 5 亿人,因饮酒引起的肇事、肇祸和法律问题日益增加,每年死于酒精中毒的人数超过 11 万,占死亡总数的 1.3%。据统计,酒精依赖及其相关问题已成为仅次于心血管疾病、肿瘤,位居第三的全球性公共卫生问题。

三、病因和发病机制

精神活性物质所致精神障碍的病因不能用单一的模式解释。一般认为,生物学因素、个体心理特征、社会环境等综合因素共同参与了精神活性物质使用的整个过程。

1. 生物学因素 研究发现,脑内存在对吗啡有特殊亲和力的吗啡受体,推测药物依赖性的迅速形成可能与外源性吗啡与吗啡受体的结合有关,也可能与某种物质作用于脑中特殊的犒赏系统而产生快感形成依赖有关。神经生化理论认为,5-羟色胺、多巴胺、去甲肾上腺素等神经递质参与依赖的形成。

此外,遗传因素在物质依赖中也起着重要的作用。关于家系、双生子和寄养子的研究发现,酒精中毒具有明显的家族聚集性,酒精中毒发生率在一级亲属中比一般人群高 3~4 倍,而单卵双生子的酒精中毒发生率比一般人群高 6~8 倍。后代嗜酒与血缘父母嗜酒密切相关,与寄养父母嗜酒关系不密切。

2. 心理学因素 部分吸毒者有明显的人格特征,如敏感多疑、易激惹、耐受力差、人际关系紧张等和具有强迫、敌对、偏执等,容易对精神活性物质产生依赖。

3. 社会学因素 社会环境、社会文化背景与社会生活状况对精神活性物质的使用有很重要的影响,常决定了物质的可获得性和可接受性。如社会环境急剧变动往往加剧或促进酗酒及吸毒流行。家庭矛盾、单亲家庭或医疗上的使用不当等都是个体物质使用的危险因素。

四、临床特点

(一)酒精所致精神障碍

酒精是世界上应用最广泛的成瘾物质,酒精中毒已成为严重的社会问题和医学问题。中枢神经系统是对酒精最敏感的器官。酒精首先抑制大脑皮质,在皮质下释放,出现松弛感,随着饮酒量增加,抑制进一步加深,精神活动、语言及运动功能抑制加深。

酒精所致精神障碍可分为急性酒精中毒和慢性酒精中毒两大类。

1. 急性酒精中毒　一次大量饮酒可产生醉酒状态,即急性酒精中毒,突出表现为自我控制能力下降(轻浮、挑衅、不顾后果等)、言语增多、易激惹、构音不清、共济失调等特点。饮酒量进一步增加,会出现意识障碍,由嗜睡、昏睡、昏迷直至死亡。除重症者外,一般能自然恢复,且无后遗症状。

2. 慢性酒精中毒　长期反复饮酒可引起慢性酒精中毒,引发一系列特殊心理状态,患者有对酒的渴求和不断需要饮酒的强迫感,可持续或间断出现,若停止饮酒则出现心理和生理性戒断症状,表现为出汗、震颤、恶心、呕吐、焦虑、短暂的错觉或幻觉。通常情况下,戒断症状在断酒6~8小时后出现,24~72小时达到高峰,2周后开始缓解。严重者可在断酒的24~96小时发生震颤性谵妄,典型的表现是全身肌肉震颤伴丰富生动的错觉、幻觉和行为紊乱,严重时危及生命。一般持续3~5日后恢复正常。其他精神功能障碍包括记忆力减退、人格改变、幻觉症和妄想症、遗忘综合征、痴呆综合征等。长期饮酒还会导致躯体损害的症状、体征,如肝损害、心脏损害等。

【知识链接】

酒精的代谢

酒精经过胃和小肠吸收后,经血液循环进入全身脏器,少部分经呼气、尿、汗排泄;大部分在肝脏内经乙醇脱氢酶系统和微粒体乙醇氧化系统代谢为乙醛、乙酸,最后代谢为水和二氧化碳,此过程需一些酶和辅酶的参与,产生一些中间产物,如氢离子、丙酮酸、嘌呤类物质。大量饮酒后出现高乳酸血症、高尿酸血症。长期大量饮酒使体内脂肪氧化受阻,形成脂肪肝、高脂血症、动脉硬化等,大量酒精能够损害肝细胞,导致酒精性肝炎、肝硬化等。

(二)阿片类物质所致精神障碍

1. 阿片类物质依赖　临床上阿片类物质多用于各种手术后和肿瘤晚期患者的止痛,可引起欣快感,易成瘾,常用剂量连续使用2周至1个月即可成瘾,具有强烈的精神依赖、躯体依赖及耐药性。一旦形成依赖,个体的心理特征、精神状态、社会功能出现特征性的变化。初吸阿片类物质可产生恶心、呕吐、头昏、无力、视物不清、焦虑等不愉快体验。在重复使用数次后,不适感逐渐减轻或消失,而欣快感逐渐显露,表现为短时间的强烈快感,进入似睡非睡的状态,感到温暖、宁静愉悦、幻想丰富,所有烦恼一扫而光,精力充沛,自我感觉好等。一次性用量过大,可致急性中毒,甚至死亡。严重病例的特征性表现是昏迷、呼吸抑制、针尖样瞳孔三联征。阿片类药物可通过不同的途径给药,如口服、注射或吸入等。

2. 戒断综合征　戒断后的精神症状表现为身体感觉不适、情绪低落、烦躁易怒、入睡困难;躯体症状表现为营养状况差、打哈欠、流泪、多汗、瞳孔散大、全身疼痛、恶心、呕吐、畏食、腹痛、腹泻、震颤、抽搐等,患者感到痛不欲生。症状一般在戒断8~12小时出现,36~72小时达到高峰,持续3~10日后明显减轻或消失。因此,患者总会千方百计、不择手段寻求药物,以达到缓解痛苦的目的。

【知识链接】

阿片的来源

阿片(opium),又称鸦片,是医学上的麻醉性镇痛药,从草本植物罂粟的未成熟果实划破表皮,流出的汁液制取的。罂粟,是一种一年生的栽培植物,一般种植在海拔高300～1 700m的地方,其植株约高1.5 m,每年2月播种,4月、5月开花,花呈白、红、紫等颜色,每朵花有4个花瓣,其叶子大而光滑,呈带有银色光泽的绿色,当其果实成熟时,花瓣自然脱落。罂粟本身不是毒品,但它是鸦片制品的原料,从罂粟中可提取鸦片、吗啡、海洛因、可待因等毒品。

- -

(三)镇静催眠药所致精神障碍

1. 镇静催眠类药物依赖　随着巴比妥类药物和其他镇静催眠药物在临床上的广泛应用,依赖者已不少见,其中以司可巴比妥、甲喹依赖者多见。最早出现甲丙氨酯药物成瘾,其耐药性和成瘾剂量最大,在不少国家已列为禁用的易成瘾药物。巴比妥类药物可解除紧张,反复使用1～2个月后可产生依赖。一次大剂量服用巴比妥类药物,可引起意识障碍及轻躁狂状态,伴有震颤、吐字不清、步态不稳等神经系统体征,甚至可导致死亡。长期服用催眠药可出现智能障碍,表现为创造能力和主动性降低,记忆力、计算力、理解力下降,思考问题困难,工作和学习能力下降。药物依赖产生后还会出现人格改变,如丧失进取心,对家庭和社会丧失责任感,患者变得孤僻、意志消沉、自私、说谎,不择手段偷药、骗药。

2. 戒断综合征　戒断症状在断药1～3日后出现,轻者表现为全身不适、心慌、眩晕等,严重者可出现癫痫发作、意识障碍、兴奋躁动、幻觉妄想等。药物的镇静作用越强,戒断反应越重。通常情况下,戒断症状在2～3周后缓解。慢性中毒躯体损害,如中毒性肝炎等。

(四)抗焦虑药物所致精神障碍

抗焦虑药物特别是苯二氮䓬类药物在临床上的广泛使用,由于使用不当、剂量过大、持续时间过长等原因,相继出现氯氮䓬、地西泮、阿普唑仑等成瘾病例。长期大量应用,临床上可表现为消瘦、无力、面色苍白、皮肤无光泽和性功能低下等症状,一般智能障碍不明显。神经系统症状有肌张力低下、腱反射低或不能引出、步态不稳等。成瘾后均有一定程度的人格变化。轻者易激惹、意志薄弱,重者说谎、隐瞒病情、不择手段骗药或偷药。戒断综合征通常于患者停药1～3日后出现,成瘾患者往往白天少服1次,即感难受不适。戒断症状与巴比妥类催眠药相似。

五、治疗

脱离与成瘾物质的接触是物质依赖者治疗成功的最重要环节。采取病因治疗、对症治疗、心理治疗、躯体支持治疗、成瘾物质的替代治疗等综合性治疗方法。

(一)酒精所致精神障碍的治疗

1. 戒酒　是治疗能否成功的关键。根据患者酒精依赖和中毒的严重程度采取灵活的戒酒进度,轻者可一次性戒酒,严重者应采用递减法逐渐戒酒,避免发生严重的戒断症状,造成患者生命安全的危险。

2. 对症治疗　针对患者出现的焦虑、紧张和失眠症状,可用抗焦虑药物,如地西泮、氯硝西泮、阿普唑仑等对症处理。如果患者出现明显的兴奋躁动、幻觉妄想等,可给予小剂量抗精神病药物。对于情绪抑郁者,可给予抗抑郁治疗。

3. 行为矫正疗法　常用行为矫正疗法为厌恶疗法。给患者皮下注射阿扑吗啡后,让患者饮酒或闻酒,此时患者可产生剧烈的恶心、呕吐。如此每日1次或隔日1次,连续10～30次后,即形成对酒的呕吐反射。阿扑吗啡的厌恶疗法疗效较好,有2/3的患者可取得明显的效果。另外,可应用戒酒硫药物,戒酒硫能抑制肝细胞乙醛脱氢酶,使乙醇代谢停留在乙醛阶段,患者可出现显著的较为痛苦的甚至是难以忍受的症状表现,从而达到让患者见酒生畏的目的而戒酒。

【知识链接】

酒精中毒家庭急救小常识

轻度酒精中毒者,眼部充血,颜面潮红或苍白,头晕头痛,欣快兴奋,言语增多。可让患者喝醋水(将食醋加入温开水)或吃新鲜水果(如西瓜、萝卜等)。

中度酒精中毒者,动作笨拙,步履不稳,言语含糊,语无伦次。可让患者喝醋水或白开水,然后用手指刺激患者咽部,将胃内食物及酒吐出,减少体内对酒精的吸收,必要时洗胃。然后,让患者静卧,并要注意保暖。

重度酒精中毒者,躁动不安或昏睡不醒,皮肤湿冷,口唇发紫,心跳加快,甚至抽搐、昏迷时要紧急送往医院。让中毒者侧卧或俯卧,以免呕吐物误入呼吸道。

(二)阿片类药物所致精神障碍的治疗

现代医学认为,毒瘾的形成有着生物、心理和社会诸方面的因素,因此戒毒治疗不能只着眼于生物学治疗这一个方面,要从生物、心理、社会三个方面综合考虑。具体的治疗措施包括以下三个方面:

1. 脱毒治疗　必须是在强制性或自愿性的隔离环境中进行,以保证切断一切成瘾药物的来源途径。

(1)替代治疗　采取"药物替代,逐渐递减"的疗法。替代治疗是利用与成瘾物质有相似药理作用的药物来替代之,以减轻戒断症状,使患者能较好地耐受。常用药物有美沙酮和丁丙诺啡。通常在1周的治疗后,吸毒者在生理上都能脱离毒品的控制,而心理依赖则持续时间较长。如何让吸毒者从生理和心理上完全脱毒,后续的治疗是不可或缺的。

(2)非替代治疗　中草药、针灸对促进机体的康复,促进食欲是有效的,并且不存在撤药问题。

2. 康复治疗　重点突出心理治疗。心理治疗对于患者重建人格与行为模式,获得永远戒除毒瘾是必不可少的治疗措施。

(1)认知治疗　通过认知治疗来改变患者对自己存在问题的认识。

(2)行为治疗　行为矫正、系统脱敏、生物反馈及锻炼等疗法是矫正患者的不良行为,改变患者的行为模式,完成心理上的康复,得以重返社会的重要治疗手段。

3. 家庭和社会治疗　以家庭和社区为基本单位,对戒除毒瘾者给予扶持、帮教、监督等后续照管。由专业人员对戒毒者进行定期的心理健康教育、职业辅导以及其他方面的支持与帮助,使他们能够远离毒品,能够自食其力,适应社会,并融入正常的家庭和社会生活。

(三)镇静催眠类药物所致精神障碍的治疗

1. 巴比妥类、苯二氮䓬类药物依赖的治疗　对于巴比妥类成瘾者的治疗应充分注意在脱瘾时减量要缓慢。常用的替代治疗是用长效的巴比妥类药物来替代短效的巴比妥类药物。

2. 苯二氮䓬类药物脱瘾治疗　与巴比妥类药物相似。

(四)镇静催眠药物及抗焦虑药物所致精神障碍的治疗

1. 急性中毒治疗　抢救巴比妥类药物中毒的关键在于洗胃和增强排泄。氟马西尼可用于地西泮类药物的过量中毒,效果显著。

2. 戒药治疗　首先,换用长效的同类药物替代,如苯二氮䓬类药物依赖可换用地西泮或氯硝西泮,然后逐渐减低替代药物的剂量,在2～4周内撤完。

3. 精神和躯体症状的治疗　对于精神症状突出者应使用抗精神病药物治疗。短时间使用氟哌啶醇，每次 5～10 mg，每日 1～2 次肌内注射。也可口服奥氮平、利培酮等，视病情轻重调整剂量。地西泮也能起到良好的镇静作用。支持对症治疗，以改善患者躯体情况。

第二节　常见精神活性物质所致精神障碍患者的护理

一、护理评估

（一）用药史评估

1. 应用精神活性物质史　种类、方式、持续时间、目前用量及间隔时间等；饮酒史、饮酒量、饮酒种类、饮酒模式等。

2. 治疗情况　患者既往戒毒、戒酒或戒烟史，治疗用药，药物不良反应等。

（二）生理评估

1. 一般情况　有无营养不良、极度消瘦等；有无性功能下降如阳痿、闭经等。

2. 躯体戒断症状　有无躯体戒断症状及严重程度。

3. 神经系统状况　有无感觉麻木等周围神经系统损伤。

4. 并发症　有无感染、消化系统疾病、肝肾功能损害、性病等。

（三）心理评估

1. 认知活动　有无知觉障碍、思维障碍、智力与记忆障碍、注意力和定向力障碍等。

2. 情感活动　患者物质戒断时有无情绪变化，如焦虑、抑郁、紧张、恐惧不安等。急性酒精中毒时，有无兴奋、吵闹、易激惹、情绪不稳等。停止用药期间，有无对以往行为感到自责、悲伤、羞愧等。

3. 意志行为活动

（1）用药动机　如好奇心重、追求快感、生活苦闷、烦恼事多、想借助物质消除心中不快等。

（2）生活规律　是否改变了原有的生活方式，患者能否满足基本需求。

（3）在戒断中的防卫机制应用情况　有无抱怨、诉苦、争执，甚至继续寻觅等。

（4）觅药行为表现：有无不择手段获取物质　如说谎、偷窃、收集、藏匿、攻击等行为。

（四）社会评估

1. 有无社会功能受损　特别是人际交往与沟通的能力。如个人史中，有无留级、逃学、旷工、偷窃、赌博、不负责任、不讲道德、劳教或拘留、影响社会安定的犯罪问题等。

2. 与家庭成员的关系有无受损　有无子女受虐待、教养不良、婚姻破裂等问题。

3. 有无人格不成熟或缺陷　容易冲动，有反社会倾向；是否缺乏自信及决策能力，自卑感强烈而隐蔽，内心孤独、退缩、不合群、冷酷、仇恨、缺乏爱心等。

4. 社会支持系统状况　患者的家庭成员是否有药物滥用者和酒精依赖者，家庭成员及亲友对患者的支持及关心状况如何。

（五）实验室及其他辅助检查

血常规、粪常规、便常规及血生化、心电图、脑电图检查结果。

二、护理诊断

1. 急性意识障碍　与酒精或药物过量中毒、戒断综合征有关。

2. 有暴力行为的危险(对自己或他人)　与物质中毒、戒断综合征、人格改变和个人应对机制无效有关。

3. 营养失调:低于机体需要量　与营养摄入不足有关。

4. 焦虑　与需求未获满足、调适机制发生严重的困难、戒断症状有关。

5. 社交障碍　与戒断综合征、行为方式不被社会认同、社交退缩有关。

三、护理目标

1. 患者戒断症状得到控制,患者能纠正自己不正确的认知。

2. 患者能够控制自己的不良情绪和行为,未发生暴力冲动和出走行为。

3. 患者能够摄取足够的营养,营养状况得到改善。

4. 患者的人际关系和行为方式得到改善,能以他人和社会的支持取代对精神活性物质的渴求,并能逐步主动地行使社会功能和承担社会责任。

5. 患者能与他人建立信任,消除与周围人群的隔离感,心理发育逐步成熟,树立自信,行为表现逐步获得周围人的认可。

四、护理措施

(一)酒精所致精神障碍患者的护理

1. 饮食护理　患者长期饮酒,不吃或少吃食物,会使消化系统受到损害(如胃炎、肝炎),造成营养状况不良等。给予富含蛋白质、维生素等营养丰富、清淡、易消化的饮食,如牛奶、鱼类、新鲜蔬菜、水果等,以保证患者必需的营养成分。定期测量体重,准确记录营养物质摄入量和液体出入量,采用少食多餐的进食方法以减轻胃的不适感。选择患者喜欢的食物。向患者宣传教育摄取足够营养以满足身体需要与恢复和保持身体健康的重要性。

2. 睡眠护理　戒酒时容易出现焦虑、烦躁不安、睡眠质量差或昼夜节律颠倒现象,白天鼓励患者参加喜欢的娱乐活动,减少卧床时间;指导患者学会自我调节,避免兴奋;环境应保持安静,避免不良刺激;必要时遵医嘱给予药物诱导入睡,保证充足睡眠,并做好睡眠记录;对情绪焦虑患者,教会患者控制情绪,放松心情,如听一些舒缓的音乐,喝热饮料如牛奶、果汁,帮助入睡。

3. 安全护理　护士应以平静、同情的态度迎接患者,详细介绍住院环境,减轻患者恐惧;严格执行安全管理规章制度,避免患者有机会接触酒类饮料,要求其家属给予全力配合,不要携带酒类饮料或其他危险物品进入病房,以免造成伤害自己或他人的事件;密切观察病情变化,根据患者定向力障碍和兴奋躁动的严重程度,以及可能做出的自伤和伤人行为,加强基础护理和安全护理,必要时给予保护性约束;对有神经系统症状如震颤、步态不稳、共济失调的患者,在外出、如厕时予以扶行,防止摔倒、骨折等意外事件的发生;为防止个体痉挛发作时坠床,需使用床栏围护,并注意生命体征的变化及满足其生理需要。

4. 心理护理　酒精依赖患者突出的心理防御机制是否认。患者常否认自己意志薄弱、自我控制能力差、对家庭的不负责任等,应鼓励患者充分表达自己的感受,帮助患者用符合逻辑的应对措施针对应激源是心理护理的重点。对患者有效的应对行为给予积极的肯定和支持,并提供各种选择方案。开展认知疗法和行为矫正疗法,使患者对酒的危害性有足够的认识,矫正患者嗜酒的不良行为。鼓励参与文体活动来分散其注意力,建立正常的生活秩序,早日回归家庭和社会生活。

患者除有以否认为突出表现的心理防御机制外,另一心理特征是依赖和低自尊。对于有依赖特质的人来说,物质依赖发生后,对人的依赖更加强烈,两者互为因果,所以在进行心理护理时应格外谨慎小心,不要充当保护神角色,不要为患者出主意或做决定,以免患者依赖性的加剧。最恰当的心理护理应当是在做事前都要与患者进行充分的沟通和交流,力争让患者自己当家做主,树立独立品质。对于低自尊的出现,既有人格方面的因素,也有因物质依赖后原有人际关系遭到破坏的因素,自尊的降低,加重利用物质来获得松弛、欣快、缓解压抑、掩盖自卑的行为。此时,护士应以挖掘患者自身资源,协助患者重新找回自尊为重点。

5. 特殊症状的护理

(1) 酒精中毒的护理 对于急性酒精中毒者,应立即采取相应的抢救措施,如洗胃、给予拮抗药,密切观察患者生命体征,保持水、电解质及能量代谢的平衡,做好口腔护理,保持呼吸道通畅,预防并发症。

(2) 戒断症状的护理 戒断症状出现时,及时报告医师给予适当药物处置,以减轻患者痛苦,避免过激行为的发生。

(3) 震颤性谵妄的护理 避免不良环境刺激,加强基础护理,密切观察谵妄状态的变化,以防意外发生,必要时予以保护性约束或报告医师给予对症处理,使患者尽快安静下来,以减少体能的消耗和其他并发症的发生。

6. 社会功能的护理 建立和提供可靠的家庭及社会支持系统,对于戒酒患者摆脱依赖是至关重要的。由于患者长期的不良饮酒嗜好已经使家人对其感到失望,反复多次重新饮酒也会让家人感到患者已不可救药,逐渐失去帮助其戒酒的信心,所以必须向家属耐心地做好解释、健康教育,帮助家庭重新建立支持系统。对于患者来说,护士应有足够的耐心和爱心,采取各种有力的措施,激发患者的戒酒愿望,树立戒酒信心,与患者共同制订戒酒措施,并指导其付诸行动。

【知识链接】

AA 自助团体

美国的"匿名戒酒会"(alcoholic anonymous,AA)。AA 是自助团体的标准模式,它是完全由戒酒者所组成的一个组织,他们认为互相的支持可以提供彼此戒酒的力量。AA 的目标是完全戒酒。参加 AA 的成员必须公开承认自己是酒瘾者。每次开会由一个或数个成员与团体分享其生活史,这种做法是在显示个人的相似性多于差异性,可以去除抗拒心理而很快投入到团体中。而 AA 的成员也需允诺彼此互相帮助,当一名成员戒酒成功后,他会被指派成为另一个新成员的资助者。资助者的角色是当新成员想喝酒时,随时随地可以找他帮忙,这种交互的关系可以使新成员得到照顾和支持,也可以增进自助者的自尊。不同的 AA 团体组成各具特色,这些团体成员可能大部分是工人、家庭主妇或医师。

(二) 阿片类药物所致精神障碍患者的护理

1. 皮肤护理 吸毒患者常存在营养不良,容易造成皮肤的损害,尤其是采用注射方法使用毒品的患者,因不注意清洁、消毒或多人共用注射器,极容易引起皮肤感染、皮肤溃烂、静脉炎等。因此,在对患者进行治疗护理时应注意动作轻柔,特别是皮肤溃烂者,避免触碰患者皮肤溃烂处,严格无菌操作,并及时对症处理皮肤溃烂,减少患者痛苦。做到勤更换衣物、被单,保持皮肤及床单位清洁。

2. 防止交叉感染 长期吸毒的患者多伴有栓塞性静脉炎、病毒性肝炎、性传播疾病等。护士在操作中应严格遵守无菌规程,实行一人一针一管,扫床时做到一人一巾。每位患者配备专用生活用品,防止交叉感染。治疗室、诊疗室、病房每日用消毒液擦拭用物。发现传染病时及时隔离,及时报告,及时处理各种用物。出院或死亡患者床单位要做彻底的终末消毒。

3. 戒断症状的护理 戒断症状时,患者痛不欲生,感觉似万箭穿心,骨头好像有蚂蚁在啃,在药物替代疗法缓解躯体依赖的同时,进行有效的支持安抚,保护患者,避免自残、自伤,必要时采取保护性约束。戒断症状严重时可引起循环呼吸衰竭,危及生命,应备齐抢救器械及药物,配合医师进行抢救。需专人守护,注意供给充足营养,防止水、电解质紊乱。对谵妄、躁动患者要加床栏或给予约束,防止坠床摔伤。对失眠、震颤、恐惧、抽搐等症状,应及时采取相应的治疗和护理措施。杜绝吸毒者的相互来往,防止被引诱,以降低替代治疗的效果。

4. 心理护理 首先,建立良好的护患关系,尊重、包容患者,耐心倾听患者叙述不适的感受,并自然传递愿意帮助患者的愿望;对患者的不良行为决不迁就,努力规范患者的行为;支持患者能正确地对待和处理心理问题,同时纠正患者不良的应对方式。其次,帮助患者重新认识自己,对患者好的品质、行为给予肯定,使其改变对自己负向的评价,并针对具体情况,向患者及其家属提供有关药物滥用和成瘾的知识,使患者能主动认识药物滥用的危害。对年轻吸毒患者进行心理护理时应予以高度的关注,要充分掌握年轻人的心理特征,多一些尊重、抚慰、帮助、关心,少一些批评和指责。以友善的态度积极帮助他们认识和分析使用毒品的危害,讲解他人成功戒毒的例子,或让成功戒毒者现身说法。鼓励参与文体娱乐活动和社会公益活动,调动其积极性,树立正确的人生观、价值观,培养积极奋发向上的健康生活方式,表扬戒毒过程中的点滴进步。做好与家属的沟通交流,动员家庭和社会支持系统,共同完成戒除毒瘾的任务。

(三) 镇静催眠药物及抗焦虑药物所致精神障碍患者的护理

护士应评估患者的焦虑程度,记录焦虑的行为和语言的表现,以支持和疏泄疗法为主帮助患者了解疾病,消除疑虑。教会患者掌握应对焦虑的方法,如放松疗法、森田疗法、散步、慢跑等,必要时护士可亲自带领患者去体验。鼓励患者以适当的方式表达其感受,减轻患者的心理负担。鼓励患者积极参加工娱治疗和各项文体活动,以分散其注意力。

(四) 健康教育

1. 对患者的健康教育

(1) 利用音像、展览或其他设备等各种形式对患者进行疾病知识宣传教育。

(2) 组织患者开展小组讨论,说明物质滥用后对患者身心的危害以及对家庭和社会带来的严重后果。

(3) 帮助患者认识复吸的高危因素以及采取处理和解决问题的方法。

(4) 加强心理健康教育,促进个体心理健康成长,提高对各种生活事件的应对能力和各种环境的适应能力,增强对物质依赖的免疫力或抵御能力。

2. 对家属的健康教育

(1) 利用各种方式或媒体对家属进行疾病知识宣传教育。

(2) 家属应认清自己教育方式的问题和缺陷,如娇惯、过度干涉、过度保护等,以免依赖者对父母行为反感。

(3) 家属树立信心,帮助患者渡过精神和躯体依赖的难关,并矫正不良行为。

(4) 加强毒品危害的宣传教育,严厉打击非法种植和贩运毒品的违法行为。倡导文明的饮酒行为,减少烈性酒的使用。

五、护理评价

对于急性酒精中毒患者的护理评价重点是生命体征是否平稳,有无并发症出现。

对于慢性酒精中毒患者护理评价的重点是：① 营养状况是否得到改善。② 戒毒治疗有无明显效果，能否按计划完成每个阶段的目标。③ 能否与他人进行有效的沟通和交流，建立良好的人际关系。④ 在处理日常事务时能否不需要药物的支持。⑤ 能否参加各种社交活动和合理寻求社会支持系统的帮助。⑥ 能否主动行使应该行使的社会职能和应该承担的社会责任。

本 章 小 结

精神活性物质是指来自体外，能够影响人类情绪、行为，改变人类意识状态，并可产生依赖作用的一类化学物质。根据精神活性物质的药理特性，可分为中枢神经系统抑制剂、中枢神经系统兴奋剂、致幻剂、阿片类、挥发性溶剂、大麻以及烟草七大类。

精神活性物质所致精神障碍的病因不能用单一的模式解释。一般认为，生物学因素、个体心理特征、社会环境等综合因素共同参与了精神活性物质使用的整个过程。

脱离与成瘾物质的接触是物质依赖者治疗成功的最重要环节。采取病因治疗、对症治疗、心理治疗、躯体支持治疗、成瘾物质的替代治疗等综合性治疗方法。

精神活性物质所致精神障碍患者的护理措施包括饮食、睡眠、安全、心理等方面的护理，特殊症状的护理以及戒断综合征方面的护理，健康教育及康复训练。

练习题

（一）A1 型题

每一考题下面有 A、B、C、D、E 五个备选答案，请从中选择一个最佳答案。

1. 我国的毒品不包括 （ ）

    A. 阿片类　　　　B. 可卡因　　　　C. 大麻　　　　D. 兴奋剂　　　　E. 酒精

2. 下列不属于阿片类物质的是 （ ）

    A. 海洛因　　　　B. 吗啡　　　　C. 苯丙胺　　　　D. 美沙酮　　　　E. 丁丙诺啡

3. 吗啡和海洛因等短效药物的戒断反应的极期常出现于停药后 （ ）

    A. 8～12 小时　　　　　　　B. 48～72 小时　　　　　　　C. 4～7 日

    D. 8～10 日　　　　　　　　E. 12～24 小时

4. 酒精在体内的主要代谢部位是 （ ）

    A. 肝脏　　　　B. 肾脏　　　　C. 脾脏　　　　D. 胃肠道　　　　E. 呼吸道

5. 阿片类物质很易成瘾，吗啡 30 mg 肌内注射连用多长时间便可成瘾 （ ）

    A. 2 日　　　　B. 2 周　　　　C. 3 周　　　　D. 4 周　　　　E. 1 周

6. 长期大量饮酒者如突然断酒，震颤性谵妄常出现在断酒 （ ）

    A. 48 小时后　　B. 24 小时后　　C. 12 小时后　　D. 72 小时后　　E. 8 小时后

7. 在临床上常用来缓解酒精依赖戒断症状的是 （ ）

    A. 苯二氮䓬类　　　　　　　　　　B. 小剂量抗精神病药物

    C. 大剂量维生素　　　　　　　　　D. 能量合剂

    E. 新型抗抑郁药

8. 酒精戒断反应下列哪一项论述不正确 （ ）

    A. 一般在停饮后 48 小时左右出现震颤性谵妄

    B. 多在停饮后 12～48 小时出现癫痫发作

C. 单纯戒断反应可有短暂的幻觉、妄想

D. 复杂的戒断反应包括癫痫、震颤性谵妄、幻觉症、人格改变等

E. 戒断性幻觉的特点与精神分裂症的幻觉性质不同

9. 关于精神活性物质滥用的认知行为治疗,下列哪一项不是其主要目的　　　　　　（　　）

   A. 改变导致适应不良行为的认知方式

   B. 改变导致吸毒的行为方式

   C. 帮助患者应对急性或慢性渴求

   D. 促进患者提高社会技能、强化不吸毒行为

   E. 缩短患者急性脱毒期的时间

10. 精神活性物质是指　　　　　　　　　　　　　　　　　　　　　　　　　　（　　）

   A. 来自体外不影响精神活动,不易成瘾的物质

   B. 来自体内可影响精神活动,但不易成瘾的物质

   C. 来自体外可影响精神活动,并可导致成瘾的物质

   D. 来自体内可影响精神活动,并可导致成瘾的物质

   E. 来自体外可影响精神活动,但不易成瘾的物质

(二) A2 型题

每一道考题以一个小病例出现,其下面均有 A、B、C、D、E 五个备选答案,请从中选择一个最佳答案。

11. 张某,男性,55 岁,有长期饮酒史。近期出现情绪低沉,想死,由家属送来急诊,当时呼吸有明显酒味。对这样有自杀意图的酒精依赖者,最合适的处理是　　　　　　　（　　）

   A. 耐心说服,劝其不要自杀　　　　　　B. 立即住院治疗

   C. 每日一次心理治疗　　　　　　　　　D. 每日一次群体心理治疗

   E. 使用大剂量镇静剂

12. 郭某,男性,58 岁,长期饮酒。近 10 日来,情绪低沉,兴趣索然,悲观厌世,有自杀念头。对有自杀意图的酒精依赖者,最恰当的护理措施是　　　　　　　　　　　（　　）

   A. 群体心理治疗　　　　　　　　　　　B. 住院治疗

   C. 个体心理治疗　　　　　　　　　　　D. 耐心地劝说其不要自杀

   E. 使用镇静剂

13. 孙某,男性,26 岁。以"头痛、呕吐、腹泻 6 小时"为主诉入院,入院后发现患者除头痛外,还有打哈欠、流泪、全身疼痛、坐立不安,强烈要求医师给注射哌替啶。对该患者采集病史时应特别注意询问　　　　　　　　　　　　　　　　　　　　　　　　（　　）

   A. 头痛史　　　　　　B. 睡眠情况　　　　　　C. 药物滥用史

   D. 呕吐、腹泻情况　　E. 全身疼痛情况

14. 宋某,男性,50 岁,有长期大量饮酒史。停止饮酒 10 小时后出现手抖、恶心、呕吐、失眠、头痛、焦虑不安、出汗增多。此时最好的处理方式是　　　　　　　　　　　　（　　）

   A. 报告医师给予适当药物处置　　　　　B. 心理疏导以减轻患者痛苦

   C. 避免过激行为的发生　　　　　　　　D. 注意观察病情变化

   E. 以上都是

15. 某患者,在终止饮酒 2 日后,出现激越症状,凭空听到其他患者称他是同性恋,而意识清晰,定向力完整。患者出现的症状为　　　　　　　　　　　　　　　　　　（　　）

   A. 精神分裂症　　　　B. 震颤谵妄　　　　　　C. 酒精性幻觉症

D. 药物中毒　　　　　E. 焦虑障碍

(三) A3 型题

以下提供了若干个病例,每个病例下设若干个考题,请根据病例所提供的信息,在每道考题下面的 A、B、C、D、E 五个备选答案中选择一个最佳答案。

(16～21 题共用题干)

患者,男性,24 岁。入院 6 小时后急起出现头痛、呕吐、腹泻、流泪、流涕、打哈欠、全身骨头痛、坐立不安。

16. 如果此患者乞求医师注射哌替啶,其主要目的可能是　　　　　　　　　　　　(　　)

　　A. 镇痛　　　B. 止呕　　　C. 镇静　　　D. 止泻　　　E. "过瘾"

17. 如果予以盐酸吗啡 10 mg 静脉注射后,患者所有症状很快缓解,甚至消失,则可基本确诊
　　该患者有　　　　　　　　　　　　　　　　　　　　　　　　　　　　　　(　　)

　　A. 可卡因依赖　　　　　　B. 大麻依赖　　　　　　C. 巴比妥类依赖

　　D. 阿片类物质依赖　　　　E. 苯丙胺依赖

18. 怎样才能准确而又方便地识别一个人有无阿片类物质依赖　　　　　　　　　(　　)

　　A. 询问用药史　　　　　　　　　　B. 威胁要送派出所

　　C. 由公安机关审问　　　　　　　　D. 予以吗啡注射,看是否出现欣快感

　　E. 尿毒品检测

19. 关于镇静催眠药叙述错误的是　　　　　　　　　　　　　　　　　　　　　(　　)

　　A. 大致可分为巴比妥类和非巴比妥类

　　B. 巴比妥类由于影响快动眼睡眠,停药后噩梦增加

　　C. 巴比妥类对中枢神经系统的抑制作用为:抗焦虑→镇静→催眠→麻醉→昏迷→死亡

　　D. 镇静催眠药一般不产生耐受性

　　E. 巴比妥类和苯二氮䓬类药物还有明显的抗癫痫作用

20. 阿片类物质不包括以下哪一类　　　　　　　　　　　　　　　　　　　　　(　　)

　　A. 天然的阿片类物质　　　　　　　B. 半合成的阿片类物质

　　C. 全合成的阿片类物质　　　　　　D. 脑啡肽、内啡肽

　　E. 可卡因

21. 下列物质哪一种不是毒品　　　　　　　　　　　　　　　　　　　　　　　(　　)

　　A. 海洛因　　　B. 大麻　　　C. 可卡因　　　D. 咖啡因　　　E. 鸦片

(22～25 题共用题干)

秦某,男性,53 岁。习惯性饮酒 20 年,严重嗜酒 3 年。近 2 日停止饮酒,出现失眠、焦虑、震颤、易怒,称看到虫子满地乱爬,有人拿针往他身上乱扎,情绪紧张、恐惧。诊断:酒精所致精神障碍。

22. 根据病历,判断患者可能出现了戒断症状。关于戒断症状,下列哪一项论述不正确　(　　)

　　A. 通常在停止饮酒 24～72 小时后出现

　　B. 停饮后可出现癫痫样发作

　　C. 可有幻觉、妄想

　　D. 戒断症状可在停止饮酒 6～8 小时后出现

　　E. 可有意识模糊,知觉异常

23. 患者称看到虫子满地乱爬,有人拿针往他身上乱扎,此症状为　　　　　　　(　　)

　　A. 精神分裂症　　　　B. 震颤谵妄　　　　C. 酒精性幻觉症

　　D. 药物中毒　　　　　E. 焦虑障碍

24. 针对此患者,最优先考虑的护理问题是　　　　　　　　　　　　　　　(　　)

　　A. 有自伤的危险　　　　B. 有伤人的危险　　　　C. 睡眠形态紊乱

　　D. 焦虑　　　　　　　　E. 有暴力行为的危险:对自己或他人

25. 当护士听到患者说"酒可以帮助我睡眠"时,护士应如何回答　　　　　　(　　)

　　A. 酒精不可能帮助睡眠　　　　　　B. 酒精可以帮助睡眠没有科学依据

　　C. 晚餐喝酒可以帮助睡眠　　　　　D. 过量饮酒可以让人兴奋,无助睡眠

　　E. 你说的对

第十章　人格障碍患者的护理

教学视频　　教学课件

学习目标

1. 掌握　偏执型人格障碍、反社会型人格障碍、强迫型人格障碍以及表演型人格障碍患者的临床特点和护理要点。

2. 熟悉　人格障碍的概念、特征以及病因和发病机制。

3. 了解　分裂样人格障碍、依赖型人格障碍以及边缘型人格障碍患者的临床特点和护理要点。

4. 结合临床案例,运用所学知识对患者进行护理评估,做出护理诊断,能够识别精神科和其他临床科室中遇到的人格障碍患者,并根据其人格特点进行恰当的护患沟通。

5. 在实践中尊重、理解、关爱患者。

【案例导入】

　　患者,女性,20 岁,高职在校生,未婚。患者 5 岁时父母离异,离异后双方均没有接受患者,患者与祖母一同生活。患者自小多疑敏感,觉得他人不可信,觉得世界上没有人会无缘无故对自己好,所有的人际交往都是功利性的、有目的性的。平时和同学交往,他人无心的一句话或一个动作皆会担心针对自己。某次上课回答问题,自己答错了,后座的同学笑了一下。患者一方面觉得可能同学也只是无心的举动,另一方面又觉得是不是最近学校在举行学生会竞选活动,后座同学的笑是故意在老师面前给自己难堪。

　　患者对挫折和批评敏感,心胸狭隘且报复心强,对批评过自己的老师、同学耿耿于怀,心存报复。某次竞选社团失败,特地写了一首讽刺社团老师的歌,并进行传播。

　　患者成绩不佳,但考入高职学校后,始终觉得自己大材小用,觉得自己应该考全校第一,以后继续升学。与人交往多透露出优越感并进行自我炫耀,虽然家境贫寒,但追求名牌。极其重视他人的评价和自己的"面子",班级竞选班委失败后,逐一询问班级同学是否有选自己、为何没有选自己,并对自己没有当选非常愤怒。由于其言语风格和人际交往态度,在班级没有人缘,没有知心朋友,也无法与同学和睦相处。

　　思考题:

　　1. 根据病史,请找出患者的临床表现。

　　2. 针对这些护理问题列出护理措施。

　　人格障碍属于轻症精神疾病。比起精神科,人格障碍患者更常见于生活中或其他临床科室中。尽管患者的人格怪异、与众不同,但人们很少将他们的问题与精神疾病联系在一起,未能认识到他

们是需要专业帮助的患者。然而,这些患者很可能会对周围的亲友造成巨大的痛苦,甚至危害社会。

在临床上,与其他精神疾病相比,人格障碍的治疗是最令医护人员头痛的问题,药物治疗几乎无效,心理治疗师们也称其为"心理咨询的癌症",对其的治疗主要是再教育。

本章将重点介绍对患者自身以及社会影响较大的几种人格障碍,即偏执型人格障碍、反社会型人格障碍、强迫型人格障碍以及表演型人格障碍等的临床特点及护理要点。

第一节　概　　述

一、基本概念

人格障碍(personality disorders)是正常人格特质的病理性增强,使患者形成一贯性的异常行为模式,并导致严重的适应不良和显著的功能障碍。

患者的行为模式显著偏离特定文化背景和一般认知方式(尤其在待人接物上),明显影响患者的社会与职业功能,造成社会适应不良,患者为此感到痛苦,并已具有临床意义。

人格障碍具有三个特征:① 早年开始,于童年或青少年起病。② 人格的一些方面过于突出和增强,导致牢固和持久的适应不良。③ 对本人带来痛苦和贻害周围人群。

【知识链接】

人格的形成

人格(personality)是一个人整个心理特征的总合,由人格倾向性和人格心理特征两个方面构成。每个人的人格都是独特的,它的形成是由先天生理因素和后天多种环境因素的影响所决定的,即个体在遗传和环境因素的交互作用下,逐渐形成独特的身心结构,一般到青春期时固定下来。

某种人格特质一旦形成,往往是持久的、相对稳定的。"江山易改,本性难移",就是指人格的稳定性。

二、流行病学特点

人格障碍在国外发达地区的总患病率为2%~10%。美国学者研究表明,各种人格障碍的总和在人群中的发病率约为13%。美国精神科护理协会于2000年对人格障碍的流行病学调查表明,偏执型人格障碍、分裂样人格障碍、反社会型人格障碍和强迫型人格障碍患者男性多于女性;而边缘型人格障碍、表演型人格障碍、自恋型人格障碍以及依赖型人格障碍患者女性多于男性。

此外,人格障碍和神经症之间有密切的联系,人格障碍可以有助于神经症的发生,神经症也有助于人格障碍的形成,而且两者共患的机会较高,但在本质上两者属于不同的疾病范畴。总体来看,人格障碍与其他精神疾病伴发或者共患的机会较多(10%~20%)。

三、病因和发病机制

(一)生物学因素

1. 遗传因素　经研究表明,在人格障碍和精神疾病患者的亲属中,患人格障碍和精神疾病的比率明显高于正常人。这说明人格障碍的发生率与血缘有关,血缘关系越近发生率越高。

2. 脑病理学和脑成熟　神经影像学研究发现,分裂样、边缘型、反社会型人格障碍患者存在额叶、颞叶、杏仁核和海马功能的障碍。脑电图研究也提示,反社会型人格障碍患者和边缘型人格障碍患者脑电波为慢波活动,符合脑发育延迟的特征。

3. 神经递质　神经生化研究发现,内啡肽、5 - HT、儿茶酚胺等神经递质水平与人格障碍存在关联,如内啡肽、去甲肾上腺素与攻击行为成正相关,而 5 - HT 与攻击行为成负相关,高多巴胺水平与分裂样人格症状成正相关。

4. 激素与酶类　表现冲动特质的人往往显示高水平的睾酮、17 - 雌二醇和雌酮。血小板单胺氧化酶(MAO)也与人格障碍有关,分裂型人格障碍中的一些患者血小板 MAO 活性低。

(二)心理因素

不合理的教养方式可导致人格的病态发展。

1. 儿童大脑有较大的可塑性,一些性格倾向经过正常教育可以纠正,如果听之任之甚至给予更多不良刺激,发展下去可能出现不正常的人格。

2. 父母的婚姻质量可以通过家庭环境对儿童的人格发展产生重大影响。一般来说,2~6 岁的儿童已经能较好地应对不愉快的情绪冲动,但处在经常出现消极情绪的家庭环境中,无论这种情绪是否针对他们,这些儿童常会表现很难调节的消极情绪。

3. 父母的婚姻质量除影响父母的情绪从而影响儿童外,也可能通过影响父母的教养方式,而对儿童的人格成长产生影响。

4. 消极教养方式可能会对儿童产生不恰当的影响。过度权威和控制的养育,以及过度溺爱和放纵的养育,都可能严重影响儿童的心理发育,对其人格发展形成不利影响。

5. 父母本身的人格特质对儿童的人格发展也有影响。除父母的人格特质对教养方式的影响外,儿童可能通过模仿和内化父母的行为塑造自己的性格。

6. 发生在儿童童年的其他重大变故,如亲子分离、频繁搬家、儿童被拐卖或虐待等,如果没有得到及时和有效的帮助,也会对儿童的人格发育产生不良的影响。

(三)社会文化因素

恶劣的社会环境、不合理的社会制度以及不良社会风气等,都可为人格障碍的形成提供温床。另外,不同的社会文化对正常人格的界定可能有所区别。

四、临床特点

(一)偏执型人格障碍

偏执型人格障碍以极度的偏执和敏感多疑为特点。这种人格障碍始于成年早期,男性多于女性。

1. 敏感多疑　患者认为他们周围的人或现象都对自己别有用心,对他人中性或善意的动作歪曲而产生敌意和蔑视,无端的猜疑,认为别人在伤害、欺骗、剥削自己。这类患者经常产生病理性嫉妒或某些超价值观念。

2. 自我评价过高,对挫折和批评过分敏感　这类患者表面上看起来似乎很骄傲,认为自己能力很强且非常重要,倾向推诿客观,拒绝接受批评。对挫折和批评过分敏感,如受到质疑可能出现争论、诡辩,甚至冲动和攻击好斗。与患者外表表现出的自我评价过高相反,其内心可能存在强烈的自卑和不安全感。

3. 人际关系紧张　偏执性人格障碍患者在外表上显得严肃认真,做事不灵活,缺乏幽默感;内心常满怀委屈和怨恨,有着强烈的敌意和报复心,心胸狭隘,固执好辩;在行动上鬼鬼祟祟,遮遮掩掩,拐弯抹角,体验到强烈的不安全感,生活中总是处于紧张戒备状态。人们通常不愿意与偏执型人格障碍者接触,认为他们浑身是刺,横竖挑剔,很难与他们保持长久的关系。

偏执型人格障碍患者很难彻底治愈,其异常人格往往持续终身,有些是偏执型精神分裂症或偏执狂的前兆表现。

(二) 反社会型人格障碍

反社会型人格障碍以高度攻击性,缺乏耻感、罪感,法纪观念差为主要特征,以欺诈和操纵为核心,是对社会影响最为严重的类型,男性约为女性的3倍。

1. 易冲动　患者缺乏人生理想和目标,易激惹,易冲动,常有暴力行为,可能反复斗殴和人身攻击(对配偶和孩子)。其行为经常会造成扰乱社会秩序的事件,轻则扰乱一个家庭,重则出现枪击案或凶杀案。

2. 缺乏耻辱感和罪恶感　患者以自我为中心,极度自私,缺乏道德准则,且没有责任心。他们对自己做出的伤害他人的行为后显得轻描淡写、满不在乎,反而可能会责备受害者愚蠢或者活该,不会对自己行为的后果感到需要负责或者有羞耻、愧疚的情感。

3. 冷酷无情　患者缺乏同理心,冷酷无情,爱说谎话。对他人的感受、权利和痛苦显得无情、愤世嫉俗和蔑视。他们可能具有膨胀和夸大的自我评估,可能表现得言语流畅、谈吐流利,看起来迷人。他们缺乏恐惧,不在意自身或他人的安全,比如进行危险驾驶等。

4. 社会适应不佳　他们可能有很多的性伴侣,但无法维持单一的性关系。他们也可能是不负责任的父母,或者找不到缘由的长期失业(尽管有工作机会)。此外,在其履历中也可能发现既往打架斗殴、强奸、酗酒、偷盗等犯罪行为。

【知识链接】

"精神病态"与"社会病态"

早期对人格障碍进行研究的学者提出病态人格(psychopathic personality)这一术语,后来的学者发现当初这一概念的定义符合现今的反社会人格(antisocial personality disorder),故而又出现了狭义的病态人格的概念,专指反社会人格,提出以人格障碍(personality disorders)代替广义的病态人格。然而,随着研究的进一步深入,又分流出了"社会病态"这一概念。目前,精神病态多指一种先天的人格类型,而社会病态则多指后天形成的人格类型。

(三) 强迫型人格障碍

强迫型人格障碍患者以过分谨小慎微、严格要求、按部就班,追求完美但内心有不安全感为特征。

1. 追求完美　患者以高标准要求自己,过分地追求完美无瑕,故而做事苛求细节,事前反复思考,力图计划好一切,事后反复检验,谨小慎微。虽然在处理事情上,可以看得出他们井井有条,且时常可以在工作中取得一些成就,但由于过度紧张,他们也常表现出焦虑苦恼,甚至抑郁。

2. 道德感强　患者有较高的道德感,且不仅以此要求自己过度的自我克制,也很可能对身边的人有同样的要求。做事刻板,墨守成规,迂腐固执。因此,他们可能和身边的人关系紧张,人际交往受到限制。

目前,发现强迫型人格障碍与强迫性神经症之间的关系是确定的,具有这种人格障碍的患者容易发生强迫性神经症,且强迫性神经症患者大多病前也有这样明显的人格特质。此外,强迫型人格障碍患者与抑郁情绪也有关联。

【知识链接】

"完美主义"

完美主义(perfectionism)是强迫型人格障碍的重要特点。作为护理人员,经常在工作中被要求细致认真,追求完美。诚然,完美主义有帮助人们更好地适应工作和社会的作用,但不恰当的完美主义也会损害人们的心理健康。

鉴于完美主义是积极和消极的双刃剑,心理学家将完美主义区分为"积极完美主义"和"消极完美主义"两种。积极完美主义对个体心理健康是保护性因素,而消极完美主义则与强迫性神经症、抑郁、焦虑情绪以及进食障碍等有较高的相关性。

(四) 表演型人格障碍

表演型人格障碍又称癔症型人格障碍,女性多见。这类患者以人格过度情绪化和追求他人关注为特征。

1. 表演性强 患者一生的处事方式具有戏剧性,用过分夸大和做作的言行来表现自己,想方设法地吸引别人的注意力,当得到别人的注意时他们就感到满足,没人理睬就变得空虚无聊。他们所采用的戏剧、夸张式的行为和举止往往搅乱其社会关系。

2. 情绪波动大 他们多以自我为中心,极端情绪性,情感变化多端,易激动;对人情感肤浅,很难与他人保持长久的社会联系。长久的渴望外界的理解和评价,容易感到受伤害。渴望生活热闹和不平凡,不甘忍受寂寞。

3. 受暗示性和想象丰富 患者暗示性和依赖性强,且有高度的幻想性,往往把想象当成现实。

这类人格障碍与癔症的关系不像想象中那么密切,但由于他们强烈的情感反应和行为变化,常伴有吸毒、草率做决定以及易受伤等问题,也可为抑郁发作、焦虑性神经症等疾病的病前征兆。

(五) 分裂样人格障碍

分裂样人格障碍以情感冷漠、孤独、脱离社会为特点,男性多见。

1. 情感淡漠 患者最典型的特征是情感与现实分离,患者对任何事情都漠不关心,缺乏感觉,没有明显的情绪反应。他们对他人的肯定或批评显得无所谓,不会被他人的看法所困扰。

2. 性格孤僻 患者性格非常内向刻板,缺乏幽默感,喜欢独来独往,缺乏必要的社交技能,很难适当与他人交往,他们的工作和生活尽可能地远离人群或过着隐居生活。

3. 远离社会 患者不主动寻找,也不能享受人与人亲密的关系,这些人偏好一些机械或抽象的任务,适合于一些孤独、独处的工作。

4. 观念行为奇特 明显的无视公认的社会常规与习俗,由于无法适应社会,显得行为古怪奇特。

(六) 依赖型人格障碍

依赖型人格障碍以过度依赖、害怕分离为特征。

1. 自尊低下 患者总是低估自己的能力,内心无助,自尊低下,情感脆弱,非常害怕独处。因为担心失去别人的赞同和支持,他们很难表达自己的不同意见,特别是对他们所依赖的人。

2. 寻求帮助 在患者的人际关系中,他们总是被动的,倾向要求或需要别人为自己做出决定、承担责任。如果没有他人过度的建议和保证,他们就难以做出日常决定。

3. 害怕分离 患者生怕惹他人不高兴而被抛弃,从而没人照顾自己,常因害怕影响与他人的关系而对别人百依百顺,不敢提要求。对外来的批评相当敏感,当感到人际关系紧张或有冲突时,会非常焦虑不安。当亲密关系结束时,有毁灭和无助的体验。

(七) 边缘型人格障碍

边缘型人格障碍以自我形象、人际关系以及情感的不稳定以及冲动为显著特征,女性多于男性。

1. 情感不稳定　患者情感活动不稳定,经常突然出现情感低落、忧虑、烦躁、沮丧等。对环境变化非常敏感,在别人看来都是生活中的常见问题,但在患者眼里,这些问题犹如祸从天降,难以逾越,于是经常怒气冲冲,表现出不适宜的、过于强烈的愤怒,受连累和抨击的往往是患者的亲人和朋友。

2. 自伤行为　患者极端恐惧分离和"被遗弃",因此便发狂似地企图避免事实上的或想象中的被人抛弃,心情总是处于焦虑状态。为了发泄心中的不平衡,患者极易冲动,经常采用自我伤害的行为或威胁要自我伤害,如威胁或做出自杀或自残的事情,如割腕、用烟头烫身体、酗酒等。

3. 自我形象和人际关系不稳定　患者长期在自我形象、职业的选择、长期目标、性定位、交友、期待别人如何评价自己等方面不确定,总是在极度的理想状态和极度的贬低状态之间变化,一生总在寻找"完美的人",从一种人际关系跳到另一种人际关系。为了达到自我目的,患者在工作和生活中常采用操纵行为。

4. 生活层次低　患者长期空虚无聊,经常出没在酒吧等场所,企图用酒精和毒品来麻醉自己,以减轻焦虑的情绪。性生活轻率,常有多个性伙伴。生活中挥霍钱财,花钱缺乏计划性,甚至工作中有偷窃、投机取巧、行贿受贿等问题。

边缘型人格障碍由于其不易与精神分裂症的不典型类型、情感障碍以及其他人格障碍分辨,在学术界存在一定的争议。但这一概念目前已经在国际上经历了检验并被普遍接受,是临床工作中重要的一类。

(八) 自恋型人格障碍

自恋型人格障碍的患者常过高地评价自己,头脑中充满无限的成功、权力、智慧和幻想,而忽视他人的感受,因此造成与他人的社会关系紧张。在患者骄傲自大的背后,有着强烈的惭愧感和被抛弃感,他们夸张地表现自己,正是因为他们的内心缺乏对自身价值的自信。患者常伴有抑郁症而寻求帮助。

(九) 焦虑型人格障碍

焦虑型人格障碍患者以经常性紧张、焦虑为特点。患者办事缺乏自信,常有不安全感,总是提心吊胆,生怕出错。对别人的批评或评论非常敏感,生怕别人不能接受自己。生活中求稳,害怕改变和创新,总想回避某些日常活动。

五、治疗

(一) 治疗原则

对人格障碍患者的治疗原则是以心理治疗和再教育为主,必要时配合药物治疗,但仅用药物疗法不能治愈人格障碍。由于患者的异常人格是长时期形成的,很难在短期得以纠正,甚至终身难改,所以治疗目标不能期望过高,但也要摒弃无所作为的悲观思想。

(二) 治疗措施

1. 心理疗法　对人格障碍的治疗是以心理治疗为主。除一般性的支持治疗外,护士应与患者建立良好的治疗关系,帮助其认识人格上的缺陷,学会适应环境,逐渐纠正不正常的行为模式。鼓励患者参加团体治疗,通过有意义的活动,控制并改善自己的偏离行为。

2. 药物疗法 药物不能治疗人格障碍本身,但能有效地控制患者的某些症状,便于更好地接受心理治疗。如当患者出现急性精神分裂样改变时,可服用氯氮平、氟哌啶醇等抗精神病药物;当情绪不稳定时,可服用碳酸锂、卡马西平、丙戊酸钠来稳定情绪;当患者易冲动而伴有抑郁时,用抗抑郁药常有较好的效果,如服用氟西汀、文拉法辛等;焦虑明显时可用苯二氮䓬类药物处理。

第二节 常见人格障碍患者的护理

一、护理评估

(一)健康史

1. 个人成长史 人格障碍的特点是早年开始,于儿童期或少年期起病,到青春期开始定形。护士应评估患者是否从小出现人格偏离现象。

2. 既往史

(1)偏执型人格障碍患者 是否在童年时就开始出现孤独、敏感、言语刻薄,到成年早期(青春期)是否表现出猜疑和偏执。

(2)反社会型人格障碍患者 是否在15岁之前(幼年时)有明显行为失常表现,如学习成绩不良、不遵守学校纪律、经常逃学、被学校开除、离家出走、过早性行为、说谎、虐待动物、破坏公物、偷窃等。

(3)强迫型人格障碍患者 是否在幼年时表现为过分要求严格或完美无缺。

(4)焦虑型人格障碍患者 是否在幼年时性格表现为退缩、回避的特点。

(5)依赖型人格障碍患者 是否在幼年时表现出对他人过分地依赖和需要他人的保护。

3. 家族遗传史 近系三代以内有无人格障碍或其他精神疾病病史。

(二)生理心理评估

1. 躯体症状 人格障碍以心理和行为问题为主,很少有生理症状,但如果人格障碍与其他疾病同时出现时,也可出现生理症状。

2. 心理行为状况 不同类型的人格障碍有其特有的心理或行为上的异常表现,评估时应注意相应特征。同时,应注意评估患者的应对方式、情绪状态、心理资本等。

3. 人际关系状况 人格障碍患者由于其思维和行为方式与现实的社会文化不一致,因此常出现人际关系紧张。① 由于偏执型人格障碍患者经常表现为敏感多疑、报复心强、过分固执,因此很难与别人相处,人际关系不融洽,缺乏知心朋友。② 由于反社会型人格障碍患者不懂得也不可能真正地关爱别人,为了满足自己的需要,他们利用、唆使别人,遭受伤害的往往是亲人和朋友。③ 边缘型人格障碍患者人际关系紧张而不稳定,经常把敌意投向所依赖的人,常使亲人和朋友精疲力竭。④ 在依赖型人格障碍者的人际关系中,患者总是过度依赖他人,想方设法地摆脱责任,生怕惹人不高兴而被别人抛弃,从而没人照顾自己,当感到人际关系紧张或有冲突时,就会非常焦虑不安。⑤ 表演型人格障碍患者人际关系肤浅,总想操纵和支配别人,患者所采用的戏剧、夸张式的行为和举止经常搅乱其社会关系。⑥ 自恋型人格障碍患者过高地评价自己,头脑中充满无限的成功、权力、智慧和幻想,而忽视他人的感受,其行为经常造成与他人的社会关系紧张。

4. 社会功能状况 患者自理能力情况,是否能正常参加和完成学习、工作等社会活动。

135

5. 饮食、睡眠及两便状况。

（三）家庭社会评估

评估患者的家庭成员及亲友、同事、同学等对其的评价；患者的成长经历、婚姻状况、家庭结构和氛围、社会经济地位（包括职业、收入水平、父母文化程度等）；患者的社会支持系统、家属对治疗的配合程度；患者近期有无应激事件；社区环境和工作单位是否影响患者的康复。

（四）实验室及其他辅助检查

血常规、尿常规、粪常规、血生化检查、心电图检查、脑电图、脑功能磁共振检查。

二、护理诊断

1. 焦虑　与内心空虚、自尊低下和过度紧张有关。
2. 抑郁　与自尊低下、过度敏感有关。
3. 有暴力行为的危险（对自己或他人）　与冲动控制障碍有关。
4. 应对功能障碍　与情绪控制障碍及难以适应社会规范有关。
5. 自我概念紊乱　与缺乏自信或道德观念过强有关。
6. 社会功能障碍　与行为偏离正常、难以适应正常社会生活有关。

三、护理目标

1. 治疗期间患者不伤害自己或他人。
2. 学会正确地面对自己的异常情绪，并用恰当的方式进行表达。
3. 发现自己的不合理认知并进行调整。
4. 学会新的、更适应的应对方式。
5. 提升社交技能，能以恰当方式进行人际交往。
6. 能够正确地认识和接受自己的人格特征，并进行恰当调整。
7. 根据实际情况延迟个人需要，遵守医院相关规定。

四、护理措施

（一）安全和生活护理

1. 提供安全、安静的环境，避免各种刺激性因素，有利于稳定患者的情绪。
2. 重视患者的主诉，及时发现和预测可能的危险因素。
3. 提高患者的自控能力，提供有效的求助途径。
4. 鼓励、陪伴患者参加作业活动、工娱文体活动，满足患者归属与爱、尊重的需要，并以此适应社会环境、学习社会交往。

（二）心理护理

1. 与患者建立有利于治疗的护患关系　对患者表示尊重、关怀，主动接触患者，倾听其心声和感受，满足其合理需求。护理人员应注意以专业的态度对待患者不恰当的人际交往方式，不将个人情绪带入工作。
2. 帮助其认识自身人格的缺陷　在良好护患关系的基础上，适时以恰当的方式帮助患者认识自己的人格缺陷及形成原因。在接纳自身特质的基础上，理解到不良行为对自己和他人的危害，并产生改变的意愿。
3. 培养共情能力　大部分人格障碍患者存在对他人情绪情感的共情缺陷，无法正确地感知他人情感,从而难以理解和尊重他人。护理人员应帮助患者换位思考,感同身受,理解和尊重他人的人格和人权,对个人需要不能只考虑自我满足,避免由此引发的不恰当人际交往和越轨行为。

4. 提升自尊 通过帮助患者理解和接纳自己以及提供一些正向支持,提升自尊水平,降低人际敏感,正确地看待自己的优劣势,从而更好地调节情绪并进行人际交往。

5. 调节行为和冲动控制 教会患者用更恰当的方式应对挫折、表达情绪,以及在冲动情绪中如何转移注意和控制自己的冲动行为。教会患者人际交往技巧并进行模拟练习。在患者表现良好或者取得进步时及时给予鼓励和支持。

(三) 特殊护理

1. 及时发现和干预患者可能出现的攻击行为或自伤行为,找到可能的应激源,及时进行排除。

2. 当攻击行为和自伤行为出现时,应有相当数量的工作人员有力地制止,必要时进行约束和隔离;按医嘱给予镇静药物;处理他人或患者的伤口并清理现场;向患者讲解当前处理的必要性;针对暴力行为,医护人员应采取一致和坚决的态度及相应的护理措施。

3. 鼓励患者参加工娱活动和团体治疗,在人际互动及社会活动中反思自己的人际交往模式并进行调整。

(四) 预防与健康教育

人格障碍的发生、形成以及预防和干预都与家庭有着密切的关系。因此,对人格障碍所采用的健康教育的目的,是使家庭成员正确地了解该疾病的特点,从而配合医师和护士的治疗和护理,有助于患者人格的恢复。

首先,护士应向家属讲清楚,人格障碍的形成与患者早期所受的社会和家庭环境的影响有关。因此,家庭的每个成员在患者重建健康人格方面都将担负着一定的责任。

其次,家庭成员要有充分的心理准备,患者给家庭和社会所造成的影响是巨大的、持久的。护士应使家属知道,患者的行为是令人不能接受的,但作为家庭成员,家庭必须接受患者。同时,护士应使患者知道,家庭不能接受的是患者的行为而不是患者本人。因此,创造舒适的家庭环境,与患者保持正常的人际关系是家庭护理的核心。家庭所有成员要正确地对待患者的行为,防止意外事故的发生,防止焦虑升级而导致冲动行为(自残或伤害他人)。

学校、家庭及社会的作用可极大限度地影响人格障碍患者的恢复,除对已有的人格障碍患者的再教育外,也应注重婴幼儿和青少年时期的正确抚养与教育,保持和睦的家庭气氛,不断地改善社会环境,帮助培养良好的行为习惯,形成正确的人生观和价值观。

【知识链接】
年龄与人格障碍的诊断

很多青春期的同学经常会感觉自己的人格也有诸多问题,担心自己也有人格障碍。但实际上年龄未满 18 岁,医学上是不予诊断人格障碍的。这是因为 18 岁以前,人格的可塑性相对较强,特别是青春期这一阶段,是调整和改善自己人格的重要时机。

五、护理评价

人格障碍患者的改变是缓慢的,不能急于求成,要注重患者微小的改进,逐渐增加患者对他人的信任感,改善人际关系。

对偏执型人格障碍患者的护理评价应注重以下问题:

1. 患者是否对自己的无端多疑有所认识。

2. 与家庭成员的关系是否得到改善。

反社会型人格障碍患者的出院指征包括：① 患者能控制冲动。② 患者能与他人开始建立互相信任关系。③ 患者能及时发现自己的焦虑并且得到减轻或控制。

对强迫型人格障碍的评价应包括：患者是否能制订相对弹性的准则以及是否能接受一定程度上的不完美。

对表演型人格障碍的评价应包括：患者能否用相对平实可信的方式陈述问题，情感表达是否贴切。

护士应用护理程序对边缘型人格障碍的患者进行护理，若治疗护理成功，患者能用非防御的方式表达感情，很少表现出可怜相，很少产生冲动及对他人表现出敌意，能心平气和地处理矛盾及用适当的方式发泄内心的不平衡。

本 章 小 结

人格障碍是正常人格特质的病理性增强，使患者形成一贯性的异常行为模式，并招致严重的适应不良和显著的功能障碍。其主要特征是：① 早年开始，于童年或青少年起病。② 人格的一些方面过于突出和增强，导致牢固和持久的适应不良。③ 对本人带来痛苦和贻害周围。

在临床上，许多患者的人格障碍并非十分典型，兼具有多种人格障碍的特质，准确分型并不容易。几种重要的人格障碍类型和临床特征如下：

类型	临床特征	与精神心理疾病的关联
偏执型人格障碍	敏感多疑，自我评价过高，对批评和挫折过分敏感，心胸狭隘，报复心强	可能为偏执型精神分裂症或偏执狂的前驱表现
反社会型人格障碍	冷漠无情，无羞耻感和罪恶感，法制观念差，高度攻击性	15 岁前多表现为品性障碍
强迫型人格障碍	追求完美，井井有条，墨守成规，道德观念过强	与强迫型神经症、抑郁发作关系密切
表演型人格障碍	表演性强，情绪波动大，受暗示性高和想象丰富	可为抑郁发作、焦虑性神经症等疾病的病前征兆

人格障碍药物治疗效果不佳，主要通过心理治疗和再教育进行调整，但治疗过程较为困难，且所需时间较长，应保持谨慎的乐观，不宜期待过高。

在对患者的护理工作中，主要以心理护理为主，同时注意安全护理，防止出现冲动攻击或者自伤行为。此外，应注意健康宣传教育，预防为主。

- -

练习题

（一）A1 型题

每一考题下面有 A、B、C、D、E 五个备选答案，请从中选择一个最佳答案。

1. 人格障碍最主要的治疗方法是　　　　　　　　　　　　　　　　　　　　　　　　（　　）

　　A. 心理治疗　　　B. 药物治疗　　　C. 电休克治疗　　　D. 工娱康复治疗　E. 社会工作

2. 哪种类型的人格障碍最可能出现犯罪行为　　　　　　　　　　　　　　　　　　　（　　）

    A. 偏执型   B. 边缘型   C. 反社会型   D. 表演型   E. 分裂样

3. 反社会型人格障碍最有可能说出以下哪一句话   (   )

    A. 我经常非常的焦虑

    B. 我对自己所犯的罪行感到内疚

    C. 我不理解警察为什么逮捕我，我没做错什么

    D. 真抱歉，我又让我的父母失望了

    E. 我为我的过错感到丢脸

4. 关于人格障碍，以下哪一项说法是正确的   (   )

    A. 通常是发生了某个重大事件后产生的人格突变

    B. 诊断人格障碍需要患者年满 15 周岁

    C. 药物治疗效果显著

    D. 患者的人际交往受损

    E. 患者主要是自己比较痛苦，一般不影响周围人

5. 哪一种类型的人格障碍最可能出现追求完美   (   )

    A. 偏执型   B. 强迫型   C. 边缘型   D. 表演型   E. 分裂样

6. 哪一种类型的人格障碍最可能出现自伤行为   (   )

    A. 偏执型   B. 强迫型   C. 边缘型   D. 表演型   E. 分裂样

7. 当护士听到两个实习护生说"某某患者根本就不想死，她是假装割腕，从而引起人们对她的
   关注"时，应如何对两个实习护生解释   (   )

    A. 护理这样的患者是很不容易的，不过过不了几天她就要出院了

    B. 你们做好自己的工作就行了，不用理睬她

    C. 任何企图自我伤害的尝试都是严肃的，安全最重要

    D. 你们永远也无法成为合格的护士，快干活去

    E. 割腕有时也是严重的，失血过多也是会死人的

8. 哪一种类型的人格障碍的特征是对批评和表扬都无动于衷   (   )

    A. 偏执型   B. 强迫型   C. 边缘型   D. 表演型   E. 分裂样

9. 哪一种类型的人格障碍的特征是对批评过分敏感   (   )

    A. 偏执型   B. 强迫型   C. 边缘型   D. 表演型   E. 分裂样

10. 哪一种类型的人格障碍的特征是墨守成规，井井有条，对规则过度重视   (   )

    A. 偏执型   B. 强迫型   C. 反社会型   D. 表演型   E. 分裂样

11. 哪一种类型的人格障碍的特征是漠视社会规则，可能出现越轨行为   (   )

    A. 偏执型   B. 强迫型   C. 反社会型   D. 表演型   E. 分裂样

12. 以下属于边缘型人格障碍的特征是   (   )

    A. 要求他人为自己生活中的重要事件进行选择

    B. 倾向逃避责任

    C. 过分夸大自我的价值

    D. 受暗示性强，想象丰富

    E. 情绪、自我意向和人际关系的不稳定

（二）A2 型题

    每一道考题以一个小病例出现，其下面均有 A、B、C、D、E 五个备选答案，请从中选择一个最佳
答案。

13. 电视剧《不要和陌生人说话》中主角安嘉和，为人敏感多疑，总是怀疑自己的妻子有外遇，对妻子与他人正当的交往也无法忍受，总怀疑妻子在欺骗自己，甚至出现家暴行为。该角色最可能的诊断是　　　　　　　　　　　　　　　　　　　　　　　（　　　）

  A. 偏执型人格障碍   B. 强迫型人格障碍   C. 反社会型人格障碍

  D. 表演型人格障碍   E. 分裂样人格障碍

14. 曾经轰动全国的"爆头哥"犯下多起枪击案，作案冷静，手段残忍，对被害人毫无同情怜悯之心。"爆头哥"最可能患有　　　　　　　　　　　　　　　　　　（　　　）

  A. 偏执型人格障碍   B. 强迫型人格障碍   C. 反社会型人格障碍

  D. 表演型人格障碍   E. 分裂样人格障碍

15. 网红"芙蓉姐姐"举止言行夸张，富有表演色彩。如果芙蓉姐姐的行为并非炒作，是其原本的性格表现，对她可能的诊断是　　　　　　　　　　　　　　　　　　（　　　）

  A. 偏执型人格障碍   B. 强迫型人格障碍   C. 反社会型人格障碍

  D. 表演型人格障碍   E. 分裂样人格障碍

16. 患者，男性，38岁，被诊断为偏执型人格障碍。护士发现患者不愿与人接触，当另一位患者表示愿意与他接近时，他却表现出非常高傲的样子，用眼瞟了那位病友一眼，一个字也没说，使那位病友感到很尴尬。当护士邀请患者参加小组活动时，他说"我不能忍受这类的事"。下列哪一项护理诊断对这位患者合适　　　　　　　　　　　　　　　（　　　）

  A. 愤怒   B. 恐惧   C. 无助感

  D. 活动无耐力   E. 社交功能障碍

17. 某同学，女性，16岁。总担心自己在同学眼中的形象，看到周围有同学在聊天就担心是不是在谈论自己。明知事实可能不是这样，但克制不住自己的担心。该同学比较可能是

                         （　　　）

  A. 偏执型人格障碍   B. 强迫型人格障碍   C. 反社会型人格障碍

  D. 表演型人格障碍   E. 青春期敏感

18. 患者，女性，24岁。因试图割腕自杀被第18次送入医院，被诊断为边缘型人格障碍。入院后护士与患者共同制订出"不自伤协议"，在评估患者对此协议的认识时，患者说的哪一句话说明"协议"已经奏效　　　　　　　　　　　　　　　　　　　　（　　　）

  A. 当我焦虑时我会使劲忍着

  B. 当我焦虑时我会回到自己的屋里，关上门，自己反思

  C. 当我生气时我会找医师要求开药

  D. 当我焦虑升级不能自控时，我会通知护士

  E. 只要我保持好的心情，再也不会发生焦虑现象

19. 患者，男性，36岁，被诊断为反社会型人格障碍。一日早晨，他遇到护士甲，对护士甲说："你不像护士乙说的那样坏。"然后他又到护士乙那儿说："你与护士甲因为某某原因有矛盾。"患者的所作所为属于以下哪一种行为　　　　　　　　　　　　　　　（　　　）

  A. 关心   B. 客观判断   C. 产生内疚   D. 操纵   E. 引诱

（三）A3 型题

以下提供了若干个病例，每个病例下设2～4个考题，请根据病例所提供的信息，在每道考题下面的A、B、C、D、E 五个备选答案中选择一个最佳答案。

（20～21题共用题干）

患者，女性，23岁，被诊断为边缘型人格障碍。患者曾多次因割腕伤自己的前臂入院，这次负

责患者入院的护士对她的经历很同情,并精心照顾她,患者非常喜欢这位护士,愿意将自己的经历与这位护士诉说。

20. 一周后,患者突然对这位护士说:"你过去对我很好,我喜欢你,但现在我恨你。"对患者的发泄,护士可评估患者的行为是　　　　　　　　　　　　　　　　　　　　　( )
   A. 愤怒　　　　B. 否定　　　　C. 分裂和操纵　　D. 自然反应　　E. 恐惧

21. 患者下列的哪个行为特点提示医护人员要经常开会讨论　　　　　　　　　　　( )
   A. 挑拨医护人员引起医护人员之间的冲突
   B. 对压力不能适应和调节
   C. 不能获得真正的情感
   D. 对自残行为的解释
   E. 自理能力差

(22～25题共用题干)

患者,男性,28岁,由法院派人送到精神病医院。患者由两位保安驾着胳膊送进医院,嘴里不停骂着他的妻子。据护送患者的人讲,患者在家饮酒后,打了妻子,又到饭店与其他人争吵,于是有关部门送来做精神障碍评估。患者的历史表明其自幼对宠物残忍,长大后曾多次因打架被送入看守所。医师初步诊断为反社会型人格障碍。

22. 患者说的下列哪一句话说明他有反社会型人格障碍的特点　　　　　　　　　　( )
   A. 我真不该又打架,我母亲知道了她又会头痛的
   B. 我总是做蠢事,今后一定改
   C. 我脾气不好,但每次我都会控制
   D. 我的妻子太烦人了,但每次打完她我都会后悔
   E. 我的妻子太烦人了,她该打

23. 下列哪一个护理诊断对患者入院时最合适　　　　　　　　　　　　　　　　　( )
   A. 有暴力行为的危险(对他人)　　　B. 有暴力行为的危险(对自己)
   C. 思维改变——幻听　　　　　　　D. 社会隔离
   E. 恐惧

24. 患者为了自己的利益对他人采取操纵和攻击的行为,医护人员经过讨论准备对他采用环境限制的护理措施,其理由是　　　　　　　　　　　　　　　　　　　　　　　( )
   A. 环境限制能为患者提供一个反思的机会
   B. 当患者不能自控时,外部限制是有必要的,以保证他人的安全
   C. 环境控制能降低患者的焦虑
   D. 环境限制会诱导患者产生内疚
   E. 环境限制为患者提供发泄愤怒的场所

25. 当治疗持续一段时间后,医护人员需高度注意的护理措施是　　　　　　　　　( )
   A. 生活常规护理　　　　　　　　　B. 增加患者的营养
   C. 加强患者的身体锻炼　　　　　　D. 观察患者的自杀倾向
   E. 保持一致性,防止被操纵

(26～29题共用题干)

患者,男性,35岁,已婚,大学文化水平,职员。父亲为县级官员,对子女要求严格。父亲为人做事按部就班,为政清廉,一丝不苟,做事迂腐不灵活,时间观念强,从不迟到早退。患者酷似父亲,在幼儿园即与一般孩子不同,上学前一定要穿得整整齐齐,书包内文具排列有序。回家后脱下的衣

服鞋子放在固定的地方。刻苦读书,兴趣爱好不多,几乎无娱乐活动。毕业后到机关工作,做事认真负责,严格守时,严格要求自己,对什么都要求完美无瑕,反复检查,导致工作效率不如他人。办公桌上的用品有固定的摆放,旁人乱动会非常生气,因此与同事相处不佳。由于对自己要求高,时常有紧张、抑郁的情绪,近期因为工作压力过高难以入睡,心情低落,入院治疗。

26. 患者最可能的诊断是 （　　）
   A. 偏执型人格障碍　　　B. 强迫型人格障碍　　　C. 反社会型人格障碍
   D. 表演型人格障碍　　　E. 分裂样人格障碍

27. 患者入院前查阅相关资料,将自己的情况条分缕析,写在纸上给医师和护士一条一条说,经常指出觉得医师和护士做得不对的地方。针对这种情况,医师和护士应 （　　）
   A. 和患者进行辩驳
   B. 不予理睬
   C. 表示患者说的正确并给予鼓励
   D. 认真倾听的同时鼓励患者相信医护人员
   E. 细致地进行讲解,帮助患者掌握专业知识

28. 本次患者入院最主要是因为 （　　）
   A. 人格障碍　　　B. 情绪问题　　　C. 强迫性神经症
   D. 社交功能损害　　　E. 工作效率降低

29. 根据案例资料,造成患者人格问题最大的可能是 （　　）
   A. 遗传因素的影响　　　B. 脑部器质性病变　　　C. 社会文化的影响
   D. 家庭教育的影响　　　E. 工作环境的要求

第十一章　器质性精神障碍患者的护理

教学视频　　教学课件

学习目标

1. 掌握　谵妄综合征和痴呆综合征患者的临床特点和护理措施。
2. 熟悉　器质性精神障碍的概念、病因和发病机制。
3. 了解　器质性精神障碍的分类和治疗。
4. 结合临床案例,运用所学知识对患者进行护理评估,做出护理诊断,制订护理计划、措施,做好评价。

在综合性医院就诊的患者中,脑或躯体疾病的发生发展常可伴随出现精神障碍。全球有超过2 600 万人患"老年痴呆症",其中 1/4 在我国,达 600 万～700 万人。该病已成为继心脑血管疾病、癌症和卒中后威胁老年人健康的"第四大杀手"。本章将重点介绍脑器质性精神障碍中的谵妄和痴呆的临床特点以及护理要点。

【案例导入】

患者,男性,66 岁,退休工人,高中学历,已婚。主诉:智能减退 2 年余,加重 5 个月。患者自2021 年年底无明显原因开始出现反应迟钝,刚开始症状表现不明显,生活可自理,后逐渐加重,近期记忆力明显下降,经常丢三落四,张冠李戴,慢慢发展到不会写字,不会看时间,不注重仪表形象,5 个月前开始出现远记忆力减退,不能回忆自己的重大经历,不认识家门,找不到家,叫不出家人名字,伴情绪低落,言语减少,常答非所问。患者生活、进食无规律,饥饱无度,睡眠尚可,二便尚能自理。既往无高血压、脑卒中病史,否认脑外伤、脑肿瘤、脑炎等病史。家族无精神疾病史及痴呆史。

思考题:

1. 根据病史,说出主要的护理诊断。
2. 针对这些护理诊断制订护理措施。

第一节　概　　述

一、基本概念

器质性精神障碍(organic mental disorder)是指原发于脑部疾病或继发于躯体疾病所致的精神

障碍。前者称为脑器质性精神障碍,包括脑变性疾病、脑血管病、颅内肿瘤、颅内感染、脑外伤、癫痫等所致精神障碍。后者称为躯体疾病所致精神障碍(也称为症状性精神疾病),继发于如内分泌疾病、营养代谢性疾病、躯体感染性疾病、结缔组织病等。

精神障碍通常被分为器质性精神障碍和功能性精神障碍,但这种区分只是相对的、有条件的、暂时的,不可误认为功能性精神障碍不存在器质性改变。随着科技的发展,现已在许多功能性精神障碍,如精神分裂症和心境障碍等的遗传学、神经生化和病理学研究中,发现了一些确定的神经系统病理改变。

二、流行病学特点

一般认为,谵妄的发生率在内外科住院患者中为 5%～15%;内科重症监护病房(ICU)患者中为 15%～25%;外科 ICU 患者中为 18%～30%;严重烧伤住院患者中为 20%～30%;胸腔术或冠状动脉搭桥术后患者中为 30%;老年病房住院患者中为 16%～50%,可见其发生率之高。痴呆患者中阿尔茨海默病占 60%～70%。美国老龄学会(NIA)报告,65 岁以上人群中年龄每增加 5 岁,痴呆患者数增加 1 倍;71～79 岁年龄人口患病率为 5%,80～89 岁患病率为 24%,90 岁以上为 37%。该研究还认为,估计到 2050 年,65 岁以上人口中痴呆患者可达 1100 万～1600 万,疾病总负担仅次于心脏病和癌症,排第 3 位。

- -

【知识链接】

阿尔茨海默病的由来

1901 年 11 月初,德国医师阿洛伊斯·阿尔茨海默(Alois Alzheimer,1864—1915 年)在德国法兰克福精神病院收治了一名叫奥古斯特·德特尔(Auguste Deter)的 51 岁女性患者。该患者的症状为短期记忆力下降,失语,方向性差,有听幻觉,妄想偏执,易激动,焦虑并患有进展性的神经精神障碍。症状恶化较快,一年以后就发展为远记忆力下降,难以沟通,并出现狂躁。1906 年 4 月,患者死于压疮败血症。阿尔茨海默医师在征得家属同意后对患者大脑进行固定、染色和切片检查,发现了大脑叶的明显萎缩,尤其是记忆、思考、判断和语言功能的大脑皮质萎缩严重,好几个大脑下部区域也存在明显的神经元缺失,神经元细胞里面出现了奇怪的纤维病变,并有许多类似球形斑块的生物沉积物遍布患者的大脑和大脑血管。阿尔茨海默在参加 1906 年 11 月 4 日举办的"第 37 届德国西南部精神病学家会议"时,向德国科学界公布了这个病例,但当时并未引起重视。直至 1910 年,克雷丕林(Kraepelin)在他的第 8 版《精神病学》中首次用阿尔茨海默病(Alzheimer disease)描述了这种疾病,从此就被一直沿用至今。

- -

三、病因和发病机制

(一)器质性因素

1. 脑器质性精神障碍　由脑组织结构的损害引起神经递质代谢紊乱,出现精神异常。精神症状的表现常与病变部位、损害范围、严重程度、损害发生的急缓和进展快慢有很大的关系,而与病变的性质关系不大。

2. 躯体疾病所致精神障碍　精神症状的发生或出现与各种躯体疾病的严重程度是否引起大脑功能紊乱有直接关系,如躯体疾病引起的高热、严重脱水、严重缺氧、酸碱失衡、电解质紊乱、毒性中间代谢产物蓄积、维生素缺乏、脑微循环改变时均有可能导致精神障碍的发生。

（二）年龄

婴幼儿与老年患者易发生谵妄,老年和青壮年患者易发生遗忘综合征和痴呆综合征。

（三）遗传倾向

布鲁勒(Bleuler)发现,具有类精神分裂症和类躁郁症症状的脑肿瘤患者家族中精神分裂症及躁狂症和抑郁症患病率高于普通居民,认为肿瘤本身并不导致精神分裂症与躁郁症,而是与脑肿瘤增强了遗传倾向的外显率有关。临床表现可呈现为类精神分裂症、类情感障碍、类神经症、类躁狂状态等精神疾病状态。

（四）心理社会因素

各种心理社会因素(如婚姻失败、家庭成员关系紧张、家庭经济拮据、居住拥挤、受教育程度、污染、过劳等)和个体的人格特征、神经功能类型等都可作为器质性精神障碍发生的诱因或促发因素。

四、临床特点

（一）谵妄状态

谵妄状态(delirium state)又称急性脑病综合征(acute brain syndrome),是病因学上无特异性的急性认知损害综合征,其核心表现为在意识清晰度下降的基础上出现意识内容的障碍和广泛认知功能障碍。意识障碍、注意障碍和记忆障碍是判断谵妄的三个必要条件。

谵妄具有起病急、变化大、病程短、波动性(一般夜间发作)、可逆性等特点。其中症状的昼轻夜重(又称"日落效应")是鉴别器质性与非器质性症状的重要特点之一。少数患者有 1～2 日的前驱期,表现为倦怠、焦虑、恐惧、失眠、多梦等。病程可持续数小时或数日,典型的谵妄通常 10～12 日可完全恢复,偶可超过 1 个月,甚至持续数月。具体临床表现如下:

1. 意识障碍　核心症状是意识的清晰度下降。根据原发疾病和严重程度的不同,变化幅度较大。轻度可只表现为意识恍惚、反应迟钝、交谈时心不在焉或词不达意,可因忽略患者存在意识障碍而发生误诊。中度可表现为注意力涣散,出现周围环境定向障碍,首先累及时间定向障碍,其次是地点定向障碍。重度可出现人物和自我定向障碍。

2. 知觉障碍　多以恐怖性的错觉和幻觉为主,如输液器被看成蛇,药片被看成虫等,有别于功能性精神障碍的知觉障碍。以幻视多见,其次为幻听。

3. 思维障碍　主要表现为思维不连贯、言语凌乱;推理与解决问题的能力受损;常有继发于幻觉或错觉的妄想,妄想结构呈片段性、不系统性,妄想内容呈不固定性、多变性,持续时间短暂。注意思维不连贯是在意识障碍的基础上出现的,有别于思维破裂。

4. 记忆障碍　以即刻记忆和近记忆障碍最为明显,特别是对新近发生的事情难以回忆。

5. 情绪障碍　常见有焦虑、紧张、恐惧、抑郁、易怒,甚至欣快。

6. 精神运动障碍　患者常有不协调的精神运动性兴奋(如无目的地摸索、喊叫、扭动、翻滚或出现职业性的重复动作),少数可出现精神运动性抑制。

7. 神经系统症状

(1) 运动障碍症状　如震颤、扑翼样运动、多发性肌阵挛等。

(2) 感觉障碍症状　感觉消失、感觉减退等。

(3) 自主神经功能障碍症状　如皮肤潮红或苍白、多汗或无汗、瞳孔扩大或缩小、血压升高或降低、心跳加快或减慢等,在多数患者中可见到。

8. 睡眠形态紊乱　典型表现为昼夜睡眠颠倒。

谵妄是一种器质性疾病的急性症状,应尽快去除器质性病因,避免造成脑组织永久性的损害。

如原发疾病未得到有效治疗,可出现大脑不可逆的病理变化;长时间的兴奋躁动、进食不良可引起躯体功能衰竭而死亡。

(二)痴呆状态

痴呆状态(dementia state)也称慢性脑病综合征(chronic brain syndrome),是指较严重的、持续的认知障碍。临床上以缓慢出现的智能减退为主要特征,伴有不同程度的人格改变,但没有意识障碍。痴呆状态呈进行性变化,多不可逆,多见于慢性脑部病变,如阿尔茨海默病和脑血管病。其中,阿尔茨海默病最常见,占所有老年痴呆症的60%~70%,女性多于男性,多数发生在65岁以上,随年龄增大发病率上升;其次是脑血管病性痴呆,占所有老年痴呆症的20%,男性多于女性,大多发生在50~60岁;其他病因可见于脑外伤、脑肿瘤、脑膜炎、神经梅毒和药物中毒等。具体临床表现如下:

1. **早期表现**　最早出现的症状为近记忆力的下降。突出表现为对新近发生事物的记忆下降,学习新事物的能力明显减退。因此期对自身疾病尚有自知力,患者常出现焦虑、苦恼、易激惹等心理反应;开始出现个性改变,开一些不合时宜的玩笑,变得多疑、固执、不注重仪表。此期远记忆力受损不明显。

2. **中期表现**　近记忆力明显下降,远记忆力开始受损,瞬间记忆力受损较晚;理解、判断、计算、定向力均受损;思维失去条理性、日渐贫乏,说话离题、形容词缺少;智能与个性缺损较为严重,常出现判断错误、妄想;动作缓慢、控制力下降,如出现偷窃、性犯罪等行为。

3. **晚期表现**　智能和人格衰退达到严重程度。记忆力包括瞬间记忆均极差(出门不知道回家、事情刚过即忘、找不到厕所和床等);个人生活自理能力丧失;言语理解与表达能力严重受损,最终可发展为失语;行为刻板或表现为某些职业性刻板动作;最后发展为大小便失禁、肢体瘫痪、卧床不起,多死于感染、内脏疾病或衰竭。

- -

【知识拓展】

谵妄综合征、痴呆综合征、遗忘综合征、重症抑郁的区别

	谵妄综合征	痴呆综合征	遗忘综合征	重症抑郁
主要特征	意识障碍为主	智能减退为主	近事记忆障碍、言语虚构	情感低落、思维迟缓、言语动作减少
其他症状	注意力涣散,记忆减退,定向障碍,错觉、幻觉、妄想	认知障碍、人格改变,无意识障碍、不可逆	选择性、局灶性认知障碍,意识清晰、智能相对良好	注意力涣散、记忆力减退、自罪妄想、消极悲观、睡眠障碍
预后	良好	可改善	可改善	较好

- -

五、治疗

(一)治疗原则

治疗原则以病因治疗为主,对症治疗为辅,结合支持治疗和心理治疗等综合性治疗措施。

(二)治疗措施

1. **谵妄的治疗**　包括病因治疗和支持、对症治疗。病因治疗指针对原发性脑部器质性疾病的治疗;支持治疗包括维持水、电解质及酸碱平衡,适当补充营养;对症治疗是指针对患者的精神症状给予抗精神病药物,为避免药物加深意识障碍,应尽量小剂量、短期治疗,首选氟哌啶醇,因其嗜睡

与低血压等不良反应较轻;有肝脏疾病者和酒精依赖者应避免使用氯丙嗪,以免引起癫痫发作;睡眠障碍者可适量给予镇静催眠药改善睡眠。此外,安静的环境与柔和的灯光可减少因光线不足产生的错觉,并可避免因光线过强而影响睡眠。

2. 痴呆的治疗　治疗原则是提高患者的生活质量,减轻患者给家庭带来的负担。首先,应及早治疗病因;其次,需评估患者认知功能和社会功能损害的程度,以及精神症状、行为问题和患者的家庭和社区资源等。重要环节是维持患者躯体健康,提供安全、舒适的生活环境,以及药物对症治疗。可应用促脑代谢药、血管扩张药、神经肽类药等,改善患者的认知和记忆功能。抗精神病药物可用于对抗精神病性症状、激越行为和攻击行为,但可导致锥体外系不良反应和迟发性运动障碍,故应从低剂量开始,缓慢加量,症状改善后减量或停止用药。抗抑郁药可用于痴呆伴发抑郁的患者,可明显改善痴呆症状。但须注意,三环类药物的抗胆碱不良反应可加重认知功能的损害。心理治疗对痴呆患者认知症状的改善也可起到一定的作用。

第二节　常见器质性精神障碍患者的护理

一、谵妄综合征患者的护理

谵妄综合征起病急、变化快,病情可逆,经过及时恰当的治疗和护理,多数预后较好。护理的终极目标是恢复患者全部的脑功能。

(一) 护理评估

1. 健康史

(1) 一般情况　了解姓名、性别、年龄、单位、职业、住址、文化程度、婚姻状况等。

(2) 现病史　患者有无脑器质性疾病,与精神障碍之间的关系,患者的主诉及主观感受,促使患者就医的临床症状,治疗经过。

(3) 既往史　患者既往有无脑器质性和躯体疾病史,有无严重感染和中毒史以及过敏史,是否患过精神障碍疾病,其诊断、治疗、用药史及疗效如何。

(4) 家族遗传史　患者两系三代以内家族成员中有无谵妄病史或其他精神障碍患病史。

(5) 个人生活史　患者的成长过程、受教育程度、职业、生活方式和习惯,是否存在疾病的促发因素,能否和家人、朋友和睦相处,经济状况、社会功能有无缺损。

2. 生理心理评估

(1) 生理状况　患者生活自理能力受损的严重程度、进食情况、营养状况及大小便情况;患者有无失眠、昼夜睡眠紊乱,如日多眠、夜少眠或不眠。

(2) 认知状况　患者有无对时间、地点的定向障碍和人物的辨识困难;有无记忆力的减退,尤其是对新近发生的事件记忆困难,或对病程经历的遗忘;有无知觉障碍,如错觉、幻觉;是否存在思维联想障碍、片段松散不固定的妄想和思维不连贯,表现为言语零乱,无法理解,无法进行有效的沟通交流。

(3) 情感状况　患者有无情绪的不稳定和恐惧、焦虑、抑郁等,情绪的变化常常具有戏剧性并有鲜明的感情色彩,如愤怒、恐惧、呼喊、破坏衣物等。

(4) 行为状况　患者是否存在过激行为,如冲动伤人、自伤、自杀、毁物等行为,有无存在无目的游荡和摸索以及不配合医疗护理的行为等。

3. 家庭社会评估　评估家庭成员对患者的支持和照顾程度,即家庭成员有无足够的耐心、时间和人力、物力帮助患者,家庭支持系统的强大与否直接关系到患者疾病能否快速全面的康复;评估患者在谵妄状态时人际关系的瓦解程度,可以指导具体治疗和护理措施的制订,把握心理护理实施的恰当时机。

(二) 护理诊断

1. **急性意识障碍**　与各种原因所致脑组织损害有关。
2. **有受伤的危险(对自己或他人)**　与错觉、幻觉、妄想、行为紊乱有关。
3. **睡眠形态紊乱**　与脑病理生理改变有关。
4. **体液不足**　与水、电解质丢失,摄入不足,感染和发热有关。
5. **生活自理能力缺陷**　与意识混乱有关。
6. **家庭社会应对无效**　与注意、记忆、思维等障碍有关。

(三) 护理目标

1. 患者能认识到产生伤害的原因,恢复自我保护能力,不受到伤害。
2. 患者水、电解质、酸碱失衡得到纠正,生命体征恢复正常并持续保持稳定状态。
3. 患者治疗期间不发生意外伤害及伤害他人的事件,皮肤无损伤,原发的器质性疾病得到控制,攻击行为消失。
4. 患者夜晚睡眠时间逐渐延长,睡眠紊乱得以纠正。
5. 患者不发生口腔、呼吸道、泌尿道感染或压疮,对他人的照料和护理能够配合,进而生活能自理。
6. 患者逐步恢复言语沟通和交流能力,能够自诉不适,能较为深刻地感受和认识到家庭和社会的支持和帮助,人际关系、社会交往基本达到正常状态。

(四) 护理措施

1. **基础护理**　对谵妄患者最优先考虑的护理措施是维护生命。应优先处理患者出现的紧急情况,监测患者的生命体征、颅内压等变化情况,协助患者尽快度过急性期,避免后遗症的发生。协助满足患者的生理需求,提供充足的营养、水、电解质,可给予高热量、无刺激的流质或半流质食物,有助于消化。对睡眠节律紊乱的患者,睡前进行背部按摩,让其饮用温牛奶,或轻声与其交谈,助其入眠,允许白天消耗较多的精力,所有治疗和护理尽可能地安排在白天进行,以利于夜间的睡眠。一般不主张使用镇静催眠药,因为服用后对症状会有所掩盖以影响到医师对病因的辨认。

2. **安全护理**　若患者过度躁动不安,可先安抚患者,如陪伴患者左右,耐心地予以安慰,帮助其稳定情绪,必要时可遵医嘱用约束带暂时给予保护,但要定时观察患者的脉搏、血压,避免患者因挣扎、反抗而透支体力;注意环境的安全,病室内的设施要简单;卧床时应加以床档,以防坠床。应设专人护理,放置患者熟悉的物品于病房内,可减少患者的不安,有助于稳定情绪。

3. **心理护理**　对于伴有幻觉、错觉、妄想等精神症状的患者,可适当给予陪伴,耐心倾听患者表达内心感受,但须避免为了让患者保持安静而迎合顺从患者,肯定患者的错觉、幻觉或妄想的做法,如帮助患者清除其床上根本不存在的小虫子,会强化患者对症状真实性的感受,加剧不安。正确的做法是实事求是地告诉患者,目前他在生病,在住院治疗,医护人员都会帮助和保护他,以达到稳定情绪的目的。

4. **社会功能护理**

(1) 护士不宜经常调换　患者有对人物的定向障碍。经常调换护士,容易使患者产生紧张、恐惧和焦虑,不利于情绪的稳定和原发疾病的治疗与恢复。同时,相对固定的护士有利于护士全面掌握患者的病情,熟悉患者各方面情况,有利于护理措施的落实。

（2）住院环境不宜经常变动　患者对空间有定向障碍。经常变动环境,也易使患者产生不安全感,对疾病的康复产生不利后果。故居住的环境应尽可能地保持不变,环境中的各种物品摆放尽可能地保持不动,居室昼夜光线分明,有助于患者定向恢复。

（3）反复耐心地强化各种有关信息　对患者正确地掌握信息、纠正因为意识障碍造成的错误感和对认知偏离有益的提示要不厌其烦地进行告知,以期达到对社会功能信息损害补偿的效果。

（4）对患者的表述要恰当　要求患者做的或需要患者配合的事情,最好使用既温和又不容置疑的语气向患者进行表达,如"现在是中午 12:00,你应该去吃午饭"等。

（5）充分考虑患者自尊　对于生活不能自理的患者,应在不伤害患者自尊的前提下,专人照顾、协助和护理。

5. 健康教育

（1）对家属的健康教育　谵妄患者意识处于不清醒或不完全清醒的状态,对患者开展健康教育收效甚微。给家属讲解有关谵妄的理论知识、护理知识和药物治疗可能出现的不良反应等,有助于家属护理和照顾患者。

（2）对患者的健康教育　对于经积极治疗和护理后意识恢复正常的患者,给其讲解有关谵妄的知识,有助于其做好自我康复,避免和预防谵妄的再次发生。

（五）护理评价

在执行护理措施后,评价每个护理目标是否实现。对部分实现或未实现的原因进行探讨,指出问题所在,重新修订护理计划或护理措施。主要有以下几个方面:患者意识是否恢复正常(评价注意力、记忆力、定向力三个方面);患者内环境状态是否恢复正常,营养状况,水、电解质紊乱及酸碱平衡失调是否得到纠正;患者有无受到伤害,有无压疮、骨折等情况发生;患者的精神状态是否完全恢复正常;睡眠形态紊乱是否得到纠正;患者和家属是否掌握有关谵妄的知识。

二、痴呆综合征患者的护理

痴呆综合征很少直接危及患者的生命,但能有效治疗的病因并不多见,预后不太乐观。10%～15%的患者在针对病因的治疗后可以获得部分程度的改善,包括由内分泌障碍、神经梅毒以及部分颅内占位性病变等所致的痴呆。

治疗和护理目标最优先考虑的是帮助患者恢复原有的功能状态,重建以往的生活经验,帮助其找回曾经掌握的知识和技能,并应用于现在,而不是帮助其掌握新的知识和技能。能有效地改善痴呆症状或延缓痴呆进程的治疗和护理是一个长期不间断的持续过程。

（一）护理评估

1. 健康史

（1）一般情况　同谵妄状态。

（2）现病史　患者有无原发疾病,主要症状表现、发展趋势、治疗经过、疗效等。

（3）既往史　有无脑部疾病史、中毒史、昏迷史、抑郁症史等。

（4）家族史　患者两系三代中有无痴呆病史、唐氏综合征家族史或其他精神障碍史。

（5）个人生活史　患者的饮食、起居、日常生活习惯有无异常,有无性病史或冶游史,有无烟酒嗜好或其他精神活性物质成瘾史。

2. 生理心理状况

（1）认知状况　患者远、近记忆力有无减退;有无遗忘、虚构和错构;有无智能减退或痴呆;有无错觉、幻觉(尤其是幻听),其内容、出现的时间、频率等;思维活动有无受限,如反应迟钝、注意力涣散、理解困难、逻辑障碍、妄想等;有无人格改变,将患者发病前后人格进行对比。

(2) 情感状况 观察患者有无情绪低落、焦虑、抑郁、紧张、恐惧等;有无对环境漠不关心、情绪不稳、易激惹等;通过交谈了解患者的内心体验。

(3) 行为状况 是否存在乖张、不知羞耻,如公共场合大小便等。

3. 社会状况

(1) 家庭状况 家庭的作用对患者的康复有着至关重要的影响,对家庭的评估非常重要且必要。在家庭评估中有两个部分很关键:一是家庭环境,包括家庭经济状况、住宅周围的环境、室内环境等;二是家庭成员,包括家庭成员和患者的关系(家庭气氛)、家庭成员之间的关系、家庭成员的健康状况、表达情感的方式、照护能力以及对疾病的了解程度等。

(2) 人际状况 患者有无人际交往障碍,与人交往的能力和参与社区活动的能力有无明显区别于常人和本人的过去等。

(二) 护理诊断

1. 有受伤的危险 与患者神志错乱、步态不稳、判断错误、短时记忆障碍和意外事故有关。

2. 生活自理能力缺陷 与患者认知能力障碍有关。

3. 言语沟通障碍 与患者理解能力降低、智能缺陷、判断力与定向力障碍及思维过程改变等有关。

4. 感知觉障碍 与脑组织损害和记忆力下降有关。

(三) 护理目标

1. 患者安全得到保障,外出能安全返回,未受到伤害。

2. 患者生活基本能自理如简单的穿衣、洗漱、梳理等,经护士或家人协助能完成较为复杂的生活任务。

3. 患者能与人进行基本的人际沟通,能用较多的词汇正确地表达自我需求。当患者失语时,能用替代方式表达自我需求。

(四) 护理措施

1. 生活护理 根据患者生理需要和生活自理能力,帮助患者制订日常生活时间表,鼓励自理生活。在鼓励后患者仍然不能自理的情况下,给予进食、如厕、淋浴卫生等方面的协助,尽量延缓患者自理能力的丧失。

2. 安全护理 患者感知觉缺失,对环境反应不协调,应防止跌倒和意外发生,如床放低防坠床,地板铺防滑垫,墙上装扶手防摔伤,服药进食时予以监督避免误入气管;妥善保管能用以自伤的器具;有定向力、记忆力减退的患者,随身要有介绍卡以防走失(包括患者姓名、年龄、家庭住址、联系电话和病情介绍等)。

3. 饮食护理 痴呆患者往往营养摄入不足,应进食高维生素、高蛋白、低糖、低脂、易消化食物。进食时,督促其细嚼慢咽。

4. 心理护理 在帮助患者处理压力和减少激动的方法中,最重要的沟通方式是真诚,不可因患者智能下降而漫不经心甚至愚弄患者,应注意维护患者的自尊。

5. 社会功能训练

(1) 定向力训练 是以指导患者对于包括时间、地点、人物和自身状态恢复正确认识为目的的各种措施。护理人员应时刻给予清楚的信息和耐心的引导。在病房挂上日历和时钟,以增强患者对时间的定向感;重复告诉患者其目前所处的地方及自己是谁,鼓励患者家属和朋友来访,向患者介绍每个进入房间的人的姓名、进入房间的目的等,以增强患者对空间和人物的定向感。

（2）语言沟通训练　与患者沟通时，要选择合适的场所，如环境安静、气氛和谐、避开其他人，谈话从较远的事情开始，以免因患者近记忆力障碍引起患者的挫折感而使话题难以继续，谈话中鼓励患者大胆表达自己的意愿，耐心倾听，不轻易打断，努力创造条件为患者提供与其他人沟通的机会，对患者的努力和进步要及时给予鼓励。

6. 健康教育　让患者和家属参加痴呆综合征的健康讲座，使他们能更科学地将护理措施运用到痴呆患者的护理过程中。对痴呆症状较轻的患者，指导其在家人的护理和帮助下从事力所能及的家务和劳动，有助于功能的康复；对症状较重的患者，指导其家人进行专门护理和照顾。

（五）护理评价

1. 患者是否受到伤害或发生意外事件。
2. 患者生活自理能力有无改善。
3. 患者的社会功能如定向能力、语言沟通能力有无改善。
4. 家属护理照顾患者的意愿有无改观，护理照顾患者的能力有无提高。

本 章 小 结

器质性精神障碍是指由于脑部疾病或躯体疾病引起的精神障碍。

谵妄（急性脑病综合征）表现为急性、一过性、广泛性的认知障碍，尤以意识障碍为主要特征。谵妄具有起病急、病程短、发展快、变化大、昼轻夜重和可逆性的特点。谵妄患者常表现为意识障碍、意识恍惚、注意力不集中及对周围环境和食物的觉察清晰度降低。轻者出现时间、地点定向力障碍，重者可出现人物定向力障碍，感知觉障碍常见，情绪紊乱突出。治疗包括病因治疗、支持治疗和对症治疗，对症治疗指给予精神药物治疗患者的精神症状，应尽量小剂量短期治疗，首选氟哌啶醇。

痴呆（慢性脑病综合征）是指较严重的、持续的认知障碍，以缓慢出现的智能减退为主要特征，伴有不同程度的人格改变，但无意识障碍。痴呆的发生多缓慢而隐匿，记忆减退是必备且早发的症状。早期表现为近记忆力障碍，后发展为远记忆力受损，注意力受损，时间、地点、人物定向力障碍。治疗中注意及早治疗可治疗的病因。治疗原则是提高患者的生活质量，减轻患者给家庭带来的负担。重要环节是维持患者躯体健康，提供安全、舒适的生活环境，以及药物的对症治疗。

器质性精神障碍患者的护理措施包括安全方面的护理、躯体方面的护理、治疗方面的护理、心理护理、社会功能方面的护理及健康教育。

练习题

（一）A1 型题

每一考题下面有 A、B、C、D、E 五个备选答案，请从中选择一个最佳答案。

1. 下列哪一种精神障碍不属于脑器质性精神障碍　　　　　　　　　　　　（　　）
    A. 肝性脑病　　　　　　B. 阿尔茨海默病　　　　　C. 癫痫性精神障碍
    D. 血管性痴呆　　　　　E. 麻痹性痴呆

2. 智能障碍是下列哪一种病的临床特征　　　　　　　　　　　　　　　　（　　）
    A. 精神分裂症　　　　　B. 神经衰弱　　　　　　　C. 慢性脑综合征
    D. 急性脑综合征　　　　E. 甲亢性精神障碍

3. 器质性精神障碍是指 （　　）
   A. 由脑部或躯体疾病导致的精神障碍
   B. 与脑部疾病或躯体疾病同时存在的精神障碍
   C. 由于脑部病理或病理生理学改变所致的一类精神障碍
   D. 有智力、记忆和人格方面损害的疾病
   E. 由于脑以外的躯体疾病引起脑功能紊乱而产生的精神障碍

4. 引起痴呆最常见的疾病是 （　　）
   A. 脑血管炎　　　　　　B. 癔症　　　　　　　C. 抑郁症
   D. 阿尔茨海默病　　　　E. 脑肿瘤

5. 如要一痴呆患者去吃饭,护理人员该怎么说 （　　）
   A. 你想吃饭吗　　　　　　　　　B. 你现在不吃就不许吃了
   C. 现在是下午6点,你该去吃饭了　　D. 你想什么时候去吃饭
   E. 你到底吃还是不吃

6. 询问患者今天早晨吃了什么,目的是要评估患者的 （　　）
   A. 意识　　　B. 近记忆　　　C. 远记忆　　　D. 智能　　　E. 饮食喜好

7. 昼轻夜重是什么病的特征 （　　）
   A. 戒断综合征　　　　　B. 精神分裂症　　　　C. 抑郁症
   D. 癔症　　　　　　　　E. 器质性精神障碍

8. 照顾痴呆患者最理想的场所是在 （　　）
   A. 患者家里　　　　　　B. 大型综合医院　　　C. 老人福利院
   D. 社区医疗站　　　　　E. 专科医院

9. 下列哪一项不是痴呆患者的特点 （　　）
   A. 智能减退　　B. 认知障碍　　C. 定向力障碍　　D. 意识障碍　　E. 日落现象

10. 有关谵妄的叙述,错误的是 （　　）
   A. 认知改变　　B. 情绪障碍　　C. 意识障碍　　D. 行为异常　　E. 慢性脑综合征

11. 谵妄好发于哪个年龄阶段 （　　）
   A. 儿童　　　B. 青少年　　　C. 中年　　　D. 老年　　　E. 新生儿

12. 谵妄最多见的幻觉是 （　　）
   A. 听幻觉　　B. 视幻觉　　C. 味幻觉　　D. 触幻觉　　E. 本体幻觉

13. 痴呆综合征的病程特征是 （　　）
   A. 一次性发作　　　　　B. 发作缓解型　　　　C. 发作进展型
   D. 进行性发展加重　　　E. 缓慢发展、逐渐好转

14. 记忆力障碍在脑器质性精神障碍的初期表现是 （　　）
   A. 近事遗忘　　　　　　B. 顺行性遗忘　　　　C. 远事遗忘
   D. 瞬间记忆障碍　　　　E. 错构

15. 痴呆综合征患者经常走错房间,外出不知归家,原因是 （　　）
   A. 行为紊乱　　B. 记忆障碍　　C. 错觉　　D. 意志减退　　E. 意识障碍

16. 下列哪一种说法是错误的 （　　）
   A. 谵妄患者可出现被害妄想　　　　　B. 谵妄患者常有定向障碍
   C. 谵妄患者可发生冲动行为　　　　　D. 谵妄患者的视幻觉多为恐怖性
   E. 谵妄患者突然变安静,说明病情好转

17. 有关痴呆综合征的流行病学,下列哪一项是错误的　　　　　　　　　　　　　(　)

    A. 发病率与年龄呈正相关,女性多于男性

    B. 70 岁以上的老年人中患病率为 5%

    C. 80 岁以上患病率为 50% 以上

    D. 年老、脑外伤史、抑郁症史、受教育程度低是患病的高危因素

    E. 疾病负担仅次于心脏病和癌症

18. 下列哪一项不是促使谵妄发生的因素　　　　　　　　　　　　　　　　　　(　)

    A. 个体处于躯体强壮状态　　　　　　B. 遗传因素

    C. 易感因素如年龄、病前个性等　　　D. 心理紧张及外界的各种刺激

    E. 引起躯体器质性病理过程的生物学病因

19. 下列哪一项不是谵妄综合征的护理诊断　　　　　　　　　　　　　　　　　(　)

    A. 有受伤的危险　　　B. 睡眠形态紊乱　　　C. 生活自理能力缺陷

    D. 低效型呼吸型态　　E. 家庭社会应对无效

20. 关于谵妄,下列哪一项是错误的　　　　　　　　　　　　　　　　　　　　(　)

    A. 病死率可高达 22%~76%

    B. 谵妄患者常表现为兴奋躁动,必要时用约束带

    C. 谵妄患者常伴有睡眠形态紊乱,需用镇静催眠药加以纠正

    D. 治疗和护理应尽量安排在非睡眠时间

    E. 不可顺从谵妄患者的幻觉

21. 关于谵妄患者社会功能护理内容中,错误的是　　　　　　　　　　　　　　(　)

    A. 对患者的表述要清晰恰当　　　　　B. 住院环境不宜经常变动

    C. 反复耐心强化各种有关信息　　　　D. 护士不宜经常调换

    E. 患者意识清晰度降低,护理时为方便可不用考虑患者自尊

(二) A2 型题

每一道考题以一个小病例出现,其下面均有 A、B、C、D、E 五个备选答案,请从中选择一个最佳答案。

22. 患者,男性,23 岁,飞行员。被子弹击中头部,手术后,患者常大喊大叫,说自己驾驶战斗机击败多少敌军。不知道自己为何在医院,来医院干什么。患者属于　　　　(　)

    A. 精神分裂症　　　　　B. 脑外伤性精神障碍　　　　C. 功能性精神障碍

    D. 躁狂症　　　　　　　E. 慢性脑综合征

23. 患者,男性,71 岁。近 3 日来夜间出现行为紊乱,说地板上有蛇、老鼠,表情紧张、恐惧、言语令人费解,白天较为安静,喜卧床,对夜间行为难以回忆,生活自理需人协助。考虑患者目前处于　　　　　　　　　　　　　　　　　　　　　　　　　　　　　　(　)

    A. 痴呆状态　　　　　　B. 谵妄状态　　　　　C. 抑郁状态

    D. 幻觉妄想状态　　　　E. 木僵状态

24. 患者,男性,19 岁。2 周前曾出现恶心、呕吐、腹泻、发热,近 1 周诉头痛、出现幻听,怀疑有人加害,感觉有人跟踪。情绪不稳,行为紊乱。近 3 日出现尿失禁、偶出现四肢抽搐。体格检查:病理反射阳性。脑脊液检查 IgG 增高。该患者最可能的诊断是　　　　　(　)

    A. 躁狂发作　　　　　　B. 精神分裂症青春型　　　　C. 脑炎所致精神障碍

    D. 癫痫所致精神障碍　　E. 双相障碍

25. 患者,女性,76 岁。远记忆受损,智能活动全面减退,难于胜任简单的家务劳动,不能正确

地回答家人的名字和年龄,饮食不知饥饱,外出找不到家门,行为幼稚,不知羞耻。此患者的诊断是　　　　　　　　　　　　　　　　　　　　　　　　　　　　　　　　（　　）

A. 痴呆综合征早期　　　　B. 痴呆综合征中期　　　　C. 痴呆综合征晚期

D. 老年衰退　　　　　　　E. 抑郁性假性痴呆

(三) A3 型题

以下病例设了三个考题,请根据病例所提供的信息,在每道考题下面的 A、B、C、D、E 五个备选答案中选择一个最佳答案。

(26~28 题共用题干)

患者,男性,35 岁。一年前出现情绪低落,悲观厌世,近 6 个月转为情绪高涨,自大,爱管闲事,讲话常滔滔不绝,眉飞色舞。患者 4 年前头部受过外伤。

26. 该患者诊断考虑　　　　　　　　　　　　　　　　　　　　　　　　　（　　）

A. 躁狂症　　　　　　　　B. 抑郁症　　　　　　　　C. 脑外伤性精神障碍

D. 人格改变　　　　　　　E. 精神分裂症

27. 从题干信息还能得知患者可能存在　　　　　　　　　　　　　　　　　（　　）

A. 思维障碍　　B. 思维贫乏　　C. 思维鸣响　　D. 思维中断　　E. 思维云集

28. 患者入院后护士评估内容不包括　　　　　　　　　　　　　　　　　　（　　）

A. 有无家族遗传史　　　　B. 有无认知障碍　　　　C. 有无睡眠形态紊乱

D. 有无过激行为　　　　　E. 有无人格解体

第十二章　儿童少年期精神障碍患者的护理

教学视频　　教学课件

学习目标

1. 掌握　精神发育迟滞、儿童孤独症、注意缺陷与多动障碍患者的临床特点及护理措施。

2. 熟悉　常见儿童少年精神障碍的病因、护理评估和护理诊断。

3. 了解　儿童少年精神障碍的分类、常见儿童少年障碍的分类;品行障碍和情绪障碍患者的临床特点及护理要点。

4. 结合临床案例,运用所学知识对患者进行护理评估,做出护理诊断,制订护理计划、措施,做好评价。

5. 在实践中尊重、理解、关爱患者,学会观察和记录患者病情的变化并分析原因。

【案例导入】

李某,男性,18 岁。患者出生时有缺氧表现,婴儿期生长发育还好,2 岁后独立行走和说话。但是自 8 岁读书后发现与其他同学交往不好,学习跟不上,成绩差,上了 7 年才读到小学四年级,之后辍学在家。家人发现其经常失眠,独自发呆,偶有自言自语,独自发笑。近 4 年来,常独自外出乱跑,有时还打骂家人,并有自虐现象。曾送到医院进行治疗,智商测得 60。

思考题:

1. 根据病史,请判断该患者的病情及存在的思维及感知障碍、睡眠形态紊乱、生活自理缺陷、社交孤立等护理问题的具体表现。

2. 针对这些护理问题列出护理措施。

弗洛伊德强调儿童时期的经验对成年后的心理健康具有重大影响,儿童少年时期的生理和心理发展迅速,容易受到内外界因素的影响而导致精神障碍。目前,自杀在全世界被列为导致青少年死亡的第三大因素,重症抑郁障碍常常起病于青少年期,与成人心境障碍密切相关,是自杀的高危因素,这些研究均提示预防和早期干预儿童精神障碍的重要性。由于精神障碍往往表现不典型,易被忽视、漏诊,因此提高对儿童和少年精神障碍的认识水平,有利于精神障碍的预防、治疗与护理。本章将重点介绍精神发育迟滞、儿童孤独症、注意缺陷与多动障碍、品行障碍和情绪障碍患者的护理内容。

【知识链接】

儿童精神病学

儿童精神病学于 20 世纪 30 年代正式确立为精神病学的独立分支,20 世纪 50 年代美国将儿童精神病学正式纳入医学生训练课程,儿童精神病学的研究进入大学医学院。流行病学调查,特别是遗传学研究开始在病因学研究中占主导地位,精神药理学的发展使药物治疗成为常用的治疗手段。

第一节　概　　述

一、基本概念

儿童少年期精神障碍(children and adolescents with mental disorder)是指发生于儿童和少年期的各种行为异常和精神障碍。儿童和青少年正处于人生的重要生长发育阶段,其躯体和心理都在不断地成长变化,趋向成熟。在这个过程中,受到来自遗传、环境、社会及教育等诸多因素的影响,人的认知、情感、意识行为以及能力、性格等特征的形成和发展易出现停滞或异常,继而发生各种行为异常和精神障碍。

【知识链接】

儿童的"特种症状"

由于儿童处于生长发育的时期,中枢神经系统功能尚不健全,可出现一些特种症状,可表现在很多方面,如语言、学习、睡眠、饮食及运动等障碍。常见的症状有:口吃、缄默症、抽动秽语综合征、梦魇与夜惊、梦游症、遗尿、异食癖等。有时这些症状可能是发育过程中的暂时现象,如症状明显且迁延持续,成为病态,需要及时治疗。

二、临床特点

(一) 精神发育迟滞

精神发育迟滞(mental retardation)是一组由生物、心理和社会因素所致的精神发育不全或受阻,临床特征为智力发育低下和社会适应困难,起病于大脑发育成熟(18 岁)以前,可同时伴有其他精神障碍或躯体疾病。

WHO 调查研究表明精神发育迟滞为一种常见的精神障碍,轻度精神发育迟滞的患病率为3‰,中度和重度为3‰~4‰。然而,由于调查方法及诊断标准的不同,各国所报告的患病率差异很大。1988 年,全国 8 个省市对 0~14 岁儿童精神发育迟滞流行病学进行调查,患病率为 1.07‰,城市为 0.75‰,农村为 1.40‰,农村患病率明显高于城市。男孩患病率为 1.24‰,女孩患病率为1.06‰。

1. 病因及发病机制　美国精神科协会 2000 年出版的第 4 版《精神障碍诊断和统计指南》表明,精神发育迟滞的病因可能是生物学因素或社会心理学因素,也可能是两者的结合。30%~40%精神发育迟滞在临床环境中病因未明。目前,可确定五种主要病因。

(1) 遗传因素　由遗传因素所致精神发育迟滞的病例约占 5%,包括先天性代谢缺陷,如家族黑矇性白痴、苯丙酮尿症、高甘氨酸血症;染色体异常,如唐氏综合征、Klinefelter 综合征和单基因异常。

(2) 胚胎发育早期的改变　产前因素导致胚胎发育的早期改变可以解释约 30%的精神发育迟

滞。妊娠期母体摄入酒精或其他药物,机体对于毒性做出应激反应而引起相应的损伤。孕妇自身疾病、妊娠期感染(如风疹、巨细胞病毒)和妊娠并发症(如毒血症、不可控制的糖尿病)也可以导致先天性精神发育迟滞。

(3)妊娠和围生期因素 大约有 10% 精神发育迟滞病例与妊娠期因素(如胎儿营养不良、病毒或其他性质感染、早产)和产程有关。

(4)在儿童期或婴儿期的身体状况 婴儿期或儿童期的异常身体状况导致精神发育迟滞的病例所占比例约为 5%。异常的身体状况包括:① 感染,如脑膜炎、脑炎。② 中毒,如杀虫剂中毒、药物中毒和铅中毒。③ 创伤,如头部损伤。

(5)环境影响和其他精神障碍 有 15%~20% 精神发育迟滞是由于丧失教育、丧失社会、语言和其他刺激而患有精神发育迟滞。

2. 临床特点 智力低下和社会适应不良为本病的主要表现。WHO 根据智商(intelligence quotient,IQ)将精神发育迟滞分为四个等级,即轻度(IQ 为 50~69)、中度(IQ 为 35~49)、重度(IQ 为 20~34)和极重度(IQ 为 20 以下)。

(1)轻度精神发育迟滞 约占全部病例的 85%。一般情况下,患者的语言能力发育较好,但思维活动水平不高,在抽象思维和进行有创造性要求的活动时表现出能力差。日常生活可以自理并能通过职业训练从事简单而非技术性的工作。轻度患者还可以建立友谊和家庭,但是如果遇到特殊事件,需要家庭和社会支持,以维持社会适应能力。

(2)中度精神发育迟滞 约占全部病例的 10%。患者的语言发育差、词汇贫乏、含混不清,阅读能力和理解能力有限,抽象思维能力差。在成年时智力水平相当于 6~9 岁的正常儿童,有一定的模仿能力,在指导和帮助下可进行简单的生活自理和重复性劳动。

(3)重度精神发育迟滞 占全部病例的 3%~4%。语言功能严重受损,几乎不会说话,年长后能学会简单语句。生活自理能力差,有的甚至不会躲避危险。表情或情感反应不适当,生活需人照料,无社会行为能力。

(4)极重度精神发育迟滞 占全部病例的 1%~2%。患儿智力水平极低,没有语言能力,不会避险。常合并严重的脑部损害,伴有躯体畸形。

(二)儿童孤独症

儿童孤独症(childhood autism)属于广泛性发育障碍的一种类型,男性多见,起病于婴幼儿期,主要表现为不同程度的言语发育障碍、人际交往障碍、兴趣狭窄和行为方式刻板。美国疾病控制与预防中心 2009 年的一项研究显示,孤独症的发病率约为 9‰,男女患病率比例为 4∶1,发病年龄在 3 岁以前,多数病例转为慢性,症状持续至成年。

1. 病因及发病机制

(1)神经学因素 美国国家精神卫生研究所(National Institute of Mental Health),指出,孤独症是由脑部结构或功能异常引起的。影像学研究显示,一些脑部结构,包括小脑、大脑皮质、边缘系统、胼胝体、基底神经核和脑干与孤独症相关。

(2)生理学因素 一些身体状况与孤独症的产生相关,这些病症包括结节性脑硬化、X 染色体易损综合征、产妇风疹、先天性甲状腺功能低下症、苯丙酮尿症、唐氏综合征、多发性神经纤维瘤和Angelman 综合征。

(3)遗传因素 遗传因素在孤独症的病因中占据重要的地位。研究表明孤独症儿童的父母再次生产孤独症儿童的风险较高。

(4)围生期影响 妊娠期间患有哮喘或过敏的孕妇生产孤独症儿童的危险度高。妊娠中期

(13~17周)患有哮喘或过敏生产孤独症儿童的概率高于常人2倍。研究者认为这可能由妊娠期母体的免疫反应所引起。

2. 临床特点　目前,诊断为孤独症的多数患儿的损害早期不十分严重,但是其症状的涵盖面却非常广泛,包括情感、认知、社交、交流、自主神经功能和适应行为等多方面。DSM-Ⅳ特别强调其社交及交流功能的损害。

(1)社交障碍　是孤独症的主要症状,患儿与他人亲密度较差。年幼时就表现出与他人无目光对视、不期待甚至拒绝爱抚,不能与父母建立正常的依恋关系,不能与同龄儿童建立伙伴关系。对人通常表现冷漠,对别人的痛苦不表示同情,对别人的欢乐也不去共享。

(2)言语障碍　患儿语言发育落后于同龄儿童,甚至语言不发育。在语言、语法、语义三个方面,语义的发育最差,不会使用代词或错用代词。语言单调平淡、缺乏抑扬顿挫和感情色彩,体态语言明显少于正常儿童,模仿语言或刻板重复语言也很常见。

(3)兴趣范围狭窄和刻板的行为模式　患儿想象力和象征能力可有明显损害。刻板行为、仪式动作、奇怪行为等较为常见。患儿有时对某些物品或活动有特殊的依恋,不许别人触摸或参与。

(4)智能障碍　多数患儿智力较差,智力方面的发展不平衡,一般操作性智商较言语性智商高。但是有些患儿的某些技能超常,包括音乐、算数、绘画、记忆能力等。

(5)认知障碍与感知觉异常　患儿的认知障碍包括抽象能力、衔接概念和整合能力的损害。部分患儿有感觉方面的异常,嗅觉、味觉、触觉发育异常,听觉、视觉加工能力发育不全。

(三)注意缺陷与多动障碍

注意缺陷与多动障碍(attention deficit and hyperactive disorder,ADHD),又称多动症,主要特征是明显的注意力不集中和注意持续时间短暂,活动过度和冲动,常伴有学习困难或品行障碍。儿童多动症的患病率为3%~5%,男女比例为(4~9)∶1。儿童多动症的症状基本在学龄前期出现,但在9岁时最为突出。我国报告的该病学龄期儿童患病率为1.3%~13.4%。

1. 病因及发病机制

(1)生物学因素

1)遗传学:多动障碍患儿的父母多数在自己的儿童期有多动的症状,患儿的兄弟姐妹患有多动障碍的可能性高于正常儿童。如果单卵双生子其中一个患有多动障碍,那么另外一个也可能有多动障碍。

2)生化理论:神经递质,尤其是多巴胺、去甲肾上腺素和5-羟色胺功能异常与注意障碍和多动障碍相关,神经传导物质的异常水平与个体注意缺陷、活动过多、冲动、情绪化和侵犯行为有关。

3)解剖因素:注意缺陷与多动障碍患儿脑部特定区域有所改变,这些区域包括前额皮质、基底核、尾状核、苍白球和小脑。

4)产前、围生期和出生后因素:母亲妊娠期间吸烟与后代活动过多和冲动的行为有关。母体宫内暴露于有毒物质,包括酒精,可以对后代行为产生影响。胎儿酒精综合征包括活动过多、冲动、注意缺陷和生理异常。围生期因素,如早产、低体重儿、胎儿窘迫症状、产程延长、围生期窒息和Apgar评分低可能促成注意障碍和活动缺陷。产后因素包括大脑性麻痹、癫痫,以及由损伤、感染和其他神经障碍引起的中枢神经系统异常。

(2)环境因素

1)铅:研究表明儿童认知和行为发展的不良反应与人体内含铅量增高有关。产前和产后暴露于铅,胎儿可发展为注意缺陷与多动障碍和其他认知缺陷。儿童时期短暂的暴露于铅所产生的神经认知和神经行为异常可持续10年或更久。

2）饮食因素：20世纪70年代中期,有研究者发现食用色素和添加剂,如人工香料和防腐剂,可能与注意缺陷和多动障碍有关。

（3）社会心理因素　紊乱、嘈杂的环境或家庭的分裂促成一些个体患有注意缺陷与多动障碍。高度的心理社会应激、母亲患有精神障碍、父母犯罪、社会经济地位低下、贫困、在福利机构中成长可使有注意缺陷与多动障碍倾向的个体患病危险因素增加。

2. 临床特点

（1）注意障碍　患儿的注意力易受环境影响而分散,因而注意力集中的时间短暂。做事往往有始无终或不断从一种活动转向另外一种活动。

（2）活动过多和冲动　患儿常表现为手脚的小动作多,在座位上扭来扭去。活动过度大都开始于幼儿早期,进入小学后因为受到各种限制,变得更为明显。活动过多不分场合、不受纪律约束且具有干扰性和挑衅性。患儿情绪不稳,容易过度兴奋,也容易受挫而出现低沉情绪,或出现反抗和攻击性行为。

（3）神经和精神发育异常　患者的精细动作、协调运动、空间位置觉等发育较差,如翻手、对手指运动、系鞋带和扣纽扣都不灵便。少数伴有言语发育延迟、言语表达能力差、智力低下等问题。智力测验显示部分患儿的智商偏低,言语智商高于操作智商,注意集中分量表得分较低。

（4）品行障碍　多动症与品行障碍的同病率高达30%～58%。品行障碍表现为攻击性行为或一些不符合道德规范及社会准则的行为。

（5）学习困难　患儿的智力水平大都正常,但是由于以上症状仍给学习带来一定的困难。上课时专心听课的时间短暂,老师布置的作业常听不清,导致做作业常出现遗漏、倒置和解释错误。

（四）品行障碍

品行障碍（conduct disorder）指18岁以下儿童或少年反复出现违反与其年龄相应的社会道德准则或规则,侵犯他人或公共利益的行为。品行障碍的诊断受文化因素的影响,例如,在德国品行障碍的发病率为0.9%,但在美国其发病率较高,男孩患病率为4%～16%,女孩为1.2%～9%。国内调查发现,品行障碍患病率为1.45%～7.35%,男女之比为9∶1。

1. 病因及发病机制

（1）生物学因素　遗传研究发现,反社会行为在单卵双生子中的同病率明显高于双卵双生子;寄养子研究发现,若亲生父母有违法或犯罪,孩子寄养到社会经济地位低下家庭或由自己抚养,反社会行为出现率高;若父母之一有犯罪史,被寄养孩子的犯罪危险性是其他人群的1.9倍。染色体异常,如性染色体为XYY者,较多出现攻击性行为和反社会行为。品行障碍儿童神经递质功能异常,中枢神经系统5-HT功能降低,对冲动的控制能力差,容易出现违抗和攻击性行为。

（2）心理学因素　儿童的气质特征、早期在心理与行为发展上的一些偏离,可导致后期发生品行障碍。

（3）家庭、社会环境因素　家庭对儿童、少年的影响至关重要,家庭的主要职能之一为社会化功能,在于养育、管教子女,使子女逐渐导向完善的社会化。目前,多项研究证实,不良的家庭因素与品行障碍有显著的相关性。如家庭不和睦、父母离异,父母患有精神疾病、物质依赖、精神发育迟滞等问题,父母对子女不良的教育方式,如忽视、虐待、溺爱、管教过严等。

经常接触暴力或黄色媒体宣传,接受周围人的不正确的道德观和价值观,同伴有吸烟、酗酒、打架斗殴、敲诈、欺骗、盗窃等行为,都与品行障碍发生有关。文化差异与品行障碍的形成密切相关,另外,宗教信仰、传统文化对攻击性行为的接受程度等与品行障碍发生率有关。

【知识链接】

少年与犯罪

中国对少年犯罪原因系统调查研究(1987)表明,家庭、学校、社会完全不予管束的少年流失群作为犯罪原因占极高比例(95%以上)。国内外不少研究都表明,少年失去家庭、学校教育而闲散,无固定职业游荡于社区,其犯罪率高。

2. 临床特点

(1) 对立违拗行为 是一种被动型的攻击性行为,表现为故意地违抗和不服从他人,尤其是家长和老师,多见于 10 岁以下儿童。表现为故意违反学校纪律规范、不接受批评、爱发脾气、喜欢怨恨和责怪他人、好记仇或心存报复等。

(2) 攻击性行为 表现为破坏物品、虐待、侵犯和攻击他人的行为,包括言语和行为攻击,经常挑起参与斗殴,采用打骂、折磨、骚扰及长期威胁等手段欺负他人。男性多表现为躯体攻击,女性表现为言语攻击。

(3) 反社会行为 是指一些不符合道德规范及社会准则的行为,表现为偷窃、抢劫、勒索、故意纵火,经常撒谎、逃学、擅自离家出走等。一般到了 25～30 岁反社会行为消失,只有约 25%会发展为屡犯。

(4) 合并问题 多伴有注意缺陷与多动障碍、情绪障碍、学校技能障碍、抽动障碍、发育障碍等。

(五) 情绪障碍

儿童少年期的情绪障碍(childhood emotion disorder)是特发于童年期的情绪障碍,主要与社会心理因素、儿童的发育和境遇有一定的关系,表现为焦虑、恐惧、强迫或害羞等异常情绪,患儿自身感到痛苦或影响其日常生活和学习,病程多呈短暂性。儿童少年期的情绪障碍主要包括分离性焦虑障碍、恐惧症、社交恐惧症。

儿童情绪障碍的患病率调查结果差异较大,英国 Rutter(1970)报道,各种情绪障碍在儿童少年中的患病率为 2.5%。我国湖南省 4～16 岁儿童的情绪障碍流行病学调查结果为 1.05%。患病率城市高于农村,男女之比为 1:2.2。分离性焦虑症作为一种较为常见的儿童情绪障碍,其患病率为 3.5%～5.4%,在青春期及少年中患病率为 0.7%～4.1%。平均发病年龄为 7.5 岁,女孩更为常见,男女比例为 1:3。

1. 病因及发病机制

(1) 生物学因素 许多研究发现,焦虑症具有家族聚集性,成人焦虑症患者的子女、儿童焦虑症患者的直系亲属患焦虑症的风险高于一般人群。还有研究提示,儿童焦虑与 5-羟色胺、乙酰胆碱、多巴胺、去甲肾上腺素等多种神经递质有关。

(2) 气质与依恋 有研究表明,难养型气质和启动缓慢型气质特点的儿童容易出现情绪障碍。另外,儿童情绪障碍与依恋类型有关,婴儿期的非安全型依恋、矛盾型依恋均是日后发生焦虑障碍的高危因素。

(3) 家庭、社会环境因素 有研究显示,家庭中父母的人格特征、健康状态、教育方式等方面存在问题,可能增加儿童患情绪障碍的风险。不良的环境因素,如家庭关系紧张、教育方式不当、学习压力、同伴间关系紧张,以及不良生活事件如父母离异、亲人去世等,均可诱发情绪障碍。

2. 临床特点

(1) 分离性焦虑障碍（separation anxiety disorder） 是指儿童与他所依恋的对象分离时产生过度的焦虑情绪，依恋对象多是母亲，也可是祖父母、父亲、其他抚养者或照管者。大多6岁以前起病，表现为过分担心依恋对象可能遇到伤害，或者会一去不复返；过分担心依恋对象不在身边时自己会走失、被绑架、被杀害或住院等情况。每次分离时出现头痛、恶心、呕吐等躯体症状，或因害怕分离而不想或拒绝上学；也可表现为分离时或分离后出现烦躁不安、哭喊、发脾气、痛苦、淡漠或社会性退缩，平时没有依恋对象陪同不外出活动。夜间没有依恋对象在身边时不愿意上床就寝，或反复出现与分离有关的噩梦，以致多次惊醒。

(2) 恐惧症（phobia） 是指对日常生活中的一般事物或处境产生过分的恐惧情绪。恐惧对象有两大类：① 恐惧身体损伤，如怕死、怕出血等。② 恐惧自然对象，如怕黑暗、怕动物等。接近恐惧对象时，出现恐惧情绪和回避行为，影响正常生活。

学校恐惧症是儿童恐惧症的一种特殊类型。该障碍的发病率为1%～5%，男女比例相当，在刚入小学和小学毕业刚上初中时较为常见。患儿开始表现为对上学的厌恶，如早晨不愿意起床或诉头晕、腹痛等，强制患儿上学便大吵大闹，甚至扬言要自杀。大多患儿在家表现正常，学习无困难，放学后与同伴正常沟通。临床上将本病分为神经症型和人格型，神经症型的患儿一般表现为胆怯、害羞、缺乏自信；人格型则表现为与父母严重的对抗不服从，挑剔闹事，对父母缺乏感情。

(3) 社交恐惧症（social phobia） 指儿童对新环境、陌生人产生恐惧、焦虑情绪和回避行为。表现为紧张不安，过分害羞、尴尬，对自己的行为过分关注，或感到痛苦和身体不适，或出现哭闹、不语、退缩等行为，但与家人或熟悉者在一起时社交关系良好。

三、治疗

(一) 治疗原则

以心理治疗为主，必要时配合药物治疗。需要医护人员与家属及学校老师共同配合治疗。

(二) 治疗措施

1. 心理治疗 心理治疗是治疗儿童少年期精神障碍的重要方法。医护人员首先与患者建立友好和信任的关系，并和家长、老师互为联盟，共同完成。医护人员主要是对儿童进行正面的指导，即对其良好的行为加以表扬、鼓励（包括精神的和物质的鼓励），对其不良行为予以否定（不是用责骂或体罚的方法），或者采用一些措施把儿童的精力引导到某些健康的爱好或行为方面来，以替代其不良行为。鼓励患者参加小组治疗，通过在儿童集体心理治疗中树立榜样，增强患者自信心。组织家长座谈会，让他们相互交流情况和经验，并穿插某些知识讲座，通过家长对儿童起良好的作用，从而逐渐帮助儿童纠正或减少不正常的行为模式，促进社会适应行为的发展。

2. 药物治疗 药物治疗对大多数儿童少年期精神障碍患者只占次要地位，但对部分患者占主要地位，能有效地控制患者的某些症状，便于更好地进行心理治疗。目前，儿童孤独症、品行障碍尚无有效的治疗药物，精神发育迟滞明确病因患者及早进行病因治疗，多数患者需要进行对症治疗。对多动症有效的药物有中枢神经兴奋药哌甲酯、右苯丙胺、甲基苯丙胺等，也可服用三环类抗抑郁药和单胺氧化酶抑制剂，三环类抗抑郁药的短期作用与类交感神经兴奋药相似，然而长期应用会产生耐药性。

第二节 常见儿童少年期精神障碍患者的护理

一、精神发育迟滞患者的护理

(一)护理评估

1. 健康史

(1)个人成长史 ① 患者的母亲在妊娠期间是否发生过病毒感染,有无长期接触有害的因素,如烟酒、放射线、食物及空气污染等。② 患者的围生期经过是早产还是足月产,是顺产还是难产,有无宫内窒息、产伤和感染等。③ 患者自出生至18岁左右,有无发生中枢神经系统感染、损伤、脑缺氧、甲状腺功能低下、重度营养不良等。④ 患者在成长过程中是否缺乏正规系统的文化教育。

(2)家族遗传史 患者家族中有无出生缺陷和智力低下的儿童,患者的父母是否存在近亲结婚情况。

2. 生理心理状况

(1)认知状况 ① 患者有明显的语言发育障碍,存在思维联想、逻辑和内容等方面的障碍,因此不能正常回答医护人员所问及的问题。② 由于患者记忆、计算、理解能力低下,出现学习困难,不能与正常儿童一样完成正规学业。

(2)生活自理状况 患者有不同程度的日常生活自理能力低下,如穿衣、吃饭、洗澡、大小便等需他人照顾。

(3)情绪状况 由于患者认知及情感障碍,常有焦虑、抑郁、恐惧、喜怒无常等异常情绪。

3. 社会状况

(1)人际关系状况 患者缺乏与别人的交往与沟通,不主动参与游戏活动。

(2)家庭关系状况 患者的家庭缺乏有效的教育方式,家长对疾病有不正确的认知和偏见。

(二)护理诊断

1. 有受伤的危险 与躯体移动改变或侵犯性行为有关。

2. 生活自理缺陷 与躯体移动改变或智力低下有关。

3. 言语沟通障碍 与发育改变有关。

4. 社会功能障碍 与言语发育迟缓及社会适应不良有关。

(三)护理目标

1. 短期目标

(1)患者未受伤。

(2)在护士的指导和帮助下患者可以参与料理进食、如厕、穿衣等自我照顾活动。

(3)患者将与健康照护者建立信任;患者将与健康照护者建立对于需求的沟通方式。

(4)患者将在信任的照护者面前试图与他人沟通。

2. 长期目标

(1)患者未受伤。

(2)患者的个人生活自理能力逐步改善,能满足生理上的基本要求。

(3)通过所建立的沟通方式,患者的需求得以满足。如果患者不能用语言甚至其他任何沟通方式表达自己的需求,健康照护者可以预料到患者的需求。

(4) 患者能用被社会接受的行为与他人沟通,并且该行为与发育水平相适应。

(四) 护理措施

1. 预防受伤 ① 为患者建立安全的环境。② 确保活动范围内所有的小物品被撤去,尖锐物品放置于患者触及不到的地方。③ 将患者常用的物品放置在容易获得的地方。④ 为有癫痫病史的患者提供扶手和床头板;预防身体攻击;尽快熟知患者激惹的症状,识别后立即采取行动。

2. 针对护理诊断"有受伤的危险"的护理 ① 帮助患者参与到力所能及的自我照顾活动中。一次做一项自我照护,护理人员提供简单、具体的解释。对患者所付出的努力给予正反馈。② 当患者能独立完成一项自我照护活动后,帮助患者进行下一个自理活动的学习。鼓励患者的独立性,但是患者不能完成时,需要护理人员的介入帮忙。

3. 言语沟通障碍的护理措施 ① 随着时间的流逝依旧保持照顾者的连续性。② 在建立满意的沟通方式前预计并满足患者的需要。学习一些虽非标准但是患者使用的语言。如果言语沟通丧失,确立手势或信号来帮助患者传达需求且能重复这些沟通技巧。

4. 社会功能障碍的护理 ① 在患者最初与人交流时陪伴在患者身旁。② 对其他患者解释非言语手势和信号的含义。用简单的语言解释患者哪些行为是被接受的,哪些行为是不被接受的。对于患者适宜的行为表现给予奖励,然而对不适宜的行为表示明确的厌恶。

(五) 护理评价

1. 对儿童精神发育迟滞患者的护理评价应注重患者有无受伤。

2. 患者的个人生活自理能力,如饮食、如厕、穿衣等是否改善。

3. 患者的言语沟通能力是否提高,如能否用语言或肢体语言表达自己的需求。

4. 患者的社会功能,包括社交能力、学习能力、劳动技能有无改善等。

二、儿童孤独症患者的护理

(一) 护理评估

1. 健康史

(1) 个人成长史 ① 患儿在围生期有无发生病毒感染,出生时有无窒息、脑损伤,出生后有无中枢神经系统感染、外伤、中毒等病史。② 患儿成长发育中有无发育迟缓,尤其是语言发育有无异常。

(2) 家族遗传史 患儿家族中有无孤独症、认知缺陷、精神病等病史。

2. 生理心理状况

(1) 不正常的行为方式 ① 患儿对一般玩具不感兴趣,而喜欢一些非玩具性的物品,如一段废铁丝、一个瓶盖等。② 生活习惯要求一成不变,如每日吃同样的饭菜,在固定的时间和地方大小便,定时睡觉,始终使用同样的被子和枕头等,即使微小的变动,就会发脾气、哭闹,甚至出现反抗行为。③ 患儿有某一方面的特殊爱好、兴趣和能力,如沉溺于看天气预报、电视广告,或对数字、地名等有不寻常的记忆力。④ 患儿有某些奇怪的行为如反复扭曲或弹弄手指、拍手、捶胸、用舌舔墙壁、跺脚等。

(2) 言语交流障碍 患儿的语言发育明显落后于同龄儿童,一般在 2～3 岁时还不能说出有意义的单词和最简单的句子,因此很少甚至完全不会使用语言进行正常的交流。即使有言语但不会主动与人交谈,不会提出和维持话题。患儿可能突然讲出一些语句,内容与当时所处环境、与别人正在谈论的主题完全不相关,也毫不在意别人是否在听自己讲话。在讲话时语句单调平淡,缺乏抑扬顿挫和感情,很少注视对方的目光。在不会使用语言的情况下,常以哭闹、尖叫或其他姿势表达他们的不适或需要。

（3）感知觉反应异常　表现为对外界刺激反应迟钝或过分敏感,有的近似"视而不见"和"听而不闻"的征象。反复自伤也不表示痛苦,而对触痒却无法忍受。

（4）生活自理状况　患儿不能自行料理进食、如厕、穿衣等个人生活。

3. 社会状况

（1）人际关系状况　患儿极度孤独,分不清与人之间的亲属关系,对待亲人与对待其他人都是同样的态度。因此,不能与父母建立正常的依恋关系,不能与同龄儿童建立正常的伙伴关系。

（2）家庭关系状况　患儿的家庭缺乏有效的教育方式,家长对疾病有不正确的认知和偏见。

（二）护理诊断

1. 有自我损伤的危险　与神经系统改变有关。

2. 社交功能障碍　与不信任和神经改变有关。

3. 语言沟通障碍　与言语发育障碍有关。

4. 自我概念紊乱　与不充足的感官刺激和神经改变有关。

（三）护理目标

1. 短期目标

（1）在特定时间患儿将运用正性行为来对焦虑做出回应（达到该目的的时间长度有赖于病情的严重程度和长期性）。

（2）在特定时间（有赖于孤独症的严重性和长期性）患儿可以表现出信任照护者,如患儿与照护者有目光交流,沟通时患儿有面部表情等。

（3）患儿在特定时间与一位照护者建立信任。

（4）患儿能说出自己身体各部分的名称,可以将自身区别于他人。

2. 长期目标

（1）患儿不会自我损伤。

（2）结束治疗时患儿可开始与照护者进行社交互动。

（3）患儿建立起沟通需求。

（4）患儿在治疗后可以自我认同,即有能力区别于他人识别身体上的和情感上的自己。

（四）护理措施

1. 预防自我损伤危险　① 对患儿进行一对一护理。② 设法确定自我损伤是否由于增多的焦虑引起,如果是则需确定焦虑的起因。③ 设法为转移患儿注意力或采取替代活动提供干预措施,密切观察患儿状况。④ 当自我损伤行为发生时,应保护患儿。当有自我伤害风险存在时,可使用头盔、填塞状手套或套袖等。

2. 社交功能障碍的护理　① 为患儿分配一定数目的照护者。确保温暖、接纳和有效性被传达。② 为患儿提供熟悉的物品,如熟悉的玩具或一条毛毯。支持患儿试图与他人沟通。③ 为患儿的目光交流提供正性强化,逐渐进行社会化强化。

3. 语言沟通障碍的护理　① 维持照护者的连续性,不随意更换照护者。② 在沟通建立前预计并满足患儿的需要。③ 当患儿用目光交流来进行非语言表达时,应当对患儿给予正性强化。

4. 自我概念紊乱的护理　① 在照护时协助患儿识别具体活动,如穿衣和吃饭。② 协助患儿学习自己身体的部位,这可以通过照镜子、绘画进行训练。鼓励适当的触摸患儿,让患儿触摸他人。

（五）护理评价

1. 患儿未受伤。

2. 患儿的语言能力是否改善。

3. 不良行为是否明显减少或消失。

4. 患儿的社会功能,包括社交、学习能力是否有改善,对外界的兴趣是否扩大等。

5. 患儿是否能自我认同。

三、儿童注意缺陷与多动障碍患者的护理

（一）护理评估

1. 健康史

（1）个人成长史 ① 患儿的母亲在妊娠期间是否发生过病毒感染,有无长期接触有害的因素,如烟酒、放射线、食物及空气污染等。② 患儿的围生期经过是早产还是足月产,是顺产还是难产,有无宫内窒息、产伤和感染等。③ 患儿在成长过程中,如父母关系不和、家庭破裂、教养方式不当、父母性格不良、母亲患抑郁症或癔症、父亲有反社会行为或物质成瘾、家庭经济困难、住房拥挤、童年与父母分离、受虐待等因素可成为发病的诱因或症状持续存在的原因。

（2）家族遗传史 患儿的父母、同胞和亲属有无多动症的病史。

2. 生理心理状况

（1）注意障碍 患儿在上课时注意力涣散,做作业时边做边玩,不能按时完成,注意力容易受外界干扰而分心,而对自己特别感兴趣的活动(如看电视、听故事)可短时集中注意力。

（2）活动过多 ① 与同龄儿童相比患儿活动量明显增多。② 在应该安静的场合(上课、做作业、诊室)很难安静下来。③ 过分不安宁和/或小动作多。

（3）情绪状况 患儿情绪波动大,易激惹,为小事而大发雷霆,凭冲动做事。

3. 社会状况

（1）学习状况 患儿对学习无兴趣,经常逃学,致使学习困难或学习成绩不良。

（2）人际关系状况 由于患儿出现斗殴、外逃、偷窃、说谎等品行问题,因此患儿不能与同伴建立正常伙伴关系。

4. 辅助检查 脑电图显示慢波增多,快波减少,在额叶导联最为明显,大脑额叶发育异常。

（二）护理诊断

1. 有受伤的危险 与冲动和激惹事故的行为有关。

2. 社交功能障碍 与侵入和不成熟行为有关。

3. 低自尊 与不和睦的家庭系统和负反馈有关。

4. 不服从 与易沮丧和注意力集中时间短暂有关。

（三）护理目标

1. 短期目标

（1）患儿未受伤。

（2）一周内患儿与护士以一对一的方式形成适宜年龄的互动。

（3）一周内患儿可以独自自我护理并进行日常生活活动。

（4）患儿可以参与并配合治疗活动。

2. 长期目标

（1）患儿未受伤。

（2）患儿意识到侵略性行为，达到可以与他人正常交往的能力。

（3）患儿可用语言描述自身价值感增强。

（4）患儿可以欣然地、独立地完成任务。

（四）护理措施

1. 预防受伤　① 确保患儿有一个安全的环境。患儿随意、过多的活动容易导致患儿受伤，应当将易引起受伤的物品从生活环境中移除。② 识别导致损伤的危险的刻意行为，明确重复这种行为的后果。③ 如果提供的具体治疗活动有导致患儿受伤的危险，则需要提供充足的监督和协助。不能给予充分的监督时需要限制患儿参与活动。

2. 社交功能障碍的护理　① 与患儿发展为一种信任关系。抛开患儿不被接受的行为，表达对患儿的爱心与接受。② 与患儿讨论被接受和不被接受的行为。实事求是地描述患儿不被接受的行为后果并持久坚持。③ 为患儿提供团体治疗。

3. 低自尊的护理　① 确保目标的现实性。② 规划可以获得成功的活动。③ 传达无条件接受和正向关怀。④ 试图识别成功的努力和阳性强化，为可接受行为提供直接的正反馈。

4. 不服从的护理　① 尽量提供一个没有干扰的环境让患儿完成任务。② 一对一地为患儿提供援助，对患儿的护理从简单具体的开始。③ 让患儿重复指令。④ 建立目标，允许患儿完成任务的一部分，每一步完成后用躯体活动将其打断。⑤ 逐渐减少协助，但是在有必要进行协助时，确保为患儿提供。

（五）护理评价

1. 患儿是否受伤。

2. 患儿的注意缺陷是否改善，多动行为是否明显减少或消失。

3. 患儿的社会交往与适应能力、同伴关系是否改善，攻击冲动等不良行为是否改善。

4. 患儿有无低自尊感等。

四、儿童品行障碍患者的护理

（一）护理评估

1. 健康史

（1）个人成长史　① 在患儿生长发育过程中，是否曾有多次转换养育家庭，或被父母遗弃，或少年时期多次遭受感情打击，在机体和精神方面缺乏关怀。② 患儿是否经常接触暴力或黄色媒体宣传，接受周围人的不正确的道德观和价值观。平时经常接触的同伴有无吸烟、酗酒、打架斗殴、敲诈、欺骗、偷盗等行为。

（2）家族遗传史　患儿的父母有无精神疾病、物质依赖、精神发育迟滞以及违法犯罪史。

2. 生理心理状况

（1）异常行为　患儿反复出现反社会性、攻击性或对抗性异常行为，如偷盗、故意伤害他人、故意纵火、经常逃学、经常挑起或参与斗殴、不服从、违抗或挑衅行为等，严重影响相应年龄的社会规范。

（2）情绪状况　患儿常出现焦虑、抑郁、喜怒无常、情绪不稳、易激怒等异常情绪。

（3）自尊心　患儿常有自尊心低下或自卑心理。

3. 社会状况

（1）学习状况　上学时对学习毫无兴趣，厌学或逃学，经常夜不归宿。整日东游西荡，无固定住处，常与社会上流氓结成团伙进行违法犯罪活动。

（2）人际关系状况　① 亲子关系或师生关系严重不良,不能为正常少年儿童群体所接受。② 患儿的行为问题持续到成年后,工作不能胜任、婚姻关系不能维持长久、缺乏与人正常交往的能力。

（二）护理诊断

1. 有暴力行为的危险　与性格特征、反社会性行为、攻击行为有关。

2. 社会功能障碍　与不良的父母角色模式、损害的同伴关系有关。

3. 防御性应对　与低自尊、家庭功能障碍有关。

4. 低自尊　与缺少正反馈、父母与子女关系不良有关。

（三）护理目标

1. 短期目标

（1）患儿与护士或治疗师讨论生气的"情感"。

（2）1周内患儿可以以年龄适宜的沟通方式与护士沟通。

（3）患儿能够用语言表达人际关系问题中的个人责任。

（4）患儿参与到自己的护理中,并且与护士讨论令自己舒心的事物。

2. 长期目标

（1）患儿不会伤害他人或破坏物品。

（2）患儿可以采用与年龄适宜的方式与他人互动。

（3）患儿能够接受自己的行为责任,与他人交往时无防备心理。

（4）患儿将用正性语言描述自我价值感增强并且可以展现较少的操纵性行为。

（四）护理措施

1. 预防暴力行为　① 通过日常活动和互动经常观察患儿行为,能够意识到预示患儿烦乱的行为。② 帮助患儿不再使用暴力行为来发泄受压抑的气愤和挫折,鼓励患儿用适宜的方式来表达气愤。③ 确保足够的护士来应对暴力行为的发生。④ 在限制方式无法控制的情况下,按医嘱给予镇静剂或者使用器械约束,或者将患儿安置在隔离间。

2. 社会功能障碍的护理　① 与患儿建立信任关系,表达对患儿的关爱。② 讨论患儿哪些行为是被接受的,哪些行为不被接受;坚持以实事求是的方式表达出不被接受行为的后果。③ 为患儿提供团体治疗。

3. 防御性应对的护理　① 向患儿解释情感不满足和获得他人的接受之间的关系,这些情感如何激起防御性行为,如责怪他人。② 为患儿提供不可接受行为的直接的、实事求是的、无威胁的反馈。③ 帮助患儿确定引起防御行为的环境,并用角色扮演的方法帮助患儿学习适当的反应。④ 针对可接受的行为立即提供正反馈。

4. 低自尊的护理　① 保证目标的现实性。② 为患儿设计有机会成功的活动。③ 传达对患儿无条件地接受和正向关怀。④ 明确操纵性行为的后果,限制对患儿的操纵性行为,当操纵性行为发生时应当实事求是地给予帮助。⑤ 帮助患儿理解所采取行为的目的是帮助其增强自尊。干预措施的效果可以映射到其他活动来显示目标的完成。

（五）护理评价

1. 患儿是否受伤。

2. 社会功能是否改善,包括社会交往能力、学习能力、社会适应能力、与周围环境的接触、伙伴关系等。

3. 家庭功能是否改善,如家庭参与、配合培训的程度是否提高,家庭态度和养育方式是否变得合理,家属对疾病的性质是否正确理解等。

五、儿童少年期情绪障碍患者的护理

(一) 护理评估

1. 健康史　主要评估个人成长史:① 患儿幼儿期是否养成胆怯、敏感或过分依赖的习惯。② 患儿成长过程中是否遇到一些心理应激因素刺激,如打架、受严厉批评、学习负担过重、紧张、疲劳、初次上幼儿园、新学期开始、转学等。③ 家庭教育方式是否得当,如家长对儿童过分保护或过分严格苛求、态度粗暴等。

2. 生理心理状况

(1) 分离焦虑情绪　患儿特别依恋母亲,时常害怕与母亲分离,分离时或分离后表现烦躁不安、哭闹、发脾气等异常情绪,甚至出现社会性退缩行为。

(2) 回避恐惧对象行为　患儿由于对日常生活中的客观事物或处境产生过分恐惧,如怕死、怕出血、怕黑暗、怕动物等,当接近恐惧对象时,恐惧情绪持续存在,严重影响患儿的正常生活、学习和社交活动。

(3) 社交回避性行为　患儿由于对新环境或陌生人产生恐惧、焦虑和回避行为,表现为过分害羞、尴尬,过分关注自己的行为,以至于害怕到人多的地方,出现继发性社交回避性行为。

3. 社会状况

(1) 学习状况　患儿过分依赖父母,害怕分离而不愿上学,甚至拒绝上学,因此学习成绩不理想,缺乏克服困难的意志。

(2) 人际关系状况　患儿对新环境或陌生人产生恐惧、焦虑和回避行为,很难与同伴交往。

(二) 护理诊断

1. 焦虑　与担心和父母分离有关。

2. 恐惧　与惧怕某些事物和情境有关。

3. 社交功能障碍　与常依恋他人、不能与他人交往有关。

(三) 护理目标

1. 短期目标

(1) 在护理人员的帮助下患儿能认识到焦虑的原因与表现,在护理人员的指导下患儿能掌握一两种有效地缓解焦虑情绪的方法。

(2) 在护理人员的帮助下患儿能认识到恐惧的原因与表现,在治疗结束时能面对引起恐惧的环境或事物。

(3) 患儿能主动与医护人员进行交谈并说出自己的内心感受,患儿能与病友一起从事一些日常活动。

2. 长期目标

(1) 患儿能主动上幼儿园或上学,患儿能说出 2～3 项缓解和消除焦虑情绪的方法。

(2) 患儿主诉恐惧感减少或消失,患儿能运用有效的应对恐惧的方法。

(3) 患儿面对陌生人或新环境无回避行为,恢复良好的社会功能。

(四) 护理措施

1. 建立良好的护患关系　护理人员以耐心、关爱、同情及温和的态度接触患儿,取得患儿的信任,与患儿交朋友,使其愿意将自己的痛苦与烦恼向护理人员倾诉,耐心倾听患儿诉说自己的内心体验,对患儿的痛苦表示同情和理解,指导患儿如何去适应环境,增强其克服情绪障碍的信心。

2. 针对"焦虑"的护理 分离性焦虑障碍患儿当离开所依赖的人及所熟悉的环境时,常表现胆小、畏缩、极度不安和孤独感强烈。护理人员应首先查明并协助消除家庭教育、社会环境中的有关因素,指导家长改变不良的教养方式,如不要以离别来要挟儿童,对待儿童惧怕上学不要打骂和责怪,不要在他人面前训斥儿童,切忌将儿童独自关闭在家中与社会隔绝。尽量给予儿童更多感情上的交流和支持,融洽家庭气氛。对儿童的微小进步给予充分肯定,锻炼儿童的独立社交能力。

3. 针对"恐惧"的护理 恐惧症患儿对日常生活中的一般客观事物和情景产生过分的恐惧情绪,出现回避、退缩行为。护理人员与患儿共同讨论恐惧的原因,针对患儿所恐惧的事物或情景,有意识地使其进行逐步升级的接触,在此过程中同时予以鼓励和保证。配合系统脱敏疗法,让患儿闭目想象恐惧的事物或情景,经过想象、放松、再想象、再放松,如此反复的过程,使患儿紧张的感觉逐渐减轻。

4. 针对"社交"障碍的护理 儿童社交恐惧症的患儿常表现对陌生人的持久或反复的害怕和/或回避,这种害怕主要针对成年人和小伙伴,但和家人或熟悉者在一起时社交关系良好。护理人员应帮助患儿与他人(如病友、医护人员)建立互相信任的关系,鼓励患儿参加集体活动,提供交流的机会,认识到交流的意义,恢复其自信心,消除顾虑。指导家长让患儿多与小伙伴接触,鼓励患儿与小伙伴一起游戏、学习,增进友谊,逐步使患儿适应环境,与周围的人建立良好的人际关系。

(五) 护理评价

1. 患儿的病态情绪是否改善,伴随的异常行为是否改变。
2. 社会交往能力与社会适应能力是否改善,家庭不良的养育态度与方式是否得到纠正等。

本 章 小 结

儿童少年期精神障碍指发生于儿童和少年期的各种行为异常和精神障碍。主要包括:① 精神发育迟滞:根据智商将精神发育迟滞分为四个等级,即轻度(IQ 为 50～69)、中度(IQ 为 35～49)、重度(IQ 为 20～34)和极重度(IQ 为 20 以下)。不同的等级给予相应的护理措施。② 儿童孤独症:主要表现为不同程度的言语发育障碍、人际交往障碍、兴趣狭窄和行为方式刻板。③ 注意缺陷与多动障碍:又称多动症,主要特征是明显的注意力不集中和注意持续时间短暂,活动过度和冲动,常伴有学习困难或品行障碍。④ 儿童品行障碍:常出现对立违拗行为、攻击性行为、反社会行为等。⑤ 儿童少年情绪障碍:主要包括分离性焦虑障碍、恐惧症、社交恐惧症,病程多呈短暂性。

练习题

(一) A1 型题

每一考题下面有 A、B、C、D、E 五个备选答案,请从中选择一个最佳答案。

1. 精神发育迟滞,智商一般低于   (   )

    A. 40   B. 50   C. 60   D. 70   E. 80

2. 关于精神发育迟滞的描述不正确的是   (   )

    A. 起病与生物、心理和社会因素有关   B. 起病于大脑发育成熟以后

    C. 社会适应不良   D. 智力低下

    E. 不能进行复杂的脑力劳动

3. 下列关于轻度精神发育迟滞的说法中,不正确的是 （ ）
    A. IQ 为 50~69
    B. 无明显的语言障碍
    C. 可以从事简单的非技术性工作
    D. 可以建立友谊、维持家庭
    E. 生活自理困难

4. 以下对精神发育迟滞患儿的护理措施中,错误的是 （ ）
    A. 应制止影响患儿安全的活动
    B. 协助料理个人生活
    C. 通过手势或信号帮助患儿传达需求
    D. 鼓励建立亲密的亲子关系
    E. 重度患儿应加强训练使之能够生产劳动

5. 多见于儿童的精神疾病为 （ ）
    A. 癔症
    B. 情感性精神障碍
    C. 孤独症
    D. 阿尔茨海默病
    E. 神经性厌食症

6. 孤独症的临床表现不包括 （ ）
    A. 社会交往障碍
    B. 兴趣范围狭窄
    C. 无智能障碍
    D. 言语障碍
    E. 行为方式刻板

7. 下列关于孤独症的说法中,不正确的是 （ ）
    A. 起病于 3 岁以前
    B. 部分患儿起病前发育速度较同年龄儿童缓慢
    C. 部分患儿起病后有发育退行现象
    D. 随着年龄的增长症状有所缓解
    E. 预后良好

8. 不属于儿童多动症特点的是 （ ）
    A. 注意持续时间短暂
    B. 注意集中困难
    C. 做事冲动,不计后果
    D. 一般伴智能障碍
    E. 活动过度

9. 下列造成品行障碍的家庭因素,哪一项除外 （ ）
    A. 父母有违法犯罪行为
    B. 父母患精神障碍
    C. 父母对待孩子过分粗暴或过分放纵
    D. 父母之间不和睦、分居或离异
    E. 结交有吸烟、斗殴的同伴

10. 特发于童年期的情绪障碍,以下哪一项是错误的 （ ）
    A. 与成年期神经症具有内在联系或连续性
    B. 主要由社会心理因素所致
    C. 与儿童的发育和境遇有一定关系
    D. 主要表现为焦虑、恐惧、强迫等异常情绪
    E. 病程多呈短暂性

11. 儿童多动症最主要的临床表现是 （ ）
    A. 学习困难
    B. 活动过度
    C. 明显的注意力不集中,持续时间短暂
    D. 常伴品行障碍
    E. 冲动

12. 关于孤独症的病因不正确的是 （ ）
    A. 遗传因素
    B. 围生期因素
    C. 免疫系统异常
    D. 神经内分泌和神经递质系统异常
    E. 教育方法不当

（二）A2 型题

每一道考题以一个小病例出现，其下面均有 A、B、C、D、E 五个备选答案，请从中选择一个最佳答案。

13. 患儿，男性，10 岁，幼时生长发育稍落后于同龄人。小学二年级起，学习感到吃力，在学校里常被同学欺负，1 周前因被同学殴打而拒绝上学，由其父母带至精神病院就诊。检查发现，患儿抽象思维及综合能力欠佳，未引出精神病性症状，IQ68。该患儿最可能的临床诊断是 （ ）
    A. 儿童孤独症　　　　　B. 儿童品行障碍　　　　　C. 轻度精神发育迟滞
    D. 儿童多动症　　　　　E. 中度精神发育迟滞

14. 李某，男性，16 岁。两年前开始沉迷于电脑游戏，成绩下降，逐渐对学习失去兴趣，后来干脆逃学，早上离开家后，直接去网吧上网，经常向父母要钱，父亲劝阻无效后，要控制他的零用钱，并加以管教，李某就大发脾气，和父亲大吵，甚至扭打在一起。最近患儿又向父亲要一大笔钱用于购买游戏装备，父亲不给，就动手将父亲打伤，自己一个人在外乱跑，睡在大街上，被公安人员发现后，由父母带来住院。该患儿可能的临床诊断是 （ ）
    A. 儿童多动症　　　　　B. 儿童品行障碍　　　　　C. 人格障碍
    D. 精神发育迟滞　　　　E. 精神分裂症

（三）A3 型题

以下病例设了三个考题，请根据病例所提供的信息，在每道题下面 A、B、C、D、E 五个备选答案中选择一个最佳答案。

（15～17 题共用题干）

李某，女孩，3 岁。出生 1 年后渐出现一些异常情况，如不注视别人，不愿与其他儿童一起玩耍，与其讲话也无反应，想要某件物品时只是拉着父母的手去取，进食时坐惯某个座位就不能改变，经常在原地踏步走动。

15. 该患儿最可能的诊断是 （ ）
    A. 孤独症　　　B. 多动症　　　C. 行为问题　　　D. 情感障碍　　　E. 精神发育迟滞

16. 该患儿的最优护理诊断为 （ ）
    A. 焦虑　　　　　　　　B. 语言沟通障碍　　　　　C. 营养失调
    D. 社会交往障碍　　　　E. 有受伤的危险

17. 下列哪一项目标对患儿来说最适宜 （ ）
    A. 不发生受伤　　　　　B. 冲动行为减少或消除　　　C. 改善精细运动的协调性
    D. 自理能力增强　　　　E. 学会注意，主动与他人简单对话

第十三章　心理因素相关生理障碍患者的护理

教学视频　　教学课件

学习目标

1. 掌握　神经性厌食症、失眠症患者的临床特点及护理要点。
2. 熟悉　神经性厌食症、失眠症的概念、病因、临床表现以及治疗原则。
3. 了解　心理因素相关生理障碍的常见类型及发病相关因素。
4. 结合临床案例，运用所学知识分析病情，正确地实施护理。
5. 在实践中尊重、关爱患者，学会分析、判断疾病特点，制订护理措施。

【案例导入】

张某某，女性，17岁，学生，个性固执，凡事追求完美。9个月前，因一次照镜子发现脸上的肉比较多，非常紧张，开始十分关注自己的体重，每日都要多次测量，同时严格控制进食量，起初不愿吃荤菜和零食，饭量减少，逐渐回避与家人进餐，只喝少许果汁。运动量也逐渐加大，每日坚持跑步。6个月前出现闭经，经常发脾气，入睡困难，身高170 cm，体重仅40 kg，经常感冒，学习成绩下降。

思考题：
1. 患者主要存在哪些护理问题？
2. 对患者如何进行护理？

睡眠、进食和性是人类的基本生理功能，这些生理功能直接受到个体心理活动的影响。在心理社会因素影响下，常引起焦虑等一系列心理反应，从而引起睡眠、进食和性等生理功能的紊乱。心理因素相关生理障碍是指以心理、社会因素为病因，以生理障碍为主要临床表现的一组疾病。其中进食障碍主要包括神经性厌食(anorexia nervosa)、神经性贪食和神经性呕吐。睡眠障碍主要包括失眠症、嗜睡症、睡行症、夜惊、梦魇等。

【知识链接】

心理生理障碍

20世纪60年代，美国首先应用了心理生理障碍这一概念，《中国精神疾病分类与诊断标准》第3版(CCMD-3)中采用了心理因素相关生理障碍这一概念。

第一节　神经性厌食症患者的护理

一、概述

(一)基本概念

神经性厌食症是指有意控制饮食,导致体重明显低于正常标准,并常伴有其他生理和心理问题的一种进食障碍。

(二)流行病学特点

神经性厌食症多见于女性,主要见于 13～20 岁的年轻女性,男性仅有 5%～10%,男女比例为 1:10。在欧美国家,女性神经性厌食症的终身患病率为 0.5%～3.7%,年发病率为 3.70‰～4.06‰。在较高社会经济阶层的人群和经济文化较发达的国家患病率较高。由于许多患者否认症状,真实患病率可能更高。

(三)病因和发病机制

神经性厌食症的病因及发病机制还不十分明确,临床发现神经性厌食症者发病前大多有生活境遇发生重大改变而自觉难以应对的经历。目前,研究认为多种因素参与神经性厌食症的发生和发展过程。

1. 家庭心理因素

(1)家庭因素　神经性厌食症与家庭环境中的不良因素密切相关,如家庭教育方式不当、家庭过度保护和干涉或过分严格与追求过度完美、家庭不和甚至破裂、家庭中有节食减肥、酗酒、抑郁者,或家庭中过多谈论减肥和体形美。家庭中父母关怀少、父母期望低、家庭交流少的青少年也容易患上进食障碍。

(2)个人心理因素　当代的理论集中于控制体重的需要。个人童年早期的不幸经历,如被虐待和不幸的生活经历等在发病中有一定的作用。患者常存在某些人格弱点,如过分依赖、不成熟、过分追求完美、与众不同、自我评价能力差等,性格具有拘谨、刻板、强迫的特点。有研究者提出该病的发生与患者难以接受日益丰满的身体有关,希望停留在儿童时期而拒绝成熟。

2. 社会文化因素　在发病中起着很重要的作用。现代社会追求美的标志是苗条瘦身,大量媒体大力宣传减肥,一旦这种审美意识转化为某些人刻意追求的目标时,就容易出现此种问题。

3. 生物学因素

(1)遗传因素　家系研究发现,神经性厌食症患者的一级亲属心境障碍和神经性厌食的发生率较高。单卵双生子的同病率高于双卵双生子。但许多学者提出,共同生活的家庭和社会文化环境所起的作用也不容忽视。

(2)内分泌因素　神经性厌食症患者存在着内分泌系统的严重障碍。神经递质,如胆碱、肾上腺素和 5-羟色胺能系统和某些神经肽代谢紊乱以及免疫调节功能也存在异常。

- -

【知识链接】

恐怖如僵尸,女子仅有 18 kg 重

英国《每日邮报》报道,美国加利福尼亚州 37 岁女演员蕾切尔·法洛克(Rachael Farrokh)10 年前患上神经性厌食症,骨瘦如柴,虚弱至无法走动,体重仅剩 18 kg,她曾通过视频网站 YouTube 向全世界发起求助。脂肪不仅可以保护皮肤内脏,还可以供给热能,维持体温恒定,构成人体组织细胞,促进脂溶性维生素的溶解、吸收。过度消瘦,人体一点脂肪都没有,可能会造成人的生长迟缓、生殖障碍、皮肤受损等问题,甚至会引起肝脏、肾脏、神经和视觉等多种疾病。

(四)临床特点

神经性厌食症以进食减少和体重减轻为主要表现。

1. 病态的恐惧肥胖 过度关注体重与形体是本病的核心症状。患者对形体和体重要求非常严格,有些患者即使骨瘦如柴仍认为自己太胖,或认为某一部位过于肥胖,如脸、胸、腿等,他人解释劝说无效,这种现象称为体象障碍。有些患者否认有怕胖的心理,不承认有病,拒绝诊治。

2. 过度控制体重的行为 特征是故意限制饮食,有意造成并维持体重明显低于正常标准。明显的体重减轻,至少比正常平均体重减轻15%以上,或者Quetelet体重指数[体重(kg)/身高的平方(m²)]为17.5或更低,青春期前的患者不能达到所期望的躯体增长标准,并有发育延迟或停止,症状至少已持续3个月。为避免发胖,患者常主动采取一些方式故意减轻体重,如过量运动、呕吐、导泻、利尿等;常有营养不良、代谢和内分泌障碍,女性可闭经,男性可性功能减退;可有间歇发作的暴饮暴食。本症预后不理想,只有40%～60%的患者全部治愈或接近痊愈。

3. 常伴有精神障碍 大约2/3的患者有一种或多种精神障碍,多表现为情绪问题。患者中很多有抑郁症状,部分有焦虑症状、惊恐发作、恐惧也较常见。部分患者存在强迫观念和行为,表现为一定要说服别人,强迫他人进食,或进食时按特定顺序和要求进行。个别患者有偷窃食物、藏匿食物的行为。这类行为问题常在发病后10～18个月出现。

4. 生理功能发生紊乱 患者常有营养不良、代谢和内分泌紊乱。轻者表现为消瘦、皮肤干燥、脱发、便秘、闭经、畏寒、头痛、多尿和睡眠障碍等;重者表现为水、电解质紊乱,可发展到恶病质的程度,甚至死亡。本病的病死率为10%～22%,死因主要是营养不良及其并发症。在体重低于正常体重60%以下时,病死率较高。有的患者因过分节食、呕吐而致食管损伤、牙釉质受损等。各种躯体并发症中,性功能异常最常见。若在青春期或之前发病,生长发育会受到不同程度的影响。

(五)治疗

治疗神经性厌食症比较困难,主要是综合治疗,关键是与患者建立良好的治疗关系,争取患者配合。治疗的一般原则是首先改善躯体健康状况,同时或稍后开展心理及药物治疗。

1. 改善营养状况,纠正水、电解质紊乱 加强营养,增加体重,治疗躯体并发症,恢复躯体健康。对体重明显下降、躯体状况差的患者,要尽快恢复体重,挽救其生命。

2. 心理治疗 是治疗神经性厌食症的重要方法。同时,帮助患者恢复正常的饮食习惯,协助患者自我监督并遵守治疗计划。通常采用认知、行为、家庭治疗等心理疗法。认知治疗用于改变不良认知,尤其是消除对"肥胖"的异常观念,树立正确的审美观和有关健康的概念。行为治疗用于矫正不良的进食行为,常采用系统脱敏和标记奖励疗法等。家庭治疗主要是调整家庭内部的相互关系,通过促进家庭功能来帮助患者恢复健康。

3. 药物治疗 主要针对抑郁、焦虑情绪、强迫观念等精神心理问题和呕吐等躯体问题对症处理。抗抑郁药应用较多,应选用不良反应小的药物,且以小剂量治疗为宜,如5-羟色胺再摄取抑制剂及三环类抗抑郁药。其他药物,如抗精神病药、碳酸锂、H₁受体拮抗药、抗癫痫药等也可对症选用。呕吐明显者,可用甲氧氯普胺等止吐药。内分泌改变者可予以激素治疗。为促进食欲,可在医师严密观察下,餐前注射胰岛素,直到体重恢复。

【知识链接】

神经性厌食的对症治疗

临床上治疗神经性厌食症药物使用较多的为抗抑郁药。病因学中认为该病可能与抑郁症有关,采用氯丙咪嗪、阿米替林、多虑平等。安定类药物也常用来调整患者的焦虑情绪。这两类药物对改善患者的抑郁、焦虑情绪有肯定的作用。最早用于治疗厌食症的药物是冬眠灵(氯丙嗪)、奋乃静等,使用小剂量,以治疗患者极度怕胖、不能客观评价自己的体形(体象障碍)等,在治疗中也收到一定的效果。

二、神经性厌食症患者的护理

(一)护理评估

1. **一般情况**　患者的年龄、性别、文化教育程度、职业、经济状况、婚姻、自理能力等。

2. **健康史**　评估患者以往健康状况并排除躯体疾病,如甲状腺功能亢进症、糖尿病等。此外,还要对以下两项内容认真评估:

(1) **体格检查**　神经性厌食症患者大多数躯体健康状况不良,有的甚至危及生命。因此,首先要进行详细的体格检查,重点评估其生命体征、体重及其与身高和年龄的比例、皮肤以及呕吐、排泄情况,有无腮部肿胀、牙齿和齿龈损坏、双下肢水肿。女患者是否闭经及闭经的时间。

(2) **饮食情况**　节食开始的时间,患者进食后是否主诉胃痛、胃胀,是否存在暴饮暴食的行为。目前的饮食状况及饮食习惯和喜好。

3. **用药史**　患者有无滥用减肥药、利尿剂、泻药、催吐剂等用药史。

4. **精神状况**

(1) **精神状况**　患者的爱好,对食物、美、肥胖、体重及自身体形的认识等;是否存在抑郁、焦虑、兴奋、易激惹等情感障碍和有无自杀、自伤倾向;对自己所患疾病有无认识及是否接受治疗。

(2) **行为状况**　主要采取哪些措施控制体重;对应激事件的应对方式;有无过度运动行为,采取的运动种类和量。

5. **心理社会因素**

(1) **家庭状况**　家庭教育方式,是否对患者有过度保护和干涉或过分严格与追求过度完美,家庭关系,家庭中有无节食减肥、酗酒、抑郁者,或家庭中是否过多谈论减肥和形体美,家庭的经济状况和对疾病的知识和态度等。

(2) **社会状况**　神经性厌食症的发生有无明确的应激源,有哪些应激源,其发生时间与病情的关系,社会功能是否受损,患者与周围人群的关系如何。

(二)护理诊断

1. **营养失衡:低于机体需要量**　与节食、诱吐、过度运动、滥用泻剂和/或利尿剂有关。

2. **有感染的危险**　与营养不良、低蛋白血症、白细胞减少、机体免疫力降低有关。

3. **体象紊乱**　与社会文化、心理因素及家庭功能障碍导致对身体形象看法改变有关。

4. **焦虑**　与担心发胖、恐惧进食及不能应对有关。

以上只列出了神经性厌食症中较重要且常见的护理诊断,在临床实际工作中可能遇到不同的神经性厌食症患者,因为存在个体差异,而存在其他的护理诊断,如个人与家庭应对无效、便秘、体温过低等。

（三）护理目标

1. 短期目标

（1）患者体重在第 1 周增加 1 kg 左右，以后每周不超过 1~1.5 kg，能达到标准体重的 85% 左右。

（2）减少发生感染的机会，或使患者不发生感染。一旦发生感染及时给予处理，不会导致严重后果。

（3）患者焦虑程度减轻，能认识到不良情绪对疾病的影响。

2. 长期目标

（1）患者建立健康的饮食习惯。

（2）减少发生感染的机会，或使患者不发生感染。一旦发生感染及时给予处理，不会导致严重后果。

（3）患者对体重和体形有更客观和正性的认识。

（4）患者能正确地表达自己的内心感受，采取适当的应对方法缓解焦虑情绪。

（四）护理措施

除最基本的日常基础护理外，对神经性厌食症患者要在建立良好护患关系的基础上，结合医嘱，与营养师和患者及家属一起制订体重增长计划、食谱、进食量及护理计划，并根据实际操作情况适当修改。

1. 增加体重，纠正营养不良，建立良好的饮食模式

（1）食谱的制订要均衡合理，因长期不进食的患者胃肠功能减弱，重新进食应从软食、少量多餐开始逐渐增加，切忌急于求成。一次进食量过大，会造成患者腹胀、腹痛。患者的体重以每周增加 1~1.5 kg 为宜。少食用含钠多的方便食品、罐头和冷冻食品。

（2）提供安静、舒适的环境，可单独或集体进餐，患者进餐前适当休息。为防止出现进餐后胃部过度扩张而出现或加重不适感，餐前避免摄入过多饮料，就餐时限制液体入量，必要时可以少食多餐，每日分 3~4 次进食，两餐间可适当增加甜食。对进食时间加以限制，一般控制在 15~20 分钟，不超过 30 分钟。陪伴患者进餐，至餐后至少 1 小时，进餐后静坐一会儿，必要时餐后约束 2 小时，以确保按量摄入食物，无诱吐发生，也要避免出现暴食。若患者营养严重不良且拒绝进食，在劝导的基础上可辅以鼻饲或胃肠外营养。准确记录出入量。

（3）强化患者正常的进食行为，患者进食行为改善、体重增加时，给予其喜欢的奖励和鼓励，否则给予惩罚，如不允许患者自由活动和上网等。但是要尽量减少或避免使用强制性措施，以免出现抵触情绪。

（4）定期监测体重，一般建议每周用同一体重计测量，并根据患者情况随时对饮食进行调整。

2. 配合医师进行心理治疗，重塑患者对饮食、体重及形体正性和客观的观念

（1）认真评估患者不合作的原因，鼓励患者表达内心感受。

（2）运用认知行为治疗技术，纠正不良认知。① 鼓励患者表达对自己体象的看法，包括对自己身体喜欢的和不喜欢的方面及对整体改变的感受。② 鼓励患者表达重要关系人物的看法和态度对自己的影响。③ 将患者实际的体形与其主观感受做对比，纠正其主观判断的错误。④ 鼓励患者适当修饰和打扮，总结自己的优点，肯定、接纳自己，尤其是身体形象方面。⑤ 鼓励患者听取他人对自己外形的表扬。⑥ 帮助患者认识"完美"是不现实的和对"完美"的需要有多大，通过表扬、鼓励等，帮助患者接受现实的自己。不断传递给患者美是建立在健康的基础上。⑦ 鼓励患者参与决策，增加控制感。

（3）家庭干预，目的是帮助家庭找到并消除家庭内部的不良因素。可分为三个阶段：第一阶段是了解家庭背景；第二阶段是解除过度保护，鼓励患者独立生活，逐步使症状缓解；第三阶段是预防复发。鼓励家属参与家庭治疗和集体治疗；指导家属对患者的管教，提倡疏导而非制约；指导家属与患者之间加强沟通。

（4）鼓励患者适当运动或参加工娱活动，但要限制过量运动。

3. 针对患者躯体情况进行对症护理　患者由于营养不良，可能出现躯体并发症，如感染、脱水或水肿、心律不齐、疲乏无力、头晕目眩等。因此，要监测患者生命体征、实验室检查结果，评估皮肤黏膜完整性等，根据患者表现与主诉分别对症护理。对重症患者要采取强制性支持治疗和对症处理。

4. 由于神经性厌食症患者可能存在抑郁、焦虑等病态情绪或某些异常精神活动，甚至可能导致自杀、自伤行为，要注意安全护理，防止意外发生。同时陪伴患者，教导正确地排解负性情绪的方法。必要时遵医嘱给药，并对出现的药物不良反应进行护理。

5. 健康教育

（1）制订宣传教育计划，讲解饮食营养与生命健康的关系，如减肥、节食是增加暴食发生的因素，及摄入不足的危害。不要指责患者的错误认识。

（2）指导患者及家属认识疾病的原因、促发因素、治疗目的及预防措施。

（五）护理评价

本症常为慢性迁延性，缓解和复发呈周期性交替，常伴有持久存在的营养不良、消瘦及人格缺陷。预后不良的原因是：父母矛盾突出，有暴食、诱吐、服泻剂，有行为异常，如强迫症、抑郁等。因此，对神经性厌食症患者的护理评价应注意以下问题：

1. 患者营养状况与饮食型态是否改善或恢复正常，体重是否达到预定目标。

2. 导致神经性厌食症发生的诱因是否被去除，患者及家属能否识别这些因素并客观地看待神经性厌食症，防止其复发。

3. 患者是否对进食、体重与体形、健康有理性的认识。

4. 患者是否能够使用正确的应对措施应对应激事件。

第二节　失眠症患者的护理

一、概述

（一）基本概念

失眠症（insomnia）是一种发作具有一定频度，持续相当时间睡眠质和/或量的令人不满意的症状，是一种最常见的睡眠障碍形式。

【知识链接】

睡眠时间

睡眠时间和深度个体差异很大，成年人大多数每日需7～9小时，小部分人长期只睡3～4小时，但自感精力充沛。部分人睡眠时间不少，但质量差。人对自身睡眠的主观评定很不可靠。因此，要得出较为准确的诊断，最好结合失眠的主观标准与客观标准——至少每周发生3次并至少已持续1个月。

（二）流行病学特点

每年有 30%～40% 的成年人发生失眠，多见于妇女、老年人及心理社会功能状况差的人群。几乎所有的人都有过难以入睡或睡眠不深的经历，但一般是一过性的，属于正常现象。若持续时间较长，并影响生理和社会功能，才应考虑为失眠症。

（三）病因和发病机制

1. 心理因素　最常见的病因，如遭遇亲人离丧、个人损失、考试前紧张等生活事件造成焦虑、紧张、恐惧不安等。另外，部分患者常因为过分关注入睡困难而担忧，导致思虑过度、兴奋不安或焦虑烦恼而致失眠。此类失眠约占失眠总数的 30%。

2. 生物学因素　某些物质或药物可引起失眠，如咖啡因、茶碱、甲状腺素、可卡因等。遗传因素也是引起失眠的原因。

3. 家庭社会因素

（1）家庭因素　家庭关系紊乱、家庭不和、家庭成员酗酒、亲子关系不佳等，家中睡眠环境杂乱、灯光太亮、噪声、卧室温度不良等。

（2）社会因素　环境变迁且适应能力差，人际关系紧张等均可造成心理问题，引起失眠。时差反应引起一过性或短期失眠，若不及时调整，持续 1 个月以上也可能转变为慢性失眠。

（四）临床特点

1. 睡眠过程改变　患者主要表现为入睡困难、睡眠不深、易惊醒、自觉多梦、早醒、醒后不易再睡。其中入睡困难最多见，其次是睡眠维持困难和早醒。很多患者以上情况并存。

2. 主观感受与情绪不良　睡眠感缺失，如患者主诉自己彻夜不眠，但家人却能听到其酣睡声。患者醒后感到不适、疲乏，不能振作精神、缺乏清醒感或白天困倦等。患者对睡眠的质和量不满，并常因此而感到苦恼，影响生活质量，甚至社会功能受损，如注意力不集中、记忆力下降、思考困难、反应迟钝、情绪不稳、沮丧、焦虑等。长期失眠可导致情绪不稳、个性改变。

3. "失眠—焦虑—失眠"恶性循环的形成　因为反复失眠，患者会对失眠越来越恐惧并过分关注其后果，加重失眠。形成恶性循环，使得问题持续存在。患者常过多考虑解决方法，部分患者通过服药或饮酒改善睡眠，但长此以往，可引起药物和/或酒精依赖。

4. 躯体健康受损　睡眠质量不高会影响躯体各器官的生理功能，可能损害躯体健康。

（五）治疗

虽然治疗失眠的方法很多，但是首先必须消除或减轻造成失眠的因素。一般以心理治疗为主，适当配合镇静催眠药物治疗。另外，电针及中医治疗均有助于睡眠的改善。

1. 心理治疗　治疗的重点是帮助患者形成和保持良好的睡眠习惯。认知疗法可以提高患者对睡眠和失眠的正确认识并减少睡眠前焦虑。行为治疗可以帮助患者在形成正确认识的基础上，建立规律的睡眠节律与行为模式，克服睡前焦虑，包括放松训练、刺激控制训练、睡眠限制疗法等。

2. 药物治疗　作为辅助治疗手段，要合理用药。用药原则：小剂量、间断给药、短期使用，一般以 1～2 周为宜，常规用药一般不超过 3～4 周，长期用药易导致药物依赖。首选苯二氮䓬类，如艾司唑仑、三唑仑、阿普唑仑等。治疗顽固性失眠可选用新一代催眠药，如佐匹克隆、唑吡坦等，可以减少苯二氮䓬类药物依赖的发生，且不良反应较小。

3. 其他疗法　电针及中医治疗也有助于睡眠的改善。

65 岁以上的老年人、退休、家庭收入低、单身等患者治疗效果多不理想。

【知识链接】

时间疗法

时间疗法的要点是根据患者失眠情况确定就寝与起床时间,卧床与睡眠时间之差要少于1小时,其余时间不准卧床,必须活动以免发困,随着睡眠时间延长适当延长卧床时间,4周为一个疗程。

二、失眠症患者的护理

(一)护理评估

1. 一般情况　患者的年龄、性别、文化教育程度、职业、经济状况、婚姻、自理能力等。

2. 健康史　评估患者以往及目前的健康状况,排除由于躯体或其他因素引起的继发性失眠,如疼痛、抑郁症等。

3. 用药史　失眠症患者大多有用药史,因此对患者用药的种类、剂量、时间等要详细评估。

4. 睡眠情况

(1)失眠的病程　发生失眠及持续的时间,判断失眠的类型,如是一过性、短期,还是慢性失眠。如为慢性失眠,还要评估是否有过好转、好转或加重的原因。

(2)失眠的具体表现　如上床时间,上床后多久能入睡;每周有几次入睡困难(躺下至入睡时间超过30分钟);入睡后是否经常觉醒或惊醒,每晚发生觉醒或惊醒的次数,醒后能否再次入睡及多久才能再次入睡,有无多梦或噩梦,是否认为这是睡眠不好的原因;早晨醒转的时间,早醒后能否再次入睡;每日总的睡眠时间有多少;是否有午休的习惯,午休的时间;白天有哪些不适感;是否影响社会功能及如何影响的。

(3)确定引起失眠的具体原因　比较现在和过去的睡眠情况,了解患者睡眠习惯,分析影响睡眠的因素,如精神紧张及其原因等;能否解决或者是否已解决,有无经常吸烟、饮酒、饮浓茶、饮咖啡的习惯;工作性质和生活方式如何;卫生习惯如何和有无保健措施等;睡眠环境如何。

(4)了解失眠的治疗情况　既往是否曾接受治疗,治疗情况和效果如何。

(5)评估患者对失眠的态度和认识　这一项非常重要,因为对失眠的焦虑和恐惧往往加重失眠或影响治疗效果。

(6)通过用睡眠评估工具进行测试　如匹兹堡睡眠质量指数量表(PSQI)、睡眠个人信念和态度量表等。

5. 心理社会因素　患者的精神心理状况如何,是否存在人际关系紧张,工作压力是否过大等。

(二)护理诊断

1. 睡眠形态紊乱　与睡眠环境改变及社会心理因素刺激等有关。

2. 忽视自我健康管理　与过度劳累等有关。

3. 焦虑　与对失眠的恐惧、担忧有关。

4. 精神困扰　与长期失眠及相关知识缺乏等有关。

(三)护理目标

1. 短期目标

(1)患者恢复正常睡眠,不适感减轻或消失。

（2）能够劳逸结合,适当安排工作和学习等。

（3）患者能认识到不良情绪对睡眠的影响。

（4）患者能找到引起失眠的原因,能说出两三种适合自己的促进睡眠的方法。

2. 长期目标

（1）患者养成良好的作息习惯。

（2）患者能够合理安排作息时间,健康生活。

（3）患者能应用有效的应对方法控制焦虑情绪。

（4）患者能应用两三种适合自己的方法促进睡眠。

（四）护理措施

失眠症的护理,重点在于建立良好的护患关系,加强理解和沟通,了解患者深层次的心理问题,与患者共同制订护理计划。帮助患者认识失眠,纠正不良的睡眠习惯,重建规律、有质量的睡眠模式。

1. 消除诱发失眠的精神心理因素　① 通过支持性心理护理,帮助患者识别精神刺激与不良情绪对睡眠的影响,教会患者自行调节情绪,正确地面对精神刺激,消除失眠诱因。② 通过应用认知疗法,帮助患者对失眠形成客观的正确理解和认识。对因为过度关注睡眠而难以入睡,造成恶性循环的患者,认识到睡眠质量的好坏不在于睡眠时间的长短,明确失眠原因,使患者对睡眠的期望符合实际,不把白天的不如意都归咎于失眠,不给睡眠施加压力,对短期睡眠不良不悲观,学会承受失眠的后果。引导患者对睡眠形成科学的认识,正确地对待失眠,消除顾虑,解除心理负担,缓解或消除恶性循环。

2. 消除诱发失眠的生活因素并教会患者促进睡眠的技巧　① 生活规律,三餐、睡眠、活动时间尽量固定。② 避免睡前兴奋,如睡前不看内容刺激的书籍和电视节目,不长久谈话,不进食,少饮水等,不饮用浓茶、咖啡、可乐等。③ 白天多在户外活动、晒太阳,睡前热水泡澡或泡脚。④ 减少睡眠环境变化,如用固定的床和被褥等。⑤ 教会患者使用睡前放松的方法,如腹式呼吸、肌肉松弛法等。⑥ 改善睡眠环境,避免光线过亮或直射脸部,温湿度适宜,保持空气流通,避免噪声干扰,寝具舒适,颜色最好是淡蓝色或淡绿色。

3. 运用行为治疗技术,重建良好的睡眠模式　① 刺激控制训练:主要帮助患者减少与睡眠无关的行为并建立规律的睡眠模式。具体方法为:想睡时才上床,不能一疲乏就上床;把床当作睡眠的专用场所,不在床上做与睡眠无关的事,如看书等;入睡困难或中途醒觉不能马上再入睡(醒后20分钟)时,立刻起床到另一房间直到有睡意再回到床上;无论夜间睡眠质量如何,都要按时起床;白天不许睡觉。患者往往因为各种原因不能完全做到,需要护士有规律地随访、督促和指导。② 睡眠定量疗法:主要目的是增加失眠者有效睡眠时间,减少床上非睡眠时间。具体方法为:若患者每晚在床上时间是 9 小时,实际睡眠时间为 5.5 小时,则推迟上床时间或提前起床,减少在床上的时间至 5.5 小时,但最少不能少于 4.5 小时。而后起床时间固定,每周让患者提前 15 分钟上床,保证在床上的时间至少有 85%～90% 用于睡眠。这种疗法可使轻度患者不断改善,但是睡眠时间相对减少,同时需要进行随访、监督及指导。③ 矛盾意向训练:主要是要患者强迫自己处于清醒状态。若失眠者试着不睡,减少为入睡做出的过分努力,紧张、焦虑情绪逐渐减轻,失眠症状也随之改善。④ 其他疗法:各种健身术,如瑜伽、太极拳等。

4. 遵医嘱用药　指导用药,对解除短期失眠症有显著的效果。主观性失眠者可给予安慰剂。

5. 关注患者的睡眠情况　夜间不定时巡视病房,每班做睡眠记录,及时了解患者睡眠的情况。

6. 健康宣传教育,预防失眠　向患者及其家属讲授睡眠与失眠的相关知识,帮助其理性对待睡眠与失眠;教会患者及其家属应对精神紧张等不良情绪与心理刺激的方法与技巧;帮助患者客观地看待外界事物,学会正确地评价和疏导自己;让患者及其家属认识到建立健康、规律的生活方式,适当锻炼的重要性;教会患者实用的改善睡眠的方法与技巧;指导患者按医嘱用药,讲解滥用药物的危害。

【知识链接】
森田疗法与失眠症治疗

很多失眠情况最初并不严重,只是因为人们对失眠的恐惧心理形成了失眠—紧张—失眠—恐惧的恶性循环,越想尽快入睡,越难以成眠。而对于这一状况,森田疗法可以帮助失眠者摆脱痛苦。森田疗法最基本的原则就是顺其自然,这种态度是应对恐惧心理造成的失眠的最佳手段。人的睡眠有一个自然的过程,即科学家经常提到的生物钟节律。人应该服从这个节律,而不要去强迫自己快入睡。睡眠时间有长有短,只要顺其自然,就会在不知不觉中自然入睡。

(五) 护理评价
1. 患者睡眠是否改善,对其睡眠质量是否满意,次日疲倦感是否减轻。
2. 患者是否掌握促进睡眠的方法并养成良好的睡眠习惯。
3. 患者及家属对睡眠的相关知识是否已了解及了解程度。
4. 患者是否掌握对情绪和生活事件与人际关系的应对技巧。

本 章 小 结

心理因素相关生理障碍是指主要以心理、社会因素为病因,以生理障碍为主要临床表现的一组疾病。神经性厌食症特征是故意限制饮食有意造成并维持体重明显低于正常标准。明显的体重减轻,至少比正常平均体重减轻15%以上,多见于青少年女性。失眠症是指睡眠的始发和维持发生障碍致使睡眠的质和量不能满足个体正常需要的一种状况,表现形式有难以入睡、睡眠不深、多梦、早醒,或醒后不易再睡、醒后不适感、疲乏或白天困倦等。护理心理因素相关生理障碍患者须从认识疾病、正确生活方式、心理指导、家庭配合、遵医嘱用药等方面进行。

练习题
(一) A1 型题
每一道考题下面有 A、B、C、D、E 五个备选答案,请从中选择一个最佳答案。
1. 以下哪一种疾病不属于心理因素相关生理障碍 (　)
　A. 神经性厌食　　B. 神经性贪食　　C. 神经性呕吐
　D. 一过性失眠　　E. 嗜睡症
2. 神经性厌食症患者的体重一般低到什么程度死亡率高 (　)
　A. 正常体重的85%以下　B. 正常体重的75%以下　C. 正常体重的70%以下
　D. 正常体重的65%以下　E. 正常体重的60%
3. 神经性厌食的主要表现是 (　)
　A. 呕吐和过度运动　　B. 暴食和诱吐　　C. 进食减少和体重减轻

D. 躯体并发症　　　　　E. 焦虑和恐惧情绪

4. 神经性厌食症主要发生于哪个人群　　　　　　　　　　　（　　）
　　A. 青少年男性　　　　B. 青少年女性　　　　C. 中年男性
　　D. 中年女性　　　　　E. 老年人

5. 哪一个年龄段的人群神经性厌食症患病率最高　　　　　　（　　）
　　A. 10岁左右　　　　　B. 15岁左右　　　　　C. 20岁以后
　　D. 30岁以后　　　　　E. 更年期

6. 神经性厌食症患者的体重一般是标准体重的百分之多少　　（　　）
　　A. 95%以上　　B. 90%~95%　　C. 85%~90%　　D. 85%以下　　E. 60%以下

7. 以下哪一种睡眠障碍最常见　　　　　　　　　　　　　　（　　）
　　A. 失眠症　　　B. 嗜睡症　　　C. 睡行症　　　D. 夜惊　　　E. 梦魇

8. 引起失眠的最常见原因　　　　　　　　　　　　　　　　（　　）
　　A. 心理因素　　　　　B. 药物滥用　　　　　C. 睡眠环境改变
　　D. 睡眠环境不良　　　E. 生活节律改变

9. 以下哪一项建议应该被推荐以改善失眠者的睡眠情况　　　（　　）
　　A. 晚上9点以后吃最后一餐
　　B. 每周六、周日推迟2~3小时起床以弥补平时因工作而减少的睡眠时间
　　C. 每晚睡前洗热水澡
　　D. 每日小睡大约20分钟
　　E. 把卧室温度升高5℃

10. 治疗失眠症首选以下哪一种药物　　　　　　　　　　　（　　）
　　A. 氯丙嗪　　B. 碳酸锂　　C. 阿米替林　　D. 艾司唑仑　　E. 丙戊酸钠

11. 神经性厌食症主要发生于　　　　　　　　　　　　　　（　　）
　　A. 儿童　　　B. 青少年　　　C. 中年　　　D. 老年　　　E. 老年前期

12. 下列有关神经性厌食的叙述错误的是　　　　　　　　　（　　）
　　A. 主要是因为食欲低下而不愿进食
　　B. 常有体象障碍和病理性怕胖观念
　　C. 可伴有间歇性暴饮暴食
　　D. 常伴有精神障碍
　　E. 常有营养不良、代谢和内分泌紊乱等生理功能紊乱

13. 消除神经性厌食患者病理性肥胖恐惧最好采取　　　　　（　　）
　　A. 寻求患者父母的帮助,劝说患者
　　B. 鼓励患者参加喜好的活动,转移注意力
　　C. 提高患者的认知,帮助树立正确的审美观
　　D. 赞美患者的身材
　　E. 寻求营养专家的支持,使患者理解进食的重要性

14. 以下有关失眠症的治疗措施描述不恰当的是　　　　　　（　　）
　　A. 祛除可能病因
　　B. 培养良好的生活习惯
　　C. 支持性心理治疗
　　D. 镇静催眠药物可作为治疗失眠症的首选

E. 认知疗法帮助患者正确地认识睡眠障碍的症状及后果,减少消极情绪

15. 帮助患者睡眠的措施可采取的是　　　　　　　　　　　　　　　　　　　　（　　）

    A. 白天适当活动　　　　B. 晚餐宜多食　　　　C. 睡前喝浓茶

    D. 睡前多活动　　　　E. 睡前看小说

（二）A2 型题

每一道考题以一个小病例出现,其下面均有 A、B、C、D、E 五个备选答案,请从中选择一个最佳答案。

16. 刘某,女性,15 岁。因近来进食过少,体重下降明显入院,经检查,刘某身高 155 cm,体重 30 kg。入院后,仍然拒绝进食。对刘某的护理措施首选以下哪一项　　　　　　　（　　）

    A. 为刘某讲解饮食的重要性　　　　B. 帮助刘某重塑健康的审美观

    C. 帮助刘某学会与人沟通　　　　D. 教会刘某表达自己内心感受

    E. 给刘某鼻饲或胃肠外营养,保证营养摄入

17. 蔡某,女性,25 岁。与男友分手后,认为是自己太胖,导致男友移情别恋,开始节食瘦身,入院时,身高 165 cm,体重 40 kg,被诊断为神经性厌食症。住院期间,蔡某能配合治疗,按量摄入营养,但是精神状态不好,经常唉声叹气,认为前途渺茫,甚至默默哭泣。请问除节食和体重减轻外,蔡某还出现了以下什么问题　　　　　　　　　　　　　　　　（　　）

    A. 恐惧　　　B. 抑郁　　　C. 焦虑　　　D. 应对无效　　　E. 知识缺乏

18. 魏某,女性,18 岁,高中生。父母是知识分子,对子女期望很高,从小注意对魏某各方面的培养和教育,但管教很严,魏某生活规律,学习成绩优秀,一年前一次考试失利,自此后进食量越来越少,体重明显下降,被家长送入院。请问为了改善魏某状况,建议采取以下哪一项护理措施　　　　　　　　　　　　　　　　　　　　　　　　　　　　　　（　　）

    A. 给予鼻饲或静脉营养,尽快改善营养状况

    B. 对魏某进行知识宣传教育

    C. 建议魏某和父母一起参与家庭和集体治疗

    D. 重塑魏某的饮食习惯

    E. 告诉魏某父母,他们的教育方式不对

19. 周某,男性,35 岁,某公司销售经理。因为要陪客户,经常大量饮酒,最近因为身体健康原因停止了喝酒,开始失眠。请问引起周某失眠的主要原因是　　　　　　　　　　（　　）

    A. 心理因素　　　　B. 酒精依赖　　　　C. 睡眠环境改变

    D. 睡眠环境不良　　　　E. 生活节律改变

20. 张某,女性,30 岁,北京人,导游。一年前主要在国内带旅游团,因为工作需要,近半年主要带欧洲团,所以经常坐飞机,在北京和欧洲两地跑,开始出现失眠。请问引起张某失眠的主要原因是　　　　　　　　　　　　　　　　　　　　　　　　　　　　　　　　（　　）

    A. 心理因素　　　　B. 药物滥用　　　　C. 时差反应

    D. 睡眠环境不良　　　　E. 睡前焦虑

（三）A3 型题

以下提供了若干个病例,每个病例下设 2～4 个考题,请根据病例所提供的信息,在每道题下面 A、B、C、D、E 五个备选答案中选择一个最佳答案。

（21～24 题共用题干）

某女,高中生,17 岁,身高 160 cm,体重 35 kg,因闭经就诊。经询问,该生初中毕业前,体重为 50 kg,认为自己太胖开始减肥,开始只是不吃主食、肉和蛋,且进食很少,偶尔有大量进食后自行诱

吐的现象。近一段时间每日只吃少许清水煮菜,明显消瘦,体重下降过多。被转介至精神病院而收入院。

21. 该患者最可能得了以下哪一种疾病　　　　　　　　　　　　　　　　　(　　)

    A. 神经性厌食症　　　　B. 神经性贪食症　　　　C. 神经性呕吐

    D. 适应障碍　　　　　　E. 抑郁症

22. 以下哪一项护理措施应该放在首位　　　　　　　　　　　　　　　　(　　)

    A. 进行知识宣传教育,帮助其了解饮食的重要性

    B. 增加体重,纠正营养不良

    C. 治疗闭经

    D. 让患者知道美与健康的关系

    E. 改善睡眠

23. 建议患者的体重每周增加多少为宜　　　　　　　　　　　　　　　　(　　)

    A. 0.5 kg 以下　　　　　B. 1.0 kg 左右　　　　C. 1.5 kg 以上

    D. 越多越好　　　　　　E. 顺其自然

24. 对患者体重的护理目标确定为多少为宜　　　　　　　　　　　　　　(　　)

    A. 60%左右　　B. 65%左右　　　C. 70%左右　　D. 75%～80%　　E. 85%以上

(25～26题共用题干)

田某,男性,40 岁,因失眠求诊入院。经询问,患者以往睡眠状况很好,最近因工作时间长,生活规律被打乱,睡眠节律失调而导致入睡困难。患者主诉,每晚 10 点上床,不能很快入睡,开始担心会失眠,于是心里更加着急,入睡更加困难。

25. 引起患者失眠的主要原因是　　　　　　　　　　　　　　　　　　　(　　)

    A. 环境改变　　B. 遗传　　　C. 衰老　　　D. 睡前焦虑　　E. 时差反应

26. 可以实施以下哪一项措施以帮助患者改善睡眠状态　　　　　　　　　(　　)

    A. 告诉患者每日睡眠时间少于 6 小时,在短期内不会伤及健康

    B. 告诉患者失眠只与过度紧张有关

    C. 告诉患者短期的心理治疗就能治愈失眠

    D. 告诉患者担心睡眠状况只会让情况更糟

    E. 告诉患者只要他更加努力入睡,情况就会自行改善

参 考 答 案

第一章

1. D 2. B 3. B 4. C 5. E 6. A 7. A 8. D 9. A 10. A 11. D 12. D 13. C
14. A 15. E 16. B 17. C 18. D

第二章

1. B 2. A 3. D 4. E 5. A 6. D 7. B 8. A 9. A 10. D 11. C 12. A 13. B
14. D 15. C 16. E 17. B 18. C 19. E 20. B 21. B 22. C 23. A 24. D 25. C
26. B 27. E 28. C 29. D 30. B

第三章

1. B 2. D 3. E 4. A 5. C 6. B 7. E 8. B 9. B 10. B 11. B 12. B 13. C
14. C

第四章

1. E 2. E 3. A 4. A 5. E 6. D 7. D 8. B 9. C 10. E 11. D 12. D 13. B
14. B 15. C 16. B 17. D 18. A 19. B 20. C 21. B 22. C 23. C 24. E 25. C
26. E 27. E 28. D 29. E 30. E 31. E 32. C 33. D 34. E 35. D 36. A 37. D

第五章

1. E 2. B 3. C 4. B 5. C 6. A 7. D 8. C 9. A 10. C 11. B 12. B 13. A
14. A 15. B 16. A 17. E 18. E

第六章

1. A 2. A 3. B 4. B 5. C 6. B 7. C 8. C 9. C 10. A 11. D 12. A 13. A
14. D 15. D 16. D 17. D 18. D 19. D 20. D 21. B 22. C 23. C 24. C 25. B
26. C 27. B 28. A 29. D 30. C

第七章

1. A 2. C 3. E 4. D 5. D 6. B 7. B 8. A 9. D 10. B 11. D 12. A 13. D
14. A 15. B 16. C 17. D 18. A 19. B 20. C 21. C 22. A 23. B 24. B 25. A
26. A 27. E 28. B 29. B 30. E 31. F 32. C 33. A 34. D 35. B 36. C 37. C
38. A 39. C

第八章

1. D 2. B 3. A 4. D 5. D 6. C 7. C 8. B 9. D 10. A 11. C 12. B 13. E
14. C 15. B 16. A 17. D 18. E 19. D 20. B 21. D 22. C 23. B 24. C 25. D
26. D 27. B 28. A 29. C 30. B 31. D 32. B 33. E 34. A 35. D 36. B

第九章

1. E 2. C 3. B 4. A 5. B 6. A 7. A 8. D 9. E 10. C 11. B 12. B 13. C
14. E 15. C 16. E 17. D 18. E 19. D 20. E 21. D 22. A 23. C 24. E 25. B

第十章

1. A 2. C 3. C 4. D 5. B 6. C 7. C 8. E 9. A 10. B 11. C 12. E 13. A

14. C　15. D　16. E　17. E　18. D　19. D　20. C　21. A　22. E　23. A　24. B　25. E
26. B　27. D　28. B　29. D

第十一章

1. A　2. C　3. B　4. D　5. C　6. B　7. E　8. A　9. D　10. E　11. D　12. B　13. D
14. A　15. B　16. E　17. C　18. A　19. D　20. C　21. E　22. B　23. B　24. C　25. B
26. C　27. A　28. E

第十二章

1. D　2. B　3. E　4. E　5. C　6. C　7. E　8. D　9. B　10. A　11. C　12. E　13. C
14. B　15. A　16. D　17. E

第十三章

1. D　2. E　3. C　4. B　5. B　6. D　7. A　8. A　9. C　10. D　11. B　12. A　13. C
14. D　15. A　16. E　17. B　18. C　19. B　20. C　21. A　22. B　23. B　24. E　25. D
26. A

参考文献

[1] 刘哲宁. 精神科护理学[M]. 4 版. 北京:人民卫生出版社,2017.

[2] 江开达. 精神病学[M]. 7 版. 北京:人民卫生出版社,2013.

[3] 雷慧. 精神科护理学[M]. 4 版. 北京:人民卫生出版社,2018.

[4] 郝伟. 陆林. 精神病学[M]. 8 版. 北京:人民卫生出版社,2018.

[5] 杨铤,袁俐. 精神科护理学[M]. 3 版. 南京:江苏凤凰科学技术出版社,2018.

[6] 曹新妹. 精神科护理学[M]. 2 版. 北京:人民卫生出版社,2015.

[7] 余雨枫. 精神科护理学[M]. 2 版. 北京:人民卫生出版社,2016.

[8] 王凤荣,马文华. 精神科护理学[M]. 北京:人民卫生出版社,2016.